喉 癌
临床病例精要

Laryngeal Cancer
Clinical Case-Based Approaches

主编　Rogério A. Dedivitis〔巴西〕

Giorgio Peretti〔意〕

Ehab Hanna〔美〕

Claudio R. Cernea〔巴西〕

主译　沈志森　沈　毅

上海科学技术出版社

图书在版编目（ＣＩＰ）数据

　　喉癌 ： 临床病例精要 ／（巴西）罗杰里奥·德迪迪蒂斯等主编；沈志森，沈毅主译. -- 上海 ：上海科学技术出版社，2022.1
　　书名原文： Laryngeal Cancer:Clinical Case-Based Approaches
　　ISBN 978-7-5478-5494-5

　　Ⅰ. ①喉… Ⅱ. ①罗… ②沈… ③沈… Ⅲ. ①喉肿瘤－诊疗 Ⅳ. ①R739.65

　　中国版本图书馆CIP数据核字(2021)第198147号

上海市版权局著作权合同登记号　图字：09-2019-956号

喉癌　临床病例精要

主编　Rogério A. Dedivitis［巴西］　Giorgio Peretti［意］　Ehab Hanna［美］
　　　Claudio R. Cernea［巴西］
主译　沈志森　沈　毅

上海世纪出版（集团）有限公司
上 海 科 学 技 术 出 版 社　出版、发行
（上海市闵行区号景路159弄A座9F-10F）
邮政编码201101　www. sstp. cn
上海盛通时代印刷有限公司印刷
开本 889×1194　1/16　印张 12.5
字数 350千字
2022年1月第1版　2022年1月第1次印刷
ISBN 978-7-5478-5494-5／R·2388
定价：168.00元

内容提要

本书由国际著名耳鼻咽喉–头颈外科、放 / 化疗科和影像科等学科顶尖专家 Rogério A. Dedivitis, Giorgio Peretti, Ehab Hanna, Claudio R. Cernea 等共同编写，是一本具有划时代意义的专业图书。本书基于喉癌病例报道的形式，汇集大量典型病例，融入了当代喉癌诊治最具代表性与国际化的新理念，为喉癌诊治提供了新的策略。全书共 34 个专题，每个专题包含病例介绍、讨论、建议和避免误区等部分，配以精美的图片与表格，通过翔实的病例资料，深入浅出地分析了喉癌术式选择依据、影像学检查结果、手术技巧、手术并发症及其处理方法等，针对临床常见的各种类型的喉癌，从诊断、治疗及预后进行了详细剖析。

本书实用性强，可供各年资的耳鼻咽喉–头颈外科、放 / 化疗科、影像科及相关专业医师和医学生借鉴，也有助于促进我国在该领域的基础和临床研究，进一步提高相关专业医师的临床诊断和治疗水平。

谨以此书献给我在圣保罗大学医学院 Das Clínicas 医院的多专业团队和桑托斯市的 Santa Casa da Misericórdia 医院和 Ana Costa 医院，以及 UNILUS 和 UNIMES。

Rogério A. Dedivitis

谨以此书献给我的妻子——医学博士 C. Smussi，以及我在热那亚大学医学院的 Policlinico San Martino 医院的多学科团队。

Giorgio Peretti

谨以此书献给我的家人，因为他们给我的生活带来了欢乐和祝福；献给我的父母，他们鼓励我追逐梦想；献给我的同伴、同窗和学生；献给我的患者，他们的耐心、恢复能力和信念一直令我惊讶。

Ehab Hanna

谨以此书献给我的妻子——医学博士 Selma S. Cernea，以及我在圣保罗大学医学院 Das Clínicas 医院的多学科团队。

Claudio R. Cernea

译者名单

主　译

沈志森　沈　毅

副主译

叶　栋　成立新　邬振华　邓红霞

校译人员

裘世杰　李　群　黄　琦　刘开泰

唐　鸣　周重昌　曹　炳　胡　益

黄钧涛

主编简介

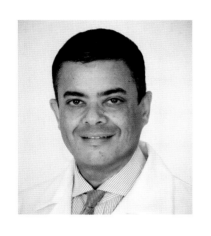

Rogério A. Dedivitis　巴西圣保罗大学医学院教授，圣保罗大学医学院 Das Clínicas 医院头颈外科医师，巴西 Irmandade da Santa Casa da Misericórdia de Santos 医院和 Ana Costa 医院头颈外科主任，桑托斯 Lusíada 大学外科系主任、教授，桑托斯大都会大学耳鼻咽喉-头颈外科系主任、教授。曾任巴西头颈外科学会和拉丁美洲头颈外科学会联合会主席。

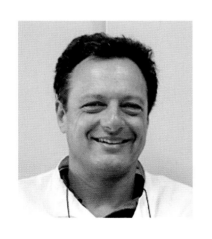

Giorgio Peretti　意大利热那亚大学耳鼻咽喉-头颈外科的教授、主任，曾任欧洲喉科学会会长。

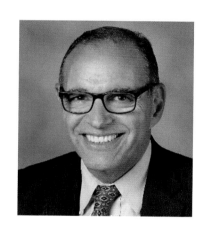

Ehab Hanna　美国 MD Anderson 癌症中心头颈外科副主任，头颈外科和神经外科双聘教授，兼任 Baylor 医学院耳鼻咽喉-头颈外科教授。是国际知名的头颈外科医师、治疗颅底和头颈部肿瘤的专家。是头颈外科多学科中心的医学主任和颅底肿瘤项目的联合主任。在既往 15 年内，一直被评为美国最佳医师和顶级肿瘤医师之一。发表了 350 多篇论文，并共同出版了 2 本教材——《头颈肿瘤》和《颅底肿瘤的综合诊疗》，还是国际头颈外科学会官方期刊 *Head & Neck* 杂志的主编。曾担任北美颅底外科学会主席（2014 年），美国头颈学会会长（2018 年）。

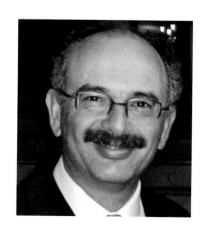

Claudio R. Cernea　巴西圣保罗大学医学院 Das Clínicas 医院副教授和头颈外科主任。曾任巴西头颈外科学会会长和国际头颈肿瘤学会主席。

编者名单

主编

Rogério A. Dedivitis, MD, PhD, FACS
Professor
Department of Head and Neck Surgery
University of São Paulo School of Medicine
São Paulo, Brazil

Giorgio Peretti, MD, PhD
Professor and Chief
Department of Otorhinolaryngology-Head and Neck
  Surgery
University of Genova
Genova, Italy

Ehab Hanna, MD, FACS
Professor and Vice Chairman
Department of Head and Neck Surgery
The University of Texas MD Anderson Cancer Center
Houston, Texas

Claudio R. Cernea, MD
Associate Professor and Chairman
Department of Head and Neck Surgery
University of São Paulo School of Medicine
São Paulo, Brazil

编者

Sundeep Alapati, DO
Head and Neck Surgery Clinical Fellow
Memorial Sloan Kettering Cancer Center
New York, New York

Helio R. Nogueira Alves, MD, PhD
Staff Surgeon
Department of Plastic Surgery
University of São Paulo Medical School;
Attending Surgeon
Instituto do Câncer do Estado de São Paulo (ICESP)
University of São Paulo Medical School
São Paulo, Brazil

Petra Ambrosch, MD
Professor and Chairman
Department of Otorhinolaryngology-Head and Neck
  Surgery, UKSH, Campus Kiel
University of Kiel
Kiel, Germany

Robert J. Amdur, MD
Professor
Department of Radiation Oncology
University of Florida
Gainesville, Florida

Mohssen Ansarin, MD
Chairman
Department of Otolaryngology-Head and Neck Surgery
European Institute of Oncology IRCCS
Milan, Italy

Houda Bahig, MD, PhD
Fellow in Radiation Oncology
Department of Radiation Oncology
The University of Texas MD Anderson Cancer Center
Houston, Texas;
Centre Hospitalier de l'Université de Montréal
Montreal, Canada

Antonio Augusto T. Bertelli, MD, MS
Professor of Surgery
Head and Neck Surgery Division
Department of Surgery
Santa Casa de São Paulo Medical School
São Paulo, Brazil

Arnaud F. Bewley, MD, FACS
Assistant Professor
Department of Otolaryngology-Head and Neck Surgery
University of California, Davis
Sacramento, California

Carol R. Bradford, MD, FACS
Executive Vice Dean for Academic Affairs
Professor, Department of Otolaryngology-Head and
　Neck Surgery
University of Michigan Medical School
Ann Arbor, Michigan

Michiel W.M. van den Brekel, MD, PhD
Professor
Department of Head and Neck Surgery and Oncology
Netherlands Cancer Institute/Antoni van Leeuwenhoek
　Hospital;
Academic Medical Center Amsterdam
Institute of Phonetic Sciences ACLC
University of Amsterdam
Amsterdam, The Netherlands

Filippo Carta, MD
Assistant Professor
Unit of Otorhinolaryngology
Department of Surgery
Azienda Ospedaliero-Universitaria di Cagliari
University of Cagliari
Cagliari, Italy

Genival B. de Carvalho, MD, MS
Attending Surgeon
Department of Otorhinolaryngology-Head and Neck
　Surgery
A.C. Camargo Cancer Center
São Paulo, Brazil

Marcos B. de Carvalho, MD, PhD
Medicine and Oncologic Doctor
Department of Head and Neck Surgery

Molecular Biology Laboratório
Heliópolis Hospital
São Paulo, Brazil

Mario Augusto F. Castro, PhD
Assistant Surgeon
Department of Surgery
University of Sao Paulo School of Medicine;
Departments of Head and Neck Surgery
Irmandade da Santa Casa da Misericordia de Santos
　and Hospital Ana Costa
Santos, Brazil

Augusto Cattaneo, MD
Head and Neck Surgeon
Department of Otolaryngology-Head and Neck Surgery
European Institute of Oncology IRCCS
Milan, Italy

Claudio R. Cernea, MD, PhD
Associate Professor and Chairman
Department of Head and Neck Surgery
University of São Paulo School of Medicine
São Paulo, Brazil

Pankaj Chaturvedi, MS, FACS
Professor and Surgeon
Department of Head and Neck Surgery;
Deputy Director
Centre for Cancer Epidemiology
Tata Memorial Centre
Mumbai, India;
Secretary General
International Federation of Head and Neck Oncologic
　Societies

Francesco Chu, MD
Head and Neck Surgeon
Department of Otolaryngology-Head and Neck Surgery
European Institute of Oncology IRCCS
Milan, Italy

Erika Crosetti, MD, PhD
Senior Consultant of Otolaryngology
Head and Neck Oncology Service
Candiolo Cancer Institute-FPO IRCCS
Candiolo,Turin, Italy

Gustavo Cunha, MD
Postgraduate Program
Department of Otolaryngology-Head and Neck Surgery
Federal University of São Paulo
São Paulo, Brazil

Otavio Curioni, PhD, Full Professor
Medicine Doctor
Otolaryngology-Head and Neck Surgery
Molecular Biology Laboratório, Heliópolis Hospital
São Paulo, Brazil

Rogério A. Dedivitis, MD, PhD, FACS
Professor
Department of Head and Neck Surgery
University of São Paulo School of Medicine
São Paulo, Brazil

Pierre R. Delaere, MD, PhD
Professor of Otorhinolaryngology
Department of Head and Neck Surgery
University Hospitals Leuven;
Department of Immunology and Transplantation
KU Leuven
Leuven, Belgium

Gilles Delahaut, MD
Resident
Department of Otolaryngology-Head and Neck Surgery
CHU UCL Namur
Yvoir, Belgium

Fernando L. Dias, MD, PhD, FACS
Chief
Head and Neck Surgery Service
Brazilian National Cancer Hospital 1 Institute-INCA;
Chairman
Department of Head and Neck Surgery
Post Graduate School of Medicine
Catholic University of Rio de Janeiro
Rio de Janeiro, Brazil

Umamaheswar Duvvuri, MD, PhD
Assistant Professor
Department of Otolaryngology
University of Pittsburgh
Pittsburgh, Pennsylvania

Alessia Farneti, MD
Clinical Radiation Oncologist
Department of Radiation Oncology
IRCCS Regina Elena National Cancer Institute
Rome, Italy

D. Gregory Farwell, MD, FACS
Professor and Chair
Department of Otolaryngology-Head and Neck Surgery
University of California, Davis
Sacramento, California

Fabio Ferreli, MD
Consultant
Department of Otolaryngology-Head and Neck Surgery
Humanitas University
Milan, Italy

Arlene A. Forastiere, MD
Professor
Department of Oncology
Johns Hopkins University
Baltimore, Maryland

Emilson Q. Freitas, MD
Attending Surgeon
Head and Neck Surgery Service Cancer Hospital 1
Brazilian National Cancer Institute-INCA
Rio de Janeiro, Brazil

Antonio J. Gonçalves, MD, PhD
Full Professor, Head
Head and Neck Surgery Division
Department of Surgery
Santa Casa de São Paulo Medical School
São Paulo, Brazil

Christine G. Gourin, MD, MPH, FACS
Professor
Department of Otolaryngology-Head and Neck Surgery
Head and Neck Surgical Oncology
Johns Hopkins University
Baltimore, Maryland

Roberta Granata, MD
Clinical Fellow
Medical Oncology Unit 3 Fondazione
IRCCS Istituto Tumori Milano

University of Milano
Milan, Italy

André V. Guimarães, MD, PhD
Full Professor
Department of Head Neck Surgery
Hospital das Clinicas
University of São Paulo;
Chairman, Department of ENT and Head and Neck
Department of Universidade Metropolitana de Santos
　(UNIMES)
São Paulo, Brazil

G. Brandon Gunn, MD
Associate Professor
Department of Radiation Oncology
The University of Texas MD Anderson Cancer Center
Houston, Texas

Leonardo Haddad, PhD
Associate Professor
Department of Otolaryngology-Head and Neck Surgery
Federal University of São Paulo
São Paulo, Brazil

Ehab Hanna, MD, FACS
Professor and Vice Chairman
Department of Head and Neck Surgery
The University of Texas MD Anderson Cancer Center
Houston, Texas

Fabiola Incandela, MD
Consultant
Department of Otorhinolaryngology, Maxillofacial and
　Thyroid Surgery
Fondazione IRCCS
National Cancer Institute of Milan
University of Milan
Milan, Italy

Ana Ponce Kiess, MD
Assistant Professor
Department of Radiation Oncology
Johns Hopkins University
Baltimore, Maryland

Se-Heon Kim, MD, PhD
Professor

Department of Otorhinolaryngology
Yonsei Univesity College of Medicine
Seoul, Korea

Luiz P. Kowalski, MD, PhD
Director
Department of Otorhinolaryngology-Head and Neck
　Surgery
A.C. Camargo Cancer Center
São Paulo, Brazil

Marco A.V. Kulcsar, MD, PhD
Coordinator
Department of Head and Neck Surgery
Cancer Institute of the São Paulo State (ICESP)-
　FMUSP
São Paulo, Brazil

Georges Lawson, MD
Professor
Department of Otolaryngology-Head and Neck Surgery
CHU UCL Namur
Yvoir, Belgium

Nancy Y. Lee, MD, FASTRO
Vice Chair, Department of Radiation Oncology
Chief, Experimental Therapeutics
Director, Head and Neck Radiation Oncology
Memorial Sloan Kettering Cancer Center
New York, New York

C. René Leemans, MD, PhD
Professor and Chair
Department of Otolaryngology-Head and Neck Surgery
Amsterdam University Medical Centers
VU University Medical Center/Cancer Center
　Amsterdam
Amsterdam, The Netherlands

Carlos N. Lehn, MD
Director
Department of Head and Neck Surgery
Hospital do Servidor Público Estadual de Sao Paulo-
　FMO/IAMSPE
São Paulo, Brazil

Lisa Licitra, MD
Associate Professor

Medical Oncology Unit 3 Fondazione
IRCCS Istituto Tumori Milano
University of Milano
Milan, Italy

Roberto A. Lima, MD, PhD
Director, Cancer Hospital 1
Head and Neck Surgeon
Brazilian National Cancer Institute-INCA
Rio de Janeiro, Brazil

Manish Mair, MS, MCh
Assistant Professor
Department of Head and Neck Surgery
Tata Memorial Hospital
Mumbai, India

Laura Marucci, MD
Senior Radiation Oncologist
Department of Radiation Oncology
IRCCS Regina Elena National Cancer Institute
Rome, Italy

Leandro L. de Matos, MD, PhD
Assistant Professor
Department of Head and Neck Surgery
University of São Paulo Medical School;
Attending Surgeon
Instituto do Cancer do Estado de São Paulo (ICESP)
University of São Paulo Medical School;
Researcher
University of São Paulo Medical School
São Paulo, Brazil

Abie Mendelsohn, MD
Assistant Professor
Department of Head and Neck Surgery
David Geffen School of Medicine at UCLA
Los Angeles, California

William M. Mendenhall, MD
Professor
Department of Radiation Oncology
University of Florida
Gainesville, Florida

Catherine E. Mercado, MD
Chief Resident

Department of Radiation Oncology
University of Florida
Gainesville, Florida

Giuseppe Mercante, MD
Consultant
Department of Otolaryngology-Head and Neck Surgery
National Cancer Institute Regina Elena
Rome, Italy

Francesco Missale, MD
Resident
Department of Otorhinolaryngology-Head and Neck Surgery
University of Genoa
Genoa, Italy

Alberto Paderno, MD
Consultant
Department of Otolaryngology-Head and Neck Surgery
University of Brescia
Brescia, Italy

Young Min Park, MD, PhD
Assistant Professor
Department of Otorhinolaryngology
Yonsei University College of Medicine
Seoul, Korea

Giorgio Peretti, MD
Professor and Chief
Department of Otorhinolaryngology-Head and Neck Surgery
University of Genoa
Genoa, Italy

Marije J.F. Petersen, MD
PhD Student
Department of Head and Neck Surgery and Oncology
Netherlands Cancer Institute/Antoni van Leeuwenhoek Hospital
Amsterdam, The Netherlands

Cesare Piazza, MD
Associate Professor and Head
Department of Otorhinolaryngology, Maxillofacial and Thyroid Surgery
Fondazione IRCCS

National Cancer Institute of Milan
University of Milan
Milan, Italy

Vincent Vander Poorten, MD, PhD, MSc
Professor
Department of Otorhinolaryngology-Head and Neck
  Surgery
University Hospitals Leuven;
Department of Oncology, Head and Neck Oncology
  Section
KU Leuven
Leuven, Belgium

Roberto Puxeddu, MD, FRCS
Professor
Unit of Otorhinolaryngology
Department of Surgery
Azienda Ospedaliero-Universitaria di Cagliari
University of Cagliari
Cagliari, Italy

Abrão Rapoport, PhD
Assistant Professor
Department of Otorhinolaryngology-Head and Neck
  Surgery
Hospital Heliópolis
São Paulo, Brazil

Marc Remacle, MD, PhD
Professor
Department of Otolaryngology-Head and Neck Surgery
CHU UCL Namur
Yvoir, Belgium

Giuseppe Sanguineti, MD
Director
Department of Radiation Oncology
IRCCS Regina Elena National Cancer Institute
Rome, Italy

Claudia Schmalz, MD
Radiation Oncologist
Department of Radiation Oncology, Karl-Lennert-
  Krebscentrum, UKSH, Campus Kiel
University of Kiel
Kiel, Germany

**Jatin P. Shah, MD, PhD, DSc, FACS, FRCSE,
  FDSRCS, FRCSDS, FRCSI, FRACS**
Professor of Surgery
E.W. Strong Chair in Head and Neck Oncology
Memorial Sloan Kettering Cancer Center
New York, New York

Matthew E. Spector, MD, FACS
Assistant Professor
Co-Director, Head and Neck Oncology Program
Department of Otolaryngology-Head and Neck Surgery
Michigan Medicine
Ann Arbor, Michigan

Giuseppe Spriano, MD
Professor and Chairman
Department of Otolaryngology-Head and Neck Surgery
Humanitas University
Milan, Italy

Shaum S. Sridharan, MD
Clinical Instructor
Department of Otolaryngology
University of Pittsburgh Medical Center
Pittsburgh, Pennsylvania

Jayne R. Stevens, MD
Major, Medical Corps, US Army
Clinical Lecturer
Department of Otolaryngology-Head and Neck Surgery
Michigan Medicine
Ann Arbor, Michigan

Sandro J. Stoeckli, MD
Professor
Department Otorhinolaryngology-Head and Neck
  Surgery
Kantonsspital St. Gallen
St. Gallen, Switzerland

Giovanni Succo, MD
Associate Professor of Otolaryngology
Department of Oncology
University of Turin;
Head and Neck Oncology Service
Candiolo Cancer Institute-FPO IRCCS
Turin, Italy

José G. Vartanian, MD, PhD
Attending Surgeon
Department of Otorhinolaryngology-Head and Neck
  Surgery
A.C. Camargo Cancer Center
São Paulo, Brazil

Sebastien Van der Vorst, MD, PhD
Assistant Professor
Head and Neck Surgeon
Department of Otolaryngology-Head and Neck Surgery
Amsterdam University Medical Centers
VU University Medical Center
Amsterdam, The Netherlands

Fernando Walder, MD
Full Professor Assistant
Department of ENT and Head and Neck Surgery
Federal University of São Paulo
São Paulo, Brazil

S. van Weert, MD
Head and Neck Surgeon
Department of Otolaryngology and Head and Neck
  Surgery
Amsterdam University Medical Centers
Amsterdam, The Netherlands

Yao Yu, MD
Assistant Attending L1
Department of Radiation Oncology
Memorial Sloan Kettering Cancer Center
New York, New York

Dan P. Zandberg, MD
Associate Professor of Medicine
Director, Head and Neck Cancer and Thyroid Cancer
  Disease Sections
Division of Hematology/Oncology
UPMC Hillman Cancer Center
Pittsburgh, Pennsylvania

中文版前言

喉居于颈前正中，上达喉咽，下通气管，后毗邻食管。喉具有呼吸、发声、吞咽和保护等功能，故喉部疾病轻者影响发声与呼吸，重者甚至可危及生命。喉癌是头颈部常见的恶性肿瘤，占头颈恶性肿瘤的 25%，其精准的诊断与治疗方案选择与喉癌患者的生存率及生存质量休戚相关，目前仍是耳鼻咽喉-头颈肿瘤外科领域一大难题。有鉴于此，我们翻译了 *Laryngeal Cancer: Clinical Case-Based Approaches* 一书。

本书原著聚集了来自世界各国的耳鼻咽喉-头颈外科、放/化疗科和影像科等各学科顶尖专家，共同编写了这一具有划时代意义的专业图书。该书从喉癌病例着手，深入浅出地阐述了喉癌的发病、诊断、治疗方案、围手术期处理、注意事项及如何避免误区，内容翔实，图片精美。作为耳鼻咽喉-头颈外科临床医师，我们深感自己所肩负的责任与义务，故组织了本学科优秀专业骨干翻译本书。在翻译过程中，我们深切体会到本书原著编者高超的临床智慧和严谨的科学态度。

虽然本书译者进行了仔细翻译并相互校对，主译也进行了仔细校对，但受水平所限，难免有不当及疏漏之处，敬请读者批评指正。在本书出版之际，我们衷心感谢宁波市卫生健康委员会和宁波市医疗中心李惠利医院领导的大力支持，感谢各位译者的辛勤付出，同时感谢家人的支持与鼓励！

沈志森　沈　毅

2021 年 6 月

于宁波市医疗中心李惠利医院

英文版序一

在过去几十年中，对头颈部肿瘤治疗的关注，主要集中于口咽癌的人乳头瘤病毒（HPV）感染的流行病学方面，而 *Laryngeal Cancer: Clinical Case-Based Approaches* 则是一本临床病例典型、叙述全面的喉癌治疗专业图书。它对最新文献进行了及时全面的补充，最吸引读者之处便是以"病例介绍"形式编写。虽然病例报道不易受到学者关注，但本书确实是一本形象生动、富有说服力且效率高的教科书。它阐述了如何从体格检查和诊断着手，进行病例的系统治疗管理，主要讨论了喉癌各阶段的处理方法，详细描述了手术和非手术治疗方法。

本书从通俗易懂的病例入手，详细介绍喉癌的手术步骤，其中"建议"和"避免误区"内容可使临床医生规避风险，读者会很有收获。此外，每个专题对重点内容进行了讨论，并附有精美的图表和参考文献，对喉癌治疗的国际前沿技术也进行了介绍，如手术机器人的使用、晚期喉癌的术后缺损重建和靶向治疗技术等。

本书的编者都是我的好友，大多来自美国、巴西、欧洲国家和印度，我非常敬重他们，他们都是顶尖大学的杰出教授，也是头颈肿瘤领域的知名医师。Hanna 博士和 Cernea 博士还分别作为主编出版了 *Cancer of Head and Neck* 和 *Pearls and Pitfalls in Head and Neck Surgery*。

Eugene N. Myers, MD, FACS, FRCS, Edin. (Hon)
美国匹兹堡大学医学院
耳鼻咽喉科特聘教授、名誉主席

英文版序二

　　本书主要由世界各地知名专家共同编写，分享了喉癌的诊疗方案，内容全面翔实，并辅以丰富的插图和清晰的文字说明，对喉癌患者的诊治过程详细解析，包括病例介绍、讨论、建议和避免误区，层层深入，引人入胜。本书是每位头颈外科医师不可或缺的参考图书。

A. R. Antonelli, MD
意大利布雷西亚大学
耳鼻咽喉-头颈外科学教授
耳鼻咽喉科前任主任

英文版前言

  本书旨在收集世界知名专家提供的喉癌经典案例，并分享其专业知识与心得。书中涵盖了喉癌不同发病部位和临床分期的具体病例所采取的各种治疗方案，重点比较了相似病例的不同治疗策略。除了耳鼻咽喉-头颈外科专家外，其他与喉癌诊治相关的专家也参与编写了此书，如影像学和肿瘤学领域的权威专家。因此，病理学、影像学、言语病理学及其他参与喉癌治疗的相关专业人员均能从本书中获取有价值的信息。

  本书大部分专题都是基于某一具体病例，详细描述治疗策略及临床效果，并逐一解释，尤其对于治疗方案选择、原因及疗效进行了深入讨论，并针对性地提出了各种建议和避免误区。

  自 21 世纪以来，由于动态喉镜、窄带成像及其他诊断技术的不断涌现，喉癌诊治处于不断发展与更新中，尤其是喉癌治疗和术后形态功能康复技术的优化与创新。

  我们希望本书能给喉癌患者的多学科诊治提供全面的解决方案，并体现出专家对喉癌患者的关怀和他们的专业能力。

Rogério A. Dedivitis, MD, PhD, FACS
Giorgio Peretti, MD, PhD
Ehab Hanna, MD,FACS
Claudio R. Cernea, MD

目　录

1

T_{1a} 期的声门型喉癌经口激光手术
T_{1a} Glottic Carcinoma Undergoing Transoral Laser Surgery

Leonardo Haddad, Gustavo Cunha
叶　栋　沈志森　译

────── 摘　要 ──────

　　本章将讨论1例经口激光显微手术治疗T_{1a}期声门型喉鳞状细胞癌患者，完整切除肿瘤后随访3年无复发迹象的病例。声门型喉癌的首发症状通常是声音嘶哑，早期诊断非常重要。动态喉镜检查是诊断和确定分期的重要检查手段。在动态喉镜检查不能完全确定肿瘤的病变范围时，影像学检查（CT或MRI）有助于评估肿瘤累及范围。治疗目标是治愈癌症和保留喉功能，如发声和吞咽。目前可供选择的适宜治疗方案是经口激光显微手术、放射治疗、开放性喉部分切除术。经口激光显微手术与其他方案相比，已显示出优越的肿瘤切除效果和功能保留，包括涉及前连合的病例，并发症发生率低，且严重并发症少。该方案可降低患者费用和缩短住院时间。选择合适患者、喉部暴露和切除术式是手术成功的重点，对切缘病理检查作为肿瘤复发的预测指标目前尚未定论。为预防CO_2激光手术的潜在严重并发症，必须适当保护气管插管、患者的眼睛和面部。

────── 关　键　词 ──────

喉肿瘤，喉癌，声门癌，CO_2激光，声带切除术，手术治疗，经口激光显微外科

1.1　病例介绍

　　患者，女，58岁，进行性发音困难3个月收住入院。无呼吸和吞咽困难及消化不良症状。吸烟（40包/年）、嗜酒。未发现其他疾病和家族癌症史。

　　声音中等嘶哑，动态喉镜显示：右声带广泛白斑，累及整个右侧声带，未累及前连合（图1.1）。颈部未触及明显肿大淋巴结。

　　治疗方案选择经口激光显微外科手术完整切除病变组织。术中冰冻切片显示：高级别上皮瘤样病变，未累及基底膜（原位癌）。Ⅱ型切除术完整切除肿瘤（图1.2）。病理检查显示了一种表面浸润的右声带中分化鳞状细胞癌（SCC），切缘阴性。

　　该患者定期接受随访3年，没有复发的迹象。动态喉镜检查表现出完全的声门闭合。语音质量好，患者对此感到满意。

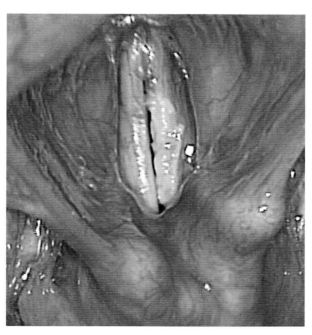

图1.1　白斑累及右侧声带的喉镜视图

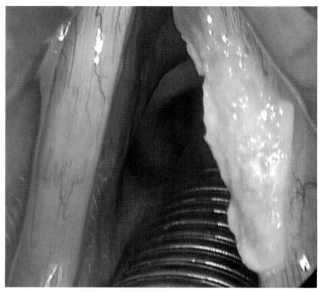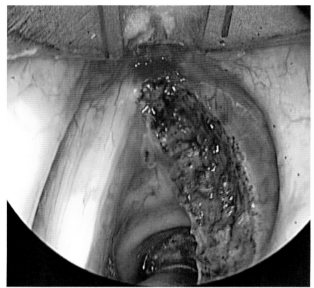

图1.2　经口激光显微外科手术。病变（左）的视图和完整切除肿瘤后的最终结果（右）

1.2　讨　论

喉癌占所有恶性肿瘤的2%～4.5%和头颈部肿瘤的25%，其中50%源于声带。男性发病率欧洲南部最高，其次为欧洲的中部和东部、南美洲国家以及美国的非裔美国人。在这些人群中，发病率为10/100 000。女性发病率在非洲裔美国人最高，大约3/100 000[1]。

早期声门型癌是指癌症没有扩散到喉部的相邻组织，对应于T_{is}、T_1和T_2阶段（AJCC/UICC TNM，第8版）[2]。声门型癌的首发症状是声音嘶哑，早期诊断非常关键，对于进展期的病变，需要更积极的治疗方案。使用相关影像学检查，如计算机断层扫描（CT）和磁共振成像（MRI），有助于评估肿瘤的进展程度，特别是动态喉镜检查未能确定所有的病变范围时。然而，动态喉镜检查仍然是诊断和确定早期声门型癌的主要手段。

喉癌的治疗目标是治愈癌症和保留喉功能，如发音和吞咽，并尽量减少严重的并发症。可选择不同类型的手术，如经口激光显微外科手术（TLM）、放射治疗（RT）或开放部分喉切除术（OPL）。由于各类手术的存活率相近，所以治疗方案选择通常决定于言语发声、治疗时间、患者的病情及其本人的选择[3, 4]。

新近研究治疗早期声门型癌各种术式成本的结果显示，经口激光显微外科手术（TLM）是最佳方案，优点有管理成本低，住院时间短，良好的肿瘤治疗效果和功能保留，并发症发生率低，与其他手术相比严重并发症少[5, 6]。开放部分喉切除术则有更长的住院时间，更高的并发症发生率（如术后疼痛、水肿、肺气肿和气管切开），成本高，功能效果差等缺点；尽管可能切除更大范围，甚至可行颈淋巴清扫[7]。另一方面，放疗具有良好的肿瘤治疗效果和语音结果，但成本较高、治疗时间较长、黏膜损害以及长期的副作用如口腔干燥[8]。

对于T_1声门型癌治疗后发音质量，尚无专家共识方案，但多因素分析揭示激光手术与放疗无显著差异[9]。对患者进行纵向声音评估显示：CO_2激光切除术后即刻语音质量恶化（<3个月），逐步恢复和稳定（>6个月），结果与术前模式相当，尤其在非广泛的声带切除术，单侧和无前连合受累相关的病例中[10, 11, 12]。

尽管TLM在早期声门型癌中有良好的肿瘤切除效果和功能结果，但在其累及前连合患者中的应用仍存在争论。而声门型癌放疗虽已被视为一个有效和保持声音的治疗方式，累及前连合时却更差。一些学者提倡开放式手术，与接受RT治疗的患者（56%～76%）相比，可以实现更好的局部控制（86%～91%）[13, 14]。考虑到RT、开放手术持久和可能的并发症，TLM仍可能是首选治疗方式，具有更短住院时间、更好的功能保留、更有效局部控制（79%～92.8%）[15, 16]。

手术切缘也是一个主要问题。一些学者认为切缘阳性可作为预后不良的一个原因[16, 17]。然而，尚未证明切缘状态和患者预后的相关性[15, 18]。相对于头颈部其他部位肿瘤，声门癌切除切缘通常为 2 mm[19]。由于具有切除假象、样品收缩和组织碳化，激光手术肿瘤的边缘评估比较困难，病理评估可能被阻碍导致错误的解释肿瘤边缘。因此，阳性切缘不一定代表肿瘤切除不足[17]。此外，最近引进的新内镜设备，即窄带成像（NBI）已经证明在确定癌症表面扩展并划定其切除边缘具有巨大临床价值。这个"生物内镜"的概念显示减少表面边缘的阳性率23.7%至3.6%[20]。

即使冰冻切片在激光辅助声带切除中是可靠的手段[21]，但此方法似乎很难应用，因为这方法非常耗时，还需要一个临床有经验的病理学团队。另一方面，切除肿瘤周围组织的活组织检查已被推荐[17]。

此外，为了改善局部控制，一些学者还提出了常规的第二次动态喉镜检查探查残余的声门癌。然而，尽管残留肿瘤的鉴定可能有利于肿瘤控制，但是常规2次动态喉镜检查由于发现率低和成本高，价值有待商榷[21, 22]。

1.3　建　议

● 患者选择：病例选择时考虑癌症的大小、部位和范围、手术喉部暴露和其他合并症均是成功治疗的关键因素。

● 倒置显微镜检查：经口激光手术的其中一个要点是使用一个好的倒置显微镜，给手术医生暴露全喉。为了手术的成功，关键是病变的所有界限都可以确定并完全切除，尤其累及到前连合的病例。因此，建议提供多种类和镜深度的显微镜实现癌症

的完整视图。

● 术式选择：取决于病变的扩展程度和浸润深度。主要是以彻底清除癌症为前提。若声带白斑病或黏膜白斑病，建议冷冻切片评价。如果有任何程度的分化不良，则至少是Ⅱ型切除术而不是传统的Ⅰ型切除术，防止进一步复发，因为语音质量没有显著差异。

● 边缘：完全切除肿瘤对于治疗癌症是令人满意的，如果切缘阳性，建议从切除肿瘤的切缘中收集碎片并考虑二次手术。

1.4　避免误区

● 肿瘤范围：如果喉镜检查无法识别肿瘤的所有界限，影像学检查（CT或MRI）可能有助于评估癌症的程度并决定是否可以经口治疗。请记住：T$_1$癌症累及前连合可能是T$_3$期侵入甲状软骨。

● 保护气管：激光诱导气管内灼烧是这些手术中最可怕的并发症，外科医生必须注意到气管导管，保护它以免激光束击穿导管致患者喉气管烧伤。建议使用激光安全管，用盐水填充第一个袖口，这样会对查明激光对袖带的伤害有所帮助。推荐在手术前进行烧伤测试，验证光束的方向并与麻醉团队做好配合。全静脉麻醉，低吸入氧浓度（FiO$_2$ < 40%）为首选。（译者注：译者团队在激光手术时麻醉师使用空气人工呼吸，而非氧气，当患者血氧饱和度下降至93%左右时，暂停手术，并高压喷氧达到100%时再继续）。

● 眼睛和皮肤的危害：CO$_2$激光束有可能损伤患者眼睛、皮肤和手术室相关人员。因此，必须使用合适的眼镜降低眼部损伤的风险，用湿毛巾覆盖保护患者的眼睛和脸部以免意外。

参考文献

[1] Schultz P. Vocal fold cancer. Eur Ann Otorhinolaryngol Head Neck Dis. 2011; 128(6):301–308

[2] Amin MB, Sullivan DC, Jessup JM, et al, eds. American Joint Committee on Cancer Staging Manual. 8th ed. New York, NY: Springer; 2017

[3] Bertino G, Degiorgi G, Tinelli C, Cacciola S, Occhini A, Benazzo M. CO$_2$ laser cordectomy for T1–T2 glottic cancer: oncological and functional long-term results. Eur Arch Otorhinolaryngol. 2015; 272(9):2389–2395

[4] Mendenhall WM, Werning JW, Hinerman RW, Amdur RJ,

Villaret DB. Management of T1–T2 glottic carcinomas. Cancer. 2004; 100(9):1786–1792

[5] Goor KM, Peeters AJ, Mahieu HF, et al. Cordectomy by CO$_2$ laser or radiotherapy for small T1a glottic carcinomas: costs, local control, survival, quality of life, and voice quality. Head Neck. 2007; 29(2):128–136

[6] Diaz-de-Cerio P, Preciado J, Santaolalla F, Sanchez-Del-Rey A. Cost-minimisation and cost-effectiveness analysis comparing transoral CO$_2$ laser cordectomy, laryngofissure cordectomy and radiotherapy for the treatment of T1–T2, N0,

M0 glottic carcinoma. Eur Arch Otorhinolaryngol. 2013; 270(4):1181-1188

[7] Succo G, Crosetti E, Bertolin A, et al. Benefits and drawbacks of open partial horizontal laryngectomies, part A: early- to intermediate-stage glottic carcinoma. Head Neck. 2016; 38(s)(uppl 1):E333-E340

[8] Mendenhall WM, Amdur RJ, Morris CG, Hinerman RW. T1-T2N0 squamous cell carcinoma of the glottic larynx treated with radiation therapy. J Clin Oncol. 2001; 19(20):4029-4036

[9] Greulich MT, Parker NP, Lee P, Merati AL, Misono S. Voice outcomes following radiation versus laser microsurgery for T1 glottic carcinoma: systematic review and meta-analysis. Otolaryngol Head Neck Surg. 2015; 152(5): 811-819

[10] Lee HS, Kim JS, Kim SW, et al. Voice outcome according to surgical extent of transoral laser microsurgery for T1 glottic carcinoma. Laryngoscope. 2016; 126(9):2051-2056

[11] Chu PY, Hsu YB, Lee TL, Fu S, Wang LM, Kao YC. Longitudinal analysis of voice quality in patients with early glottic cancer after transoral laser microsurgery. Head Neck. 2012; 34(9):1294-1298

[12] Mendelsohn AH, Matar N, Bachy V, Lawson G, Remacle M. Longitudinal voice outcomes following advanced CO laser cordectomy for glottic cancer. J Voice. 2015; 29(6):772-775

[13] Rucci L, Gallo O, Fini-Storchi O. Glottic cancer involving anterior commissure: surgery vs radiotherapy. Head Neck. 1991; 13(5):403-410

[14] Zohar Y, Rahima M, Shvili Y, Talmi YP, Lurie H. The controversial treatment of anterior commissure carcinoma of the larynx. Laryngoscope. 1992; 102(1):69-72

[15] Lee HS, Chun BG, Kim SW, et al. Transoral laser microsurgery for early glottic cancer as one-stage single-modality therapy. Laryngoscope. 2013; 123(11):2670-2674

[16] Peretti G, Piazza C, Cocco D, et al. Transoral CO(2) laser treatment for T(is)-T(3) glottic cancer: the University of Brescia experience on 595 patients. Head Neck. 2010; 32(8):977-983

[17] Charbonnier Q, Thisse AS, Sleghem L, et al. Oncologic outcomes of patients with positive margins after laser cordectomy for T1 and T2 glottic squamous cell carcinoma. Head Neck. 2016; 38(12):1804-1809

[18] Michel J, Fakhry N, Duflo S, et al. Prognostic value of the status of resection margins after endoscopic laser cordectomy for T1a glottic carcinoma. Eur Ann Otorhinolaryngol Head Neck Dis. 2011; 128(6):297-300

[19] Hartl DM, Brasnu DF. Contemporary surgical management of early glottic cancer. Otolaryngol Clin North Am. 2015; 48(4):611-625

[20] Garofolo S, Piazza C, Del Bon F, et al. Intraoperative narrow band imaging better delineates superficial resection margins during transoral laser microsurgery for early glottic cancer. Ann Otol Rhinol Laryngol. 2015; 124(4):294-298

[21] Remacle M, Matar N, Delos M, Nollevaux MC, Jamart J, Lawson G. Is frozen section reliable in transoral CO(2) laser-assisted cordectomies? Eur Arch Otorhinolaryngol. 2010; 267(3):397-400

[22] Fang TJ, Courey MS, Liao CT, Yen TC, Li HY. Frozen margin analysis as a prognosis predictor in early glottic cancer by laser cordectomy. Laryngoscope. 2013; 123(6):1490-1495

2 T$_{1a}$ 期声门癌的放射治疗
Radiotherapy for T$_{1a}$ Glottic Cancer

Catherine E. Mercado, Robert J. Amdur, William M. Mendenhall
刘开泰 沈志森 译

—— 摘 要 ——

放射治疗（RT）是 T$_{1a}$ 期声门癌非常有效的治疗手段，具有出色的疗效。初始放疗治疗早期声带癌可以保留发音功能且患者可耐受。对于 T$_{1a}$ 期声门癌，推荐放疗剂量为 63 Gy，分次剂量 2.25 Gy，每天 1 次，使用三野照射技术。

—— 关 键 词 ——

放射治疗，早期声门癌，声带癌，T$_1$ 期声门癌，临床疗效

2.1 病例介绍

一名68岁男性，吸烟史（40包/年），因"持续声音嘶哑5个月"就诊，口服抗生素1个疗程后，症状未改善，转诊至耳鼻咽喉头颈外科。体格检查触诊未及颈部肿大淋巴结，口腔检查未见任何异常病变。纤维喉镜检查显示右侧声带（TVC）的前1/3处有一白色结节性病灶。左侧声带有轻微水肿但没有可见肿瘤。双侧声带活动正常（图2.1）。

喉部增强计算机断层扫描（CT）显示一浸润性病灶，累及右侧声带的前半部分，未跨越前连合中线（图2.2），甲状软骨和声门下区未受累，颈部或锁骨上未见异常肿大淋巴结，胸部CT显示无肺部转移。全身麻醉下直达喉镜检查确认没有声门下侵犯。

右侧声带病变组织活检病理报告显示中分化鳞状细胞癌。按照第八版美国癌症联合委员会（AJCC）分期系统，为右侧声带 T$_{1a}$N$_0$M$_0$ 鳞状细胞癌。

治疗方案首选外照射放疗（EBRT）。患者接受了总剂量为63 Gy，分次剂量2.25 Gy/d的放射治疗。采用6-MV光子线的三野照射技术，两侧楔形对穿照射野给予大约95%的剂量；剩余剂量则通过给予

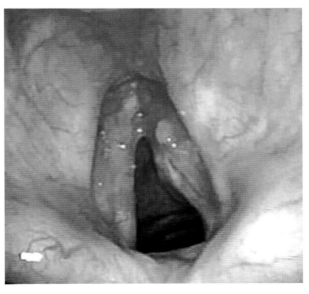

图2.1 纤维喉镜检查显示：T$_{1a}$期白色乳头状浸润性鳞癌，累及右侧真声带的前半部分

偏病变侧0.5 cm的前照射野。肿瘤剂量指定为95%的标化等剂量线（图2.3）。

治疗1年后随访时，通过纤维喉镜检查可见患者双侧声带无水肿、病变或不对称改变，双侧声带活动正常，患者发音已恢复正常，无晚期治疗放疗反应。

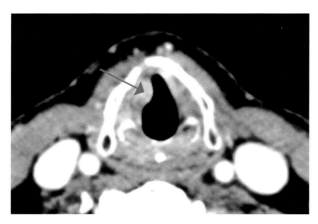

图2.2　声带水平喉部横截面的增强CT图像。红色箭头所示为一累及右侧真声带前半部分的浸润性肿块

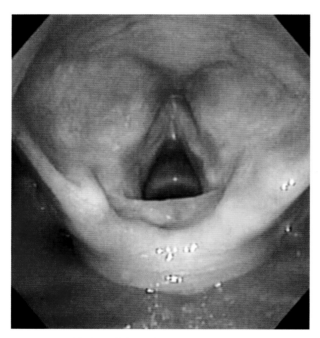

图2.3　T_1期声门癌初始放疗1年后的正常真声带图像

2.2　讨　论

2.2.1　临床表现，分期和诊断

大部分声带病变发生于声带的游离缘和上表面，确诊时，大约2/3病灶局限于声带，且通常局限于单侧。按照第八版原发性喉癌的AJCC分期系统，T_1期声门癌定义为肿瘤限于声带（可能累及前、后连合），声带活动正常，T_1期又可进一步分为肿瘤限于一侧声带（T_{1a}）和肿瘤侵犯双侧声带（T_{1b}）[1]。

声带癌患者通常在早期即可出现声音嘶哑，晚期会出现吞咽疼痛、耳痛、局限于甲状软骨的疼痛和气道阻塞。诊断方案包括以下内容：头颈部体格

检查，喉部纤维喉镜检查，喉部及颈部增强CT扫描，全麻下行直接喉镜检查及病变组织活检。

2.2.2　治疗方案

声带癌的治疗以治愈为目标，要求尽最大可能地保留功能和减少严重并发症。患有早期声带癌的患者，包括T_{1a}期患者，应接受保喉治疗[2]，如根治性放疗，经口激光显微外科手术（TLM）或经口机器人手术（TORS）[3]。

在许多治疗中心，推荐放射治疗为T_1期声门癌的初始治疗方法，而手术作为局部复发的挽救手段[4, 5, 6]。放疗对比喉部分切除术的主要优势是更好地保留发音。然而，值得注意的是，手术如TLM和TORS与放疗相比，治愈率相当[5, 7, 8]，手术的优点包括可避免放疗，治疗手段单一化和潜在的成本效益。

大多数复发出现于治疗后的前两年，但一些晚期复发即使在5年后也可能发生。实际上，后一种情况可能是第二原发肿瘤。如果一位患者初始放疗后出现局部复发，可通过声带切除术、半喉切除术、环状软骨上喉部分切除术或全喉切除术进行挽救。开放性的喉部分切除术和全喉切除术是最常用的手术挽救方式。

如果患者在初始手术治疗后声门癌复发，则可以通过放疗进行挽救。如果患者在放疗及喉部分切除术联合治疗后复发，则全喉切除术仍是一个可靠的挽救方法。

2.2.3　放射治疗剂量和技术

许多中心对于T_1期病灶采用常规分割照射法，剂量为66 Gy，每次2 Gy。但是，有证据表明增加分次剂量，缩短整体治疗时间可以改善肿瘤的局部控制[9-13]。

Yamazaki等报道了一项前瞻性试验，一系列T_1N_0声门鳞癌患者被随机分为两组，分别接受分次剂量为2.0 Gy或2.25 Gy的根治性放射治疗[14]。分次剂量为2 Gy组的5年局部控制率为77%，而2.25 Gy组为92%（$P=0.004$）；两组的急性或晚期放疗毒性没有明显差异。在佛罗里达大学，T_1期声带癌患者接受的放射治疗总剂量为63 Gy，分次剂量2.25 Gy，共28次。

T_1期声门癌的初始放疗主要是外照射放疗，其

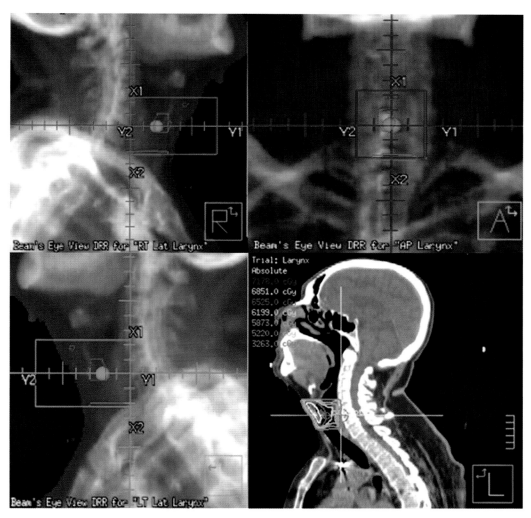

图2.4　早期声门癌的放射野：上界可根据肿瘤进行调整，甲状切迹为早期声门癌上界的标记性结构，如果肿瘤局限于声带前2/3处，则后界位于甲状软骨后缘后1 cm处；如果肿瘤累及声带后1/3，则后界位于甲状软骨后1.0 cm至1.5 cm处。如果没有声门下侵犯，则下界位于环状软骨下缘水平

照射野小，仅覆盖喉部原发病灶，不包括颈部淋巴结区[6]。三野照射技术使用4-MV或6-MV X射线，两侧楔形对穿照射野给予约95%的剂量；剩余剂量则通过一个偏病变侧0.5 cm的前照射野给予[15]。照射野上界起自甲状切迹，向下至环状软骨下缘水平。前界开放，后界取决于肿瘤向后浸润的范围。T$_1$N$_0$声门癌患者放疗野边界如图所示（图2.4），照射野一般为4 cm×4 cm到5 cm×5 cm（加上一个额外的1.0 cm前野），更大的放疗靶区可能增加喉水肿的风险但不提高治愈率。肿瘤剂量通常使用95%的标化等剂量线。

调强放疗技术可考虑用于T$_1$～T$_2$期声门癌以减少颈动脉的照射剂量[6]，但必须权衡该技术带来的潜在优势与可能增加靶区边缘脱落之间的利弊。

2.2.4　初始放疗疗效

T$_1$期声门癌初始放疗疗效显著，治疗后5年局部控制率超过90%（表2.1）。多项研究结果已表明T$_1$期声门癌手术治疗的局部控制率与初始放疗相似[16-18]。

2.2.5　治疗后随访

早期声门癌患者放疗后随访每4～8周一次，为期2年，第3年每3个月一次，之后每6个月一次直至第5年，然后每年一次终生随访。

早期声带癌患者放疗或保守手术治疗后的随访十分重要，因为早期发现复发可能通过挽救治疗手段达到治愈，并保留发音功能。如果怀疑复发，但

表 2.1　初始放疗的局部控制率

医 学 中 心	患者随访时间	患 者 数	分 期	局部控制率（时间）（%）
佛罗里达大学[4]	最短，2 年 中位，9.9 年	230	T_{1a}	94（5 年）
		61	T_{1b}	93（5 年）
马萨诸塞州综合医院[19]	未报道	665	T_1	93（5 年）
加州大学旧金山分校[20]	中位，9.7 年	315	T_1	85（5 年）
玛格丽特公主医院[21]	中位，6.8 年	403	T_{1a}	91（5 年）
		46	T_{1b}	82（5 年）

组织病理活检阴性，可让患者每隔 2 ～ 4 周进行复查，直到确诊。

2.2.6　放疗后遗症

早期声带癌初始放疗的急性毒性反应相对较轻。在前 2 ～ 3 周期间，发音可能会随肿瘤缩小而改善。但通常会因放疗损伤而再次出现声音嘶哑，即使肿块持续缩小。轻度咽喉痛通常在放疗第 2 周结束时开始出现。发音大约在放疗结束 3 周后开始逐渐改善，常在 2 ～ 3 个月内达到稳定状态。T_{1a} 期声带癌患者通常可恢复正常发音。

喉水肿是声门癌放疗最常见的后遗症。水肿的消退程度与放疗剂量、组织照射体积、烟酒的继续摄入以及原发病灶的大小和范围相关。有不到 1% 的人可能会出现软组织坏死甚至软骨炎，通常发生在那些继续吸烟的患者。软组织和软骨坏死症状与肿瘤复发相似，通常伴随声音嘶哑、咽喉疼痛和水肿；全喉切除术可作为肿瘤复发的最后治疗手段，即使活检标本可能仅显示组织坏死。

皮质类固醇，如地塞米松，在组织活检排除肿瘤复发后，已被用于减少放疗导致的水肿。如果出现溃疡和疼痛，抗生素的使用可能会有所帮助。在佛罗里达大学进行治疗的 519 例 T_1N_0 或 T_2N_0 期声带癌患者中，有 5 例（1%）出现了严重的并发症[4]，包括因怀疑局部复发而行全喉切除术（1 例），因喉头水肿行永久性气管切开术（3 例）和挽救性全喉切除术后出现咽瘘（1 例）。

参考文献

[1] Amin MB, Sullivan DC, Jessup JM, Brierley JD, Gaspar LE. Laryngeal cancer. AJCC Cancer Staging Manual. 8th ed. New York, NY: Springer; 2017

[2] Network NCC. NCCN Guidelines v.1 Head Neck. 2018

[3] Dziegielewski PT, Kang SY, Ozer E. Transoral robotic surgery (TORS) for laryngeal and hypopharyngeal cancers. J Surg Oncol. 2015; 112(7):702–706

[4] Mendenhall WM, Amdur RJ, Morris CG, Hinerman RW. T1–T2N0 squamous cell carcinoma of the glottic larynx treated with radiation therapy. J Clin Oncol. 2001; 19(20):4029–4036

[5] Mendenhall WM, Werning JW, Hinerman RW, Amdur RJ, Villaret DB. Management of T1–T2 glottic carcinomas. Cancer. 2004; 100(9):1786–1792

[6] Chera BS, Amdur RJ, Morris CG, Kirwan JM, Mendenhall WM. T1N0 to T2N0 squamous cell carcinoma of the glottic larynx treated with definitive radiotherapy. Int J Radiat Oncol Biol Phys. 2010; 78(2):461–466

[7] Day AT, Sinha P, Nussenbaum B, Kallogjeri D, Haughey BH. Management of primary T1–T4 glottic squamous cell carcinoma by transoral laser microsurgery. Laryngoscope. 2017; 127(3):597–604

[8] O'Sullivan B, Mackillop W, Gilbert R, et al. Controversies in the management of laryngeal cancer: results of an international survey of patterns of care. Radiother Oncol. 1994; 31(1):23–32

[9] Harwood AR, Beale FA, Cummings BJ, Keane TJ, Payne D, Rider WD. T4NOMO glottic cancer: an analysis of dose-time volume factors. Int J Radiat Oncol Biol Phys. 1981; 7(11):1507–1512

[10] Kim RY, Marks ME, Salter MM. Early-stage glottic cancer: importance of dose fractionation in radiation therapy. Radiology. 1992; 182(1):273–275

[11] Schwaibold F, Scariato A, Nunno M, et al. The effect of fraction size on control of early glottic cancer. Int J Radiat Oncol Biol Phys. 1988; 14(3):451–454

[12] Woodhouse RJ, Quivey JM, Fu KK, Sien PS, Dedo HH, Phillips TL. Treatment of carcinoma of the vocal cord. A review of 20

years experience. Laryngoscope. 1981; 91(7):1155–1162

[13] Mendenhall WM, Riggs CE, Cassisi NJ. Treatment of head and neck cancers. In: DeVita VT, ed. DeVita Hellman, and Rosenberg's Cancer: Principles and Practice of Oncology. Philadelphia, PA: Lippincott Williams & Wilkins; 2008:809–814

[14] Yamazaki H, Nishiyama K, Tanaka E, Koizumi M, Chatani M. Radiotherapy for early glottic carcinoma (T1N0M0): results of prospective randomized study of radiation fraction size and overall treatment time. Int J Radiat Oncol Biol Phys. 2006; 64(1):77–82

[15] Million RR, Cassisi NJ, Mancuso AA. Larynx. In: Million RR, Cassisi NJ, eds. Management of Head and Neck Cancer: Multidisciplinary Approach. Philadelphia, PA: JB Lippincott; 1994:431–497

[16] Spector JG, Sessions DG, Chao KS, et al. Stage I (T1 N0 M0) squamous cell carcinoma of the laryngeal glottis: therapeutic results and voice preservation. Head Neck. 1999;

21(8):707–717

[17] Steiner W. Results of curative laser microsurgery of laryngeal carcinomas. Am J Otolaryngol. 1993; 14(2):116–121

[18] Gallo A, de Vincentiis M, Manciocco V, Simonelli M, Fiorella ML, Shah JP. CO$_2$ laser cordectomy for early-stage glottic carcinoma: a long-term follow-up of 156 cases. Laryngoscope. 2002; 112(2):370–374

[19] Wang CC. Carcinoma of the larynx. In: Wang CC, ed. Radiation Therapy for Head and Neck Neoplasms. New York, NY: Wiley-Liss; 1997:221–255

[20] Le QT, Fu KK, Kroll S, et al. Influence of fraction size, total dose, and overall time on local control of T1–T2 glottic carcinoma. Int J Radiat Oncol Biol Phys. 1997; 39(1):115–126

[21] Warde P, O'Sullivan B, Bristow RG, et al. T1/T2 glottic cancer managed by external beam radiotherapy: the influence of pretreatment hemoglobin on local control. Int J Radiat Oncol Biol Phys. 1998; 41(2):347–353

3 早期喉癌的机器人手术治疗
Robotic Surgery for Early-Stage Laryngeal Cancer

Umamaheswar Duvvuri, Shaum S. Sridharan
叶　栋　沈志森　译

摘　要

　　近年来，早期喉癌的外科治疗已经有了很大的发展。微创手术策略和技术的地位已越来越重要，目前已被普遍使用。经口激光手术是目前最多使用的方案，促进了机器人手术发展。达芬奇手术机器人是最成熟和最常用的手术机器人。但是，此系统的尺寸大小对开展喉或喉以上部位手术仍具有一定挑战性。最近，Flex系统已被批准用于经口手术。本章结合1例使用经口Flex机器人切除早期喉癌的病例，介绍了机器人在治疗早期喉癌中的作用，详细说明了患者处理中的注意事项、患者纳入标准，讨论功能和解剖，如何确保经口手术充分暴露肿瘤，描述机器人手术治疗后处理、技巧和误区，并对机器人手术治疗与放射治疗的效果进行了比较。

关　键　词

喉癌，早期，机器人手术，经口

3.1　病例介绍

　　一名54岁的白种人女性患者，进行性咽喉疼痛4个月，伴饮水时发作性呛咳甚至窒息。有吸烟史（45包/年）及饮酒嗜好。患者平素体健，无呼吸困难及肺部疾病。

　　就诊时，患者表现为轻微的声音嘶哑，无颈部淋巴结肿大。动态喉镜检查显示：左侧杓会厌皱襞浸润性溃疡，未累及到前连合、声门、声门下、喉室及同侧的杓状软骨，双侧声带活动正常。

　　为更好地评估病变范围及淋巴结情况，使用薄层增强CT扫描颈部，检查结果显示：声门及声门旁间隙未见病变累及（图3.1）。支撑喉镜下充分暴露肿瘤并活检，病理学报告显示：中分化鳞状细

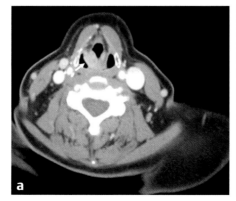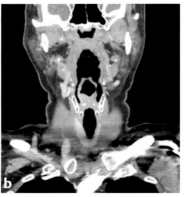

图3.1　水平位和冠状位薄层增强CT扫描，显示左侧杓会厌皱襞病变，未累及声门旁间隙

胞癌。为更好地控制气道并改善手术径路，进行了气管切开术。使用Flex牵开器暴露病变组织，显示该肿瘤局限于杓会厌区，未累及到梨状窝及环后区（图3.2）。

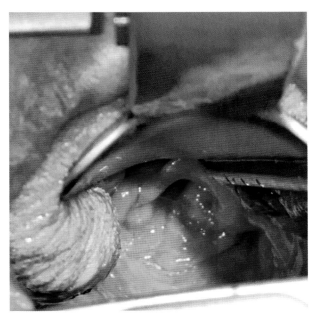

图3.2　切除的手术区域：使用Flex牵开器暴露肿瘤，易直接观察肿瘤的范围

患者接受了经口Flex机器人切除肿瘤。手术切除杓会厌皱襞、部分会厌、杓状软骨黏膜，双侧杓状软骨都予以保留。将Flex机器人放入口中，暴露肿瘤并精准切除。

手术过程中，使用Flex牵开器充分暴露肿瘤，提供了极好的肿瘤可视性和周围解剖。术中识别肿瘤的边缘，病变累及前中部声带，向外至咽会厌侧壁，向后到杓状软骨。手术中先横断会厌，然后切除会厌谷黏膜及外侧壁肿瘤，之后切除咽会厌皱襞。在此区域，可以显露供应喉部血液的喉上动脉。使用双极电凝烧灼或血管夹阻断静脉。杓状软骨黏膜予以保留，但杓会厌皱襞予以完全切除确保完整切除肿瘤。为了避免后期声门狭窄，保留杓状软骨间隙作为中间的解剖界限。重视切除的深度，肿瘤的深部切缘必须在术中被评估。助手可以使用抽吸套管触诊组织，以确保切缘无肿瘤组织。

术中冰冻病理用于确保手术切缘没有恶性肿瘤组织，这是通过典型切缘的细胞学检查来完成（图3.3）。

完成肿瘤切除术后，通过术野使用血管收缩药

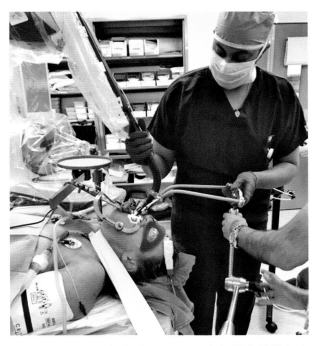

图3.3　手术机器人的对接。Flex手术机器人被带入术腔并将机器人手臂引入口腔，使用手动操作的器械观察肿瘤

物（如稀释的肾上腺素或羟甲唑啉）联合双极电凝烧灼止血。1周后患者行双侧2～4区颈淋巴结清扫、气管切开术。

组织病理学报告显示：高分化鳞状细胞癌，邻近甲状软骨，但未见浸润（图3.4）。

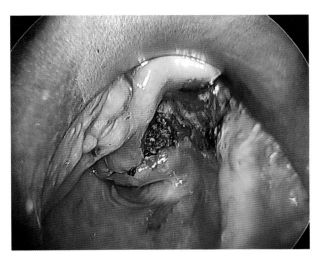

图3.4　手术后创面区域的视图：手术后视图显示了病变充分切除，同时保留了声带和梨状窝的完整性

术后患者恢复良好；气管套管堵管后予以出院，鼻胃管留置5天，术后10天复诊拔除气管套管。

3.2　讨　论

近年来，尽管出现了新的放疗技术和化疗方案，手术仍然是早期喉癌的极好选择方案[1-4]。放射、激光内镜切除、经口机器人切除及垂直部分喉切除治疗已成功用于治疗早期喉癌[1-4]。

在喉癌治疗中手术与非手术间的选择是一个复杂的问题。医师必须考虑患者临床情况（特别是喉的形态和功能）、患者的耐受能力（6～8周的放化疗）及能否接受临时的气管切开。最重要的是，让患者充分了解自己病情，并与医师共同讨论作出最佳治疗方案。

SEER数据库显示的Arshad等研究结果：在早期肿瘤患者中，与单纯放射治疗相比，保守手术加颈清扫术使肿瘤治疗效果得到明显改善[5]。最近的meta分析表明$T_1 \sim T_2$喉癌治疗效果极佳，虽然与强度调制放射治疗（IMRT）的比较缺乏明确数据[6]。

本研究组认为，手术治疗为肿瘤较小的患者提供良好选择，可以避免辅助药物治疗，部分喉切除术后的辅助药物治疗与吞咽困难和误吸有关。是否让患者服用辅助药物治疗由淋巴结状态决定（多个阳性淋巴结和淋巴结外浸润）。因此，$T_{1\sim2} N_{0\sim1}$患者建议手术治疗。

近来，治疗方案逐渐从开放性喉部分切除术转变成微创侵入性技术，如经口激光或经口机器人切除肿瘤手术，经口手术降低了气管切开率，即便行气管切开术，亦加快了拔管速度[7,8]。

由于声门上型喉癌有很高的颈淋巴结转移倾向，建议在相关患者中行择区性颈淋巴结清扫术。如果行开放性喉部分切除手术，淋巴结清扫即可同时完成。经口手术时，可以选择是否同时行颈淋巴结清扫术或分阶段进行，方案各有利弊。

同时进行的主要优点是：操作可以在一个阶段完成，消除了二次手术的需要。如果手术机器人的可行性受限，可以在另一阶段再行淋巴结清扫，从而提高手术机器人系统利用率。分阶段颈淋巴结清扫术的另一优点是能在颈淋巴结清扫术时清理手术切缘，特别是原发性肿瘤切除后手术切缘阳性的患者。

一旦决定进行经口切除术，特别是使用机器人系统，患者应作为候选状态进行评估。促进手术完整切除肿瘤的关键因素之一是肿瘤的暴露，故应评估患者肿瘤暴露的充分性，可以通过术前进行动态内镜检查来完成。获得相关资料后，外科医生方能够确定特定患者是否可作为经口手术的良好候选人。

一些关键的头部测量参数可能有助于评估肿瘤暴露的充分性。良好的候选患者应该能够伸长颈部并开口。高拱的上腭、短的甲颏距离和狭窄的下颌骨将增加暴露难度。

喉癌经口切除术的主要优点是微小的组织创伤，避免了颈部切开，这将有助于创面恢复。经口方案有助于直接接近肿瘤，从而避免了重建的需要。该切除创面经常自身愈合，因此不需要重建。如果存在较大缺损，应该考虑筋膜瓣的重建。

3.3　建　议

● 应与患者详细讨论对吞咽的期望和可供选择的其他类型治疗，包括放射治疗等。

● 应该评估暴露肿瘤的最大限度，建议在手术室使用各种牵开器。

● 为确保手术切缘阴性，应仔细评估肿瘤累及范围和实施映射活检。建议行手术内镜检查，并进行映射活组织检查。

● 对于难以暴露肿瘤或需要切除杓状软骨间区域的患者，应考虑预防性气管切开术。

● 部分喉切除手术会造成暂时的吞咽困难，应该留置鼻胃管以促进营养。

3.4　避免误区

● 确定肿瘤分期！一个T_{1b}肿瘤侵犯甲状软骨成为T_{4a}肿瘤，浸润声门旁和会厌前间隙将会改变肿瘤分期至T_3。因此，影像学检查（CT或MRI）非常重要。

● 肿瘤暴露不充分会影响到切除效果，必须充分考虑暴露肿瘤的能力。

● 老年患者和阻塞性慢性肺病患者需要慎重处理。

● 侵犯声门旁和/或会厌前间隙将使肿瘤的分期变为T_3期，因此是进行保喉手术的适应证。

参考文献

[1] Bhattacharyya T, Kainickal CT. Current status of organ preservation in carcinoma larynx. World J Oncol. 2018; 9(2):39–45

[2] Gorphe P. A contemporary review of evidence for transoral robotic surgery in laryngeal cancer. Front Oncol. 2018; 8:121

[3] Guimarães AV, Dedivitis RA, Matos LL, Aires FT, Cernea CR. Comparison between transoral laser surgery and radiotherapy in the treatment of early glottic cancer: a systematic review and meta-analysis. Sci Rep. 2018; 8(1):11900

[4] Pedregal-Mallo D, Sánchez Canteli M, López F, Álvarez-Marcos C, Llorente JL, Rodrigo JP. Oncological and functional outcomes of transoral laser surgery for laryngeal carcinoma. Eur Arch Otorhinolaryngol. 2018; 275(8):2071–2077

[5] Arshad H, Jayaprakash V, Gupta V, et al. Survival differences between organ preservation surgery and definitive radiotherapy in early supraglottic squamous cell carcinoma. Otolaryngol Head Neck Surg. 2014; 150(2):237–244

[6] Swanson MS, Low G, Sinha UK, Kokot N. Transoral surgery vs intensity-modulated radiotherapy for early supraglottic cancer: a systematic review. Curr Opin Otolaryngol Head Neck Surg. 2017; 25(2):133–141

[7] Ansarin M, Cattaneo A, De Benedetto L, et al. Retrospective analysis of factors influencing oncologic outcome in 590 patients with early-intermediate glottic cancer treated by transoral laser microsurgery. Head Neck. 2017; 39(1):71–81

[8] Ansarin M, Zabrodsky M, Bianchi L, et al. Endoscopic CO_2 laser surgery for early glottic cancer in patients who are candidates for radiotherapy: results of a prospective non-randomized study. Head Neck. 2006; 28(2):121–125

4 经口入路激光手术治疗 T$_{1b}$ 声门癌
T$_{1b}$ Glottic Cancer Treated with Transoral Laser Surgery

Filippo Carta, Roberto Puxeddu
叶 栋 沈志森 译

------ 摘 要 ------

　　T$_{1b}$ 声带鳞状细胞癌（SCC）可以用放疗或经口激光手术治疗。建议放射治疗是因为其语音结果比经口激光手术效果更好。然而，应患者的要求经口方案也经常用于T$_{1b}$声门癌治疗，此情况需要特别注意避免创面瘢痕。本章报告了1例累及前连合的T$_{1b}$SCC的典型案例，该患者为69岁男性，吸烟史20年，进行性声嘶1年，诊断明确后行双侧声韧带下Ⅱ型声带切除术。随访3年，该患者复查无复发迹象。内镜治疗选择Ⅱ型声带切除术的原因如下：① 患者诊断明确，术前评估可以经口激光完整切除肿瘤，仍可以再次手术治疗（包括经口手术）以及放疗；② 声门型早期癌的隐匿性转移发生率较低，该患者肿瘤没有转移至颈部淋巴结的迹象；③ 经口激光治疗方案具有并发症少，对周围组织的创伤小，无须气管切开或鼻胃管鼻饲的优势；④ 应患者的要求，需要尽快治疗。笔者认为，对于T$_{1b}$声门型喉癌，经口CO$_2$激光显微手术是一种极佳的治疗方案。

------ 关 键 词 ------

T$_{1b}$声门癌，CO$_2$激光，喉部显微手术

4.1 病例介绍

　　第八版美国癌症联合委员会（AJCC）喉部恶性肿瘤的TNM分类定义：声门型T$_1$癌限于声带，可累及前或后连合，双侧声带活动正常；当肿瘤累及双侧声带时被归类为T$_{1b}$[1]。

　　在过去的15年中，由于经口激光显微外科手术及放射治疗的发展，开放性水平部分喉切除术（OPHL）在临床喉鳞状细胞癌（SCC）中的应用已大大减少。

　　经口激光手术后对声音结果报道，Ⅰ型至Ⅲ型切除术对T$_{1a}$癌症患者非常有利，而治疗T$_{1b}$患者后的声音结果可能会较差，特别是累及前连合并且在一个阶段进行切除的患者[2]。

　　本案例是一个典型的声门型T$_{1b}$SCC案例，该患者为69岁男性，病变累及前连合。

　　患者吸烟史20年，否认饮酒嗜好，进行性声音嘶哑1年。

　　动态喉镜检查显示：声带表面白色斑片状物，累及前连合，双侧声带活动正常。

　　语音分析显示了语音障碍指数（VHI），总体嘶哑度、嗓音粗糙度、漏气程度、发声无力度和发声紧张度（GRBAS）量表显示如下得分：3分，3分，1分，1分和2分。

　　术前谈话时，患者表示希望在一个阶段得到活检结果；手术前给予头孢曲松（1 000 mg IV）作为抗生素预防感染。全身麻醉后，使用气管内Mallinckrodt管（内径5.0 ～ 7.0 mm，Athlone，Ireland）、白光和图像增强系统（图4.1），以精确评估病变部位及累及范围，寻找原发灶并确定是否存在其他部位病变。根据Puxeddu等[3]的分类，图像增强接触式内镜（Image-ECE）显示病灶血管模式4级（图4.2），高度怀疑SCC。

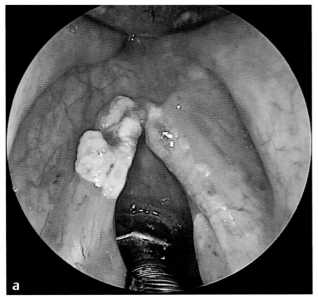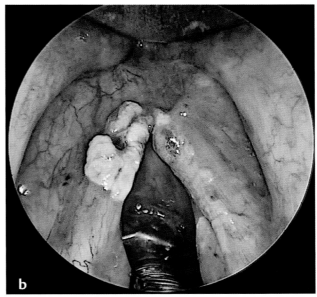

图4.1 带有 Image1 S 的内镜视图：白光（a）和光谱 A（b）模态

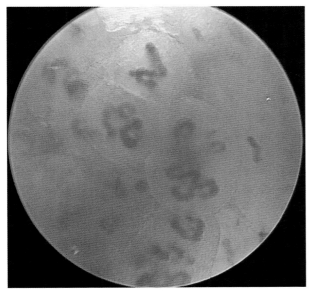

图4.2 图像增强接触式内镜检查×60，以 Clara + Chroma 方式观察到的癌症，根据 Puxeddu 等[3] 的分类，显示出可疑鳞状细胞癌的血管模式IV

病变组织的触诊表现出依附于声韧带，完成术中评估后，患者行双侧声韧带Ⅱ型声带切除术（图4.3和图4.4），根据欧洲喉科学会的分类[4, 5]，使用 Zeiss S21（Jena，Germany）配备400 mm焦距镜头 AcuPulse（Tel Aviv，Israel）、CO_2激光器 AcuBlade（Tel Aviv，Israel）聚焦系统，可以获得150 μm的斑点，该超脉冲模式连续使用10 W波。该技术能精确解剖，以最小的炭化并完全留存声带肌肉。

术后患者恢复良好，2天后痊愈出院。术后第6天和第14天，局麻下行喉镜检查并清除声门的纤维蛋白。

最终的组织学检查显示 pT_{1b} SCC，根据 AJCC-TNM 分类[1]，切缘的安全边界超过0.5 mm。

经过3年的随访，患者未见癌症复发迹象（图4.5）。术后3年进行语音分析显示 VHI 为20，GRBAS 量表显示以下分数：2，2，0，1和1。

4.2 讨　论

文献中的多数研究多同时分析了 T_{1a} 和 T_{1b} 癌症患者，通常被认为患有 T_1N_0 声门型 SCC。据报道 T_{1b} 声门型鳞状细胞癌的存活率略低（85% vs. 88%）；在比较 T_{1b} 与 T_{1a} 患者的疾病特异性存活率方面，观察到只有细微的差异，分别为96%和97%[6]。

通过内镜治疗双侧声门区病变，具有良好的肿瘤治疗效果，但双侧声带受损可能导致黏膜襞和瘢痕，影响发声效果。前期研究已表明：治疗累及前连合的肿瘤有局部治疗失败的风险，特别是垂直平面累及前连合[7-9]。有学者认为累及前连合病变的手术，应该作为内镜激光手术的禁忌证[10]。问题的焦点是累及前连合肿瘤处理方案、切除累及前连合肿瘤的 T_{1b} 手术以及术后最常见的前连合中重度狭窄并发症。

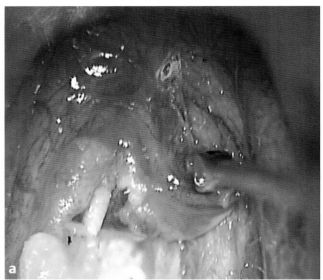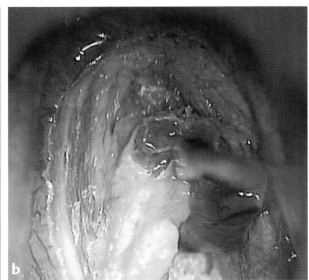

图4.3　术中前连合渐进性解剖的视图

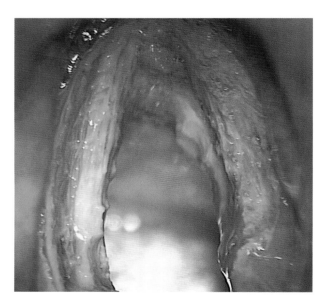

图4.4　Ⅱ型双侧声带切除术后，手术视野的内镜视图

4.2.1　不同的治疗方案

对于早期声门型SCC患者，放射治疗具有良好的发声和肿瘤治疗效果，但它耗时且昂贵；比较T_1患者分别行放射治疗和内镜激光手术治疗，效果未见显著统计学差异；不能完全从患者的角度来考虑治疗的优越[11]。

Sjögren等研究了36名累及前连合的声门型SCC患者，放疗作为主要治疗方法，5年局部控制和喉部保存率分别为88%和91%[12]。

对于治疗喉癌，OPHL仍发挥着重要作用。Mendenhall等在2004年比较了不同方式处

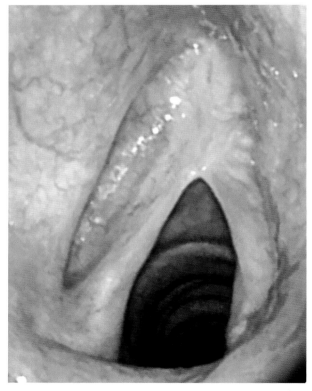

图4.5　手术后3年的纤维喉镜视图，显示前连合隔，但未见癌症

理$T_1 \sim T_2$癌症的研究：T_1癌激光切除后的局部控制率为80% ～ 90%，OPHL的局部控制范围为90% ～ 95%[13]。近年来，传统的OPHL很大程度上被经口激光显微外科手术所取代，因对于治疗多数喉部T_1和部分T_2病变，后者将导致更少的复发率[14, 15]。

回顾性分析前期环状软骨上喉部分切除术患者，多数为 T_{1b} 累及或未累及前连合；经口激光手术已大大减少开放性喉部分切除术可能，常规开放性手术往往为获得最佳效果的肿瘤暴露，需要切开皮肤和破坏软骨的完整性，此为经口入路激光手术的巨大优势[16]。

对声门型肿瘤累及或未累及前连合患者，前期的多项研究显示经过内镜激光手术治疗获得了良好的肿瘤切除效果。Rödel 等研究了 89 例 T_1 声门型癌患者，21 例局部复发，5 年局部控制、喉保存率、最终的局部控制和总体生存率分别为 71%、95%、98% 和 88%[17]。Motta 等评估 169 名患者，5 年最终局部控制和总生存率分别为 83% 和 84%[18]。Gallo 等研究了 22 名患者，他们的局部控制和总生存率为分别为 91% 和 95%[19]。Peretti 等回顾性分析了 595 例 T_{is} ～ T_3 声门型癌患者，报告了 5 年的总体喉保存率为 97.1%（T_{is} 为 98.5%、T_1 为 98.1%、T_2 为 95%、T_3 为 72%）[8]。

4.2.2 治疗的基本原则

喉癌的最佳治疗方案应该是根据肿瘤的临床分型和分期、患者的年龄及身体状况，确定所需的个体化治疗。外科医生的临床技能和经验也发挥着重要作用，最终都是为了最好的肿瘤切除效果，同时保留喉部功能。

Ⅱ型内镜治疗在以下基础上选择切除手术。

注意事项：

● 与放疗相比，手术治疗方案有能在组织学上确定病变性质的优点，经切除无残留癌症，如果复发，仍可选择进一步手术治疗（包括经口手术）和放疗[17]。

● 早期的声门癌具有较低隐匿性转移的发生率[20]，在 cN_0 患者中，没有颈部手术治疗的相应指征。

● 虽然内镜下 CO_2 激光手术治疗和 OPHL 拥有相近的局部控制和存活率，但是经口治疗方案并发症少，对周围组织的创伤小，可以避免气管切开和留置鼻胃管[17]。

● 最重要的是：根据患者的要求以最快与最适宜的方式治愈肿瘤。

4.3 建 议

运用经口 CO_2 激光显微外科手术最受限制的因素是喉部肿瘤的充分暴露。由于窄角和 V 形甲状软骨，一套完整的内镜可能很难暴露声门前连合，因此，一套完整的喉镜是必需的，由于可能暴露困难，必需配备不同形状、大小喉镜。适当切除假声带和良好的外部反压力也是手术所需要的[9]。缺乏假牙的特殊病例中允许使用该种简单的方法。

该患者双侧声带癌位于声带的前 1/3，且声带前连合有正常黏膜，为了避免术后喉璞的形成，建议行二次手术，首先切除一侧明显的病灶，对侧病变在术后 3 ～ 4 周切除。

前连合可以较大范围的软骨下切除，通过解剖内层附着在 Broyles 韧带上的软骨，并去除致密的纤维弹性组织[21]；如果病变是原位癌，可通过 Ⅰ 型或 Ⅱ 型表层切除，或通过水分离评估后的微创。新一代 CO_2 激光器提供了一个非常温和的显微工具来执行精准的病变切除。

由于只有 2.6% ～ 5.5% T_1 声门癌的患者声带肌受到了累及[21, 22]，动态喉镜显示病灶局限于一侧声带致轻度损伤，Ⅱ 型切除术可以处理并获得良好的肿瘤切除效果，同时 Ⅲ ～ Ⅴ 型的切除术可用于侵袭性 SCC 累及声带肌肉。这些患者中声带"剥离"，Ⅱ 型切除术通常是必需的。

术中评估不仅局限于"生物学"内镜检查（译者注：纤维频谱荧光内镜），也可精确分期和记录病变。生物内镜检查能准确预测组织学性质。

4.4 避免误区

局部进展的 T_{1b}（主要前连合受累）患者，软骨膜下切除实施较为困难，T_{1b} 病变的肿瘤切除术可导致声门平面的严重瘢痕，对于有较高发声要求的患者，可以考虑放疗；避免形成喉璞，亦可去除声带纤维蛋白。

参考文献

[1] Amin MB, Greene FL, Edge SB, et al. The eighth edition AJCC Cancer Staging Manual: continuing to build a bridge from a population-based to a more "personalized" approach to cancer staging CA Cancer J Clin. 2017; 67:93–99

[2] Marcotullio D, de Vincentiis M, Iannella G, Bigelli C, Magliulo G. Surgical treatment of T1b glottic tumor, 10-years follow-up. Eur Rev Med Pharmacol Sci. 2014; 18(8):1212–1217

[3] Puxeddu R, Sionis S, Gerosa C, Carta F. Enhanced contact endoscopy for the detection of neoangiogenesis in tumors of the larynx and hypopharynx. Laryngoscope. 2015; 125(7):1600–1606

[4] Remacle M, Eckel HE, Antonelli A, et al. Endoscopic cordectomy. A proposal for a classification by the Working Committee, European Laryngological Society. Eur Arch Otorhinolaryngol. 2000; 257(4):227–231

[5] Remacle M, Van Haverbeke C, Eckel H, et al. Proposal for revision of the European Laryngological Society classification of endoscopic cordectomies. [Erratum]. Eur Arch Otorhinolaryngol. 2007; 264(5):499–504

[6] Gioacchini FM, Tulli M, Kaleci S, Bondi S, Bussi M, Re M. Therapeutic modalities and oncologic outcomes in the treatment of T1b glottic squamous cell carcinoma: a systematic review. Eur Arch Otorhinolaryngol. 2017; 274(12):4091–4102

[7] O'Hara J, Markey A, Homer JJ. Transoral laser surgery versus radiotherapy for tumour stage 1a or 1b glottic squamous cell carcinoma: systematic review of local control outcomes. J Laryngol Otol. 2013; 127(8):732–738

[8] Peretti G, Piazza C, Cocco D, et al. Transoral CO(2) laser treatment for T(is)-T(3) glottic cancer: the University of Brescia experience on 595 patients. Head Neck. 2010; 32(8):977–983

[9] Carta F, Bandino F, Olla AM, Chuchueva N, Gerosa C, Puxeddu R. Prognostic value of age, subglottic, and anterior commissure involvement for early glottic carcinoma treated with CO_2 laser transoral microsurgery: a retrospective, single-center cohort study of 261 patients. Eur Arch Otorhinolaryngol. 2018; 275(5):1199–1210

[10] Mortuaire G, Francois J, Wiel E, Chevalier D. Local recurrence after CO_2 laser cordectomy for early glottic carcinoma. Laryngoscope. 2006; 116(1):101–105

[11] Lombardo N, Aragona T, Alsayyad S, Pelaia G, Terracciano R, Savino R. Objective and self-evaluation voice analysis after transoral laser cordectomy and radiotherapy in T1a-T1b glottic cancer. Lasers Med Sci. 2018; 33(1):141–147

[12] Sjögren EV, Langeveld TP, Baatenburg de Jong RJ. Clinical outcome of T1 glottic carcinoma since the introduction of endoscopic CO_2 laser surgery as treatment option. Head Neck. 2008; 30(9):1167–1174

[13] Mendenhall WM, Werning JW, Hinerman RW, Amdur RJ, Villaret DB. Management of T1-T2 glottic carcinomas. Cancer. 2004; 100(9):1786–1792

[14] Succo G, Peretti G, Piazza C, et al. Open partial horizontal laryngectomies: a proposal for classification by the working committee on nomenclature of the European Laryngological Society. Eur Arch Otorhinolaryngol. 2014; 271(9):2489–2496

[15] Succo G, Crosetti E, Bertolin A, et al. Benefits and drawbacks of open partial horizontal laryngectomies, part A: early- to intermediate-stage glottic carcinoma. Head Neck. 2016; 38(suppl 1):E333–E340

[16] Weiss BG, Ihler F, Pilavakis Y, et al. Transoral laser microsurgery for T1b glottic cancer: review of 51 cases. Eur Arch Otorhinolaryngol. 2017; 274(4):1997–2004

[17] Rödel RM, Steiner W, Müller RM, Kron M, Matthias C. Endoscopic laser surgery of early glottic cancer: involvement of the anterior commissure. Head Neck. 2009; 31(5):583–592

[18] Motta G, Esposito E, Motta S, Tartaro G, Testa D. CO_2 laser surgery in the treatment of glottic cancer. Head Neck. 2005; 27(7):566–573

[19] Gallo A, de Vincentiis M, Manciocco V, Simonelli M, Fiorella ML, Shah JP. CO_2 laser cordectomy for early-stage glottic carcinoma: a long-term follow-up of 156 cases. Laryngoscope. 2002; 112(2):370–374

[20] Ansarin M, Cattaneo A, De Benedetto L, et al. Retrospective analysis of factors influencing oncologic outcome in 590 patients with early-intermediate glottic cancer treated by transoral laser microsurgery. Head Neck. 2017; 39(1):71–81

[21] Peretti G, Nicolai P, Piazza C, Redaelli de Zinis LO, Valentini S, Antonelli AR. Oncological results of endoscopic resections of Tis and T1 glottic carcinomas by carbon dioxide laser. Ann Otol Rhinol Laryngol. 2001; 110(9):820–826

[22] Pittore B, Ismail-Koch H, Davis A, et al. Thyroarytenoid muscle invasion in T1 glottic carcinoma. Eur Arch Otorhinolaryngol. 2009; 266(11):1787–1791

5 | T1b 声门型喉癌
T1b Glottic Cancer

Yao Yu, Nancy Y. Lee
唐 鸣 叶 栋 译

——— 摘 —— 要 ———

　　早期的声门型喉鳞状细胞癌采用保喉手术或根治性放疗，均可获得高治愈率和很好的发音功能，其中，累及双侧声带的 T1b 癌作为一类特殊的人群应特别进行解剖学分期。在本章中，我们不仅讨论了选择患者的策略，尤其关注前连合受累以及侵犯的深度，还回顾了放射模拟、靶区勾画设计和放射剂量分配的实践指南以及常见的临床误区。另外，包括对调强放疗在内的研究策略也进行了讨论。

——— 关 — 键 — 词 ———

声门癌，前连合，保喉，声带切除术，调强放疗，加速分割

5.1 前 言

　　T_{is} ～ T_2 分期的声门型喉癌患者可以采取各种喉功能保留的治疗策略，如放射治疗、经口激光微创手术（TLM）或开放部分喉切除术。在这类患者群体中，T_{1b} 患者是一个特殊群体，需要在病变范围、可切除性以及声音的质量方面，予以特殊对待和密切关注。

5.2 评 估

　　完整的病史采集对于治疗方案的制订很重要，其中包括当前或既往的吸烟史、音质的改变和过度用声史。

　　使用间接喉镜、频闪喉镜和直接喉镜仔细评估喉部，对治疗前的分期和决策尤为必要。评估的项目应包括前连合（AC）受累情况、黏膜病变的范围和位置、声门上或声门下累及范围和对声带活动度的影响。在直接喉镜检查和活检中，活检的深度可能影响 TLM 术后发音预后。

　　对于瘤体巨大或肿瘤累及前连合的患者，颈部薄层 CT 或 MRI 有助于发现临床上容易被遗漏的早期软骨侵犯或声门旁间隙侵犯（图 5.1）。影像学对那些黏膜下癌也十分有用，会发现这些癌真实病变范围可能超出临床检查。

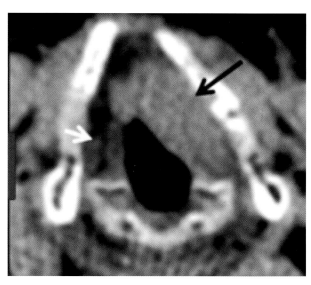

图 5.1 薄层 CT 可显示临床检查中不易被发现的声门上和前部的侵犯

5.3　治疗方案选择

TLM和半喉切除术是放疗的主要替代方案。TLM具有微创且可达到高局控率，尽管有时候可能需要多次手术。目前还没有随机对照试验来评估TLM和放疗在肿瘤预后方面的差异[1-5]。根据病变范围和治疗方式不同，放疗和TLM在肿瘤治疗和发音质量上均有很大的优势[6-8]。与放疗和TLM相比，半喉切除术与复发率增加相关，因此适用于大肿块或挽救性手术[9]。一个最终治疗方案的选择很大程度上取决于专业技术水平和转诊模式的有效性。

实际上，表浅病变和累及声带后部病变常可适用TLM进行治疗，但发病率非常低。那些需要采用欧洲喉科学会（ELS）Ⅲ至Ⅵ型切除的更深病变，术后声音质量可能较差，而且术后常常需要放疗。同样，一些学者常规推荐AC受累的患者进行放疗，因为他们担心手术暴露不佳、难以获得安全切缘以及广泛的前连合受累所导致的声音质量损害[10-12]。然而，尽管多种手术尝试后，仍有很多患者因难治性转诊。

5.3.1　前连合受累

从以往看，无论在放疗或是TLM中，AC的受累一直被认为是影响预后的不利因素[13]。

肿瘤累及AC时，很难完全暴露和切除，也很难获得足够的阴性切缘[11-15]。Hoffmann团队发现，AC侵犯的患者无瘤生存率为54.6%的，相比之下，AC没有侵犯的患者无瘤生存率为79.8%，而且受侵的患者需其他方式补救，包括全喉切除术。同样，Rödel团队发现AC受侵与手术后的局控率相关（5年局控率T_{1a}为73% vs. 89%，T_{1b}为68% vs. 86%）[15]，其他学者也报道了较高的局控率，尽管病例数偏少[12]。术后患者存在形成喉蹼的可能，喉蹼会影响发音质量。

AC侵犯在判断放疗预后中的重要性仍存在争议，支持这个观点的大部分临床数据来自CT或MRI和现代剂量学，这可能导致肿瘤分期不正确甚至漏诊。此外，许多研究系列跨度达几十年，治疗具有显著变异性且技术和剂量精确性不够。在一个小的系列研究中，Nozaki团队[16]发现AC侵犯与5年局部控率低（58% vs. 89%）相关，可能由放疗剂量不足所致。Chen团队表明，AC侵犯的不良影响可以通过更高的单位剂量来消除[17]。在采用加速分割和3D剂量测定的研究中，AC受侵的影响似乎在减弱。Le团队[18]发现了T_1病变患者的存在临界统计显著性差异（80% vs. 91%）。Chera团队[19]报告了585例根治放疗的$T_1 \sim T_2$声门型喉癌患者，其中有369例AC受侵，发现T_{1a}和T_{1b}病患者10年局部控制率分别为93%和91%，AC受侵与不良预后无关。

5.4　发音质量

使用TLM和放射治疗对保留语音质量是相似的。Aaltonen及团队进行了一项TLM与放疗对声门喉部T_{1a}癌的随机试验，使用多模态语音质量评估作为主要目的。在治疗后6个月和24个月对患者进行评估，使用专家共识的语音质量视频喉镜检查结果，以及自我评估的语音质量。在本研究中，TLM与更有气息音的声音和更宽的声门间隙相关。2年间，接受放射治疗的患者具有更少声嘶相关的不适[6]。

最近，Ma团队回顾性地分析了接受TLM或放疗的声门型喉癌T_2患者长期的发音质量，来解决放疗所产生的长远发音障碍的可能性。上文中学者报道：TLM与专家评判和客观声音测量有关，但这种差异并不能理解为不同患者发音质量。关键是：在这项研究中，76%患者是Ⅰ型和Ⅱ型的声带切除术，研究者猜想放疗相关的声音改变时间可能比手术后的变化还要长[7]。相反，Watson团队对放疗后的患者进行了平均11年的随访，发现1年后发音质量只有轻微的下降[20]。

5.4.1　浅表性肿瘤与深侵袭性肿瘤

侵袭越深的肿瘤需要更广泛的手术切除，术后发音质量就越差。Lee团队对T_1期的声门型喉癌接受TLM治疗前后的发音质量进行了纵向研究，他们发现，相比干预前，接受Ⅰ型或Ⅱ型声带切除术的患者的感知声音和言语障碍指数（VHI）有所改善，而Ⅲ型至Ⅴ型声带切除术患者则无明显改善。T_{1b}或AC受累的患者发音质量下降[8]。同样，Núñez Batalla团队发现，与一组切除深度达肌层的TLM患者相比，放疗能保留更好的发音功能[21]。

我们在实践中总结，如组织侵犯深度到需Ⅲ型或以上声带切除术的患者，应寻求放疗科会诊。

5.5 模拟定位和治疗计划

早期声门癌的传统波束安排需要一对5 cm×5 cm的以声带为中心的横向光束（图5.2），旋转准直器需匹配椎体的角度。边界设置如下：皮肤前1 cm；椎体后前缘；甲状软骨上切迹；环状软骨后下缘。楔块可以用来减少前路的不均匀性；但是，过度弯曲可能导致前方出现冷斑，增加局部失败的风险，应避免出现热点。对于T_{1b}的患者，尤其要注意楔入，因为这些患者经常有肿瘤靠近喉前部或累及AC。对于体型瘦小和甲状软骨轮廓明显的患者可能需要在甲状软骨前方0.5～1 cm的位置给予单独剂量，以确保声带前方足够的剂量和完全覆盖。计划应及时调整，确保声带、室带和声门上区被均匀覆盖（图5.3）。

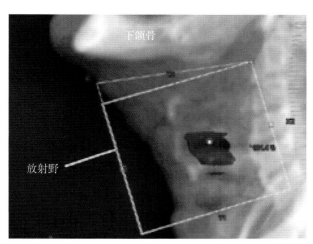

图5.2 以声带前闪1 cm为中心的5 cm×5 cm标准视野

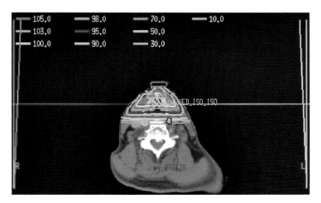

图5.3 可使用厚度为0.5～1 cm，2 cm×2 cm的板来改善前方的覆盖范围

由于肩部会干扰射线的径路，颈部较短患者的治疗有一定挑战性。对于刚刚处于临界区域的部位来说，可以通过手臂和肩部向下拉伸来解决，有些患者可以通过调整放疗床位来避免这个问题，但这样会增加肺部的照射剂量。因此，斯隆-凯特林癌症纪念中心（MSKCC）通过调强放疗来治疗这类患者。

早期喉癌的调强放疗正在研究中，此类技术有助于颈部邻近正常组织的保留，包括颈动脉，有可能降低远期颈动脉狭窄的风险[22, 23]。这对于早期喉癌患者尤为重要，因为大多数患者都能得到治愈，预后较好（图5.4）。

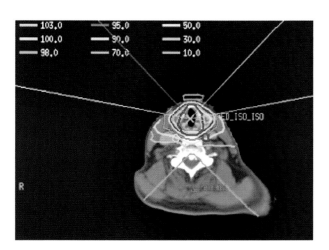

图5.4 正在研究调强放疗以降低颈动脉放射的风险

5.6 分 割

加速次分割放疗，共63 Gy，分割成28部分，每部分2.25 Gy，这是治疗T₁型喉癌的标准剂量。在一项随机试验中，通过比较低分割放疗（63 Gy/28部分）与标准分割（66 Gy/33部分）的差异，证实了分割的重要性。5年时，局控率倾向于低分化（92% vs. 77%；P=0.004），近期和远期毒性没有差异。由于挽救性手术的成功，两种分割方式的病因特异性生存率都很高[24]。丹麦头颈肿瘤组（DAHANCA）将非转移性声门型喉癌患者随机分为每周5次或6次两组，这与较低的局部失败率（10年时为13.7% vs. 22.0%）和较低的疾病特异性死亡有关[25]。研究结果表明，几十年来局控率的提高，可能因为分割方式的改变、放疗技术的进步和吸烟率的降低[26]。

5.7　远期因素和继发性恶性肿瘤

远期的辐射毒性和继发性恶性肿瘤，通常被认为是阻碍放疗的主要原因，尤其是年轻患者。在所有接受放疗的头颈部癌的患者中，继发性恶性肿瘤的风险约为25%。然而这些肿瘤中，只有20%发生在头颈部[26-28]（译者注：另80%发生在头颈以外部位）。这些肿瘤主要是由已知的头颈部致癌危险因素所致（如吸烟和饮酒），并非放疗直接导致[29]。

5.8　戒　烟

在治疗开始前，应建议患者戒烟。持续吸烟与肿瘤局部控制差、继发性恶性肿瘤发生率高、总体生存率低相关[30]。

参考文献

[1] Sjögren EV. Transoral laser microsurgery in early glottic lesions. Curr Otorhinolaryngol Rep. 2017; 5(1):56–68

[2] Yoo J, Lacchetti C, Hammond JA, Gilbert RW; Head and Neck Cancer Disease Site Group. Role of endolaryngeal surgery (with or without laser) versus radiotherapy in the management of early (T1) glottic cancer: a systematic review Head Neck. 2014; 36:1807–1819

[3] Warner L, Chudasama J, Kelly CG, et al. Radiotherapy versus open surgery versus endolaryngeal surgery (with or without laser) for early laryngeal squamous cell cancer Cochrane Database Syst Rev. 2014; 3:CD002027

[4] Mendenhall WM, Werning JW, Hinerman RW, Amdur RJ, Villaret DB. Management of T1-T2 glottic carcinomas. Cancer. 2004; 100(9):1786–1792

[5] Higgins KM, Shah MD, Ogaick MJ, Enepekides D. Treatment of early-stage glottic cancer: meta-analysis comparison of laser excision versus radiotherapy. J Otolaryngol Head Neck Surg. 2009; 38(6):603–612

[6] Aaltonen L-M, Rautiainen N, Sellman J, et al. Voice quality after treatment of early vocal cord cancer: a randomized trial comparing laser surgery with radiation therapy. Int J Radiat Oncol Biol Phys. 2014; 90(2):255–260

[7] Ma Y, Green R, McCabe D, Goldberg L, Woo P. Long-term voice outcome following radiation versus laser microsurgery in early glottic cancer. J Voice. 2017: S0892–1997(17)30326–0

[8] Lee HS, Kim JS, Kim SW, et al. Voice outcome according to surgical extent of transoral laser microsurgery for T1 glottic carcinoma. Laryngoscope. 2016; 126(9):2051–2056

[9] Rosier JF, Grégoire V, Counoy H, et al. Comparison of external radiotherapy, laser microsurgery and partial laryngectomy for the treatment of T1N0M0 glottic carcinomas: a retrospective evaluation. Radiother Oncol. 1998; 48(2):175–183

[10] Hoffmann C, Cornu N, Hans S, Sadoughi B, Badoual C, Brasnu D. Early glottic cancer involving the anterior commissure treated by transoral laser cordectomy. Laryngoscope. 2016; 126(8):1817–1822

[11] Hoffmann C, Hans S, Sadoughi B, Brasnu D. Identifying outcome predictors of transoral laser cordectomy for early glottic cancer. Head Neck. 2016; 38(suppl 1):E406–E411

[12] Mendelsohn AH, Kiagiadaki D, Lawson G, Remacle M. CO_2 laser cordectomy for glottic squamous cell carcinoma involving the anterior commissure: voice and oncologic outcomes. Eur Arch Otorhinolaryngol. 2015; 272(2):413–418

[13] Bradley PJ, Rinaldo A, Suárez C, et al. Primary treatment of the anterior vocal commissure squamous carcinoma. Eur Arch Otorhinolaryngol. 2006; 263(10):879–888

[14] Chone CT, Yonehara E, Martins JEF, Altemani A, Crespo AN. Importance of anterior commissure in recurrence of early glottic cancer after laser endoscopic resection. Arch Otolaryngol Head Neck Surg. 2007; 133(9):882–887

[15] Rödel RMW, Steiner W, Müller RM, Kron M, Matthias C. Endoscopic laser surgery of early glottic cancer: involvement of the anterior commissure. Head Neck. 2009; 31(5):583–592

[16] Nozaki M, Furuta M, Murakami Y, et al. Radiation therapy for T1 glottic cancer: involvement of the anterior commissure. Anticancer Res. 2000; 20(2B):1121–1124

[17] Chen M-F, Chang JT-C, Tsang N-M, Liao CT, Chen WC. Radiotherapy of early-stage glottic cancer: analysis of factors affecting prognosis. Ann Otol Rhinol Laryngol. 2003; 112(10):904–911

[18] Le QT, Fu KK, Kroll S, et al. Influence of fraction size, total dose, and overall time on local control of T1-T2 glottic carcinoma. Int J Radiat Oncol Biol Phys. 1997; 39(1):115–126

[19] Chera BS, Amdur RJ, Morris CG, Kirwan JM, Mendenhall WM. T1N0 to T2N0 squamous cell carcinoma of the glottic larynx treated with definitive radiotherapy. Int J Radiat Oncol Biol Phys. 2010; 78(2):461–466

[20] Watson M, Drosdowsky A, Frowen J, Corry J. Voice outcomes after radiotherapy treatment for early glottic cancer: long-term follow-up. J Voice. 2017:S0892–1997(17)30264–3

[21] Núñez Batalla F, Caminero Cueva MJ, Señaris González B, et al. Voice quality after endoscopic laser surgery and radiotherapy for early glottic cancer: objective measurements emphasizing the Voice Handicap Index. Eur Arch Otorhinolaryngol. 2008; 265(5):543–548

[22] Gomez D, Cahlon O, Mechalakos J, Lee N. An investigation of intensity-modulated radiation therapy versus conventional two-dimensional and 3D-conformal radiation therapy for early stage larynx cancer. Radiat Oncol. 2010; 5:74

[23] Zumsteg ZS, Riaz N, Jaffery S, et al. Carotid sparing intensity-modulated radiation therapy achieves comparable locoregional control to conventional radiotherapy in T1-2N0 laryngeal carcinoma. Oral Oncol. 2015; 51(7):716–723

[24] Yamazaki H, Nishiyama K, Tanaka E, Koizumi M, Chatani M. Radiotherapy for early glottic carcinoma (T1N0M0): results of prospective randomized study of radiation fraction size and overall treatment time. Int J Radiat Oncol Biol Phys. 2006; 64(1):77–82

[25] Lyhne NM, Primdahl H, Kristensen CA, et al. The DAHANCA

6 randomized trial: Effect of 6 vs 5 weekly fractions of radiotherapy in patients with glottic squamous cell carcinoma. Radiother Oncol. 2015; 117(1):91–98

[26] Lyhne NM, Johansen J, Kristensen CA, et al. Pattern of failure in 5001 patients treated for glottic squamous cell carcinoma with curative intent: a population based study from the DAHANCA group. Radiother Oncol. 2016; 118(2):257–266

[27] McDonald S, Haie C, Rubin P, Nelson D, Divers LD. Second malignant tumors in patients with laryngeal carcinoma: diagnosis, treatment, and prevention. Int J Radiat Oncol Biol Phys. 1989; 17(3):457–465

[28] Cooper JS, Pajak TF, Rubin P, et al. Second malignancies in patients who have head and neck cancer: incidence, effect on survival and implications based on the RTOG experience. Int J Radiat Oncol Biol Phys. 1989; 17(3):449–456

[29] Berrington de Gonzalez A, Curtis RE, Kry SF, et al. Proportion of second cancers attributable to radiotherapy treatment in adults: a cohort study in the US SEER cancer registries. Lancet Oncol. 2011; 12(4):353–360

[30] Al-Mamgani A, van Rooij PH, Mehilal R, Verduijn GM, Tans L, Kwa SL. Radiotherapy for T1a glottic cancer: the influence of smoking cessation and fractionation schedule of radiotherapy. Eur Arch Otorhinolaryngol. 2014; 271(1):125–132

6 T_{1b} 声门型喉癌和垂直部分喉切除术

T_{1b} Glottic Cancer, Vertical Partial Laryngectomy

André V. Guimarães, Marco A. V. Kulcsar

唐 鸣 叶 栋 沈志森 译

T_{1b}声门型喉癌有多种治疗方法，且预后大致接近。在一些发达国家，首选是放疗，而在其他一些国家，将经口激光喉部分切除术作为首选。这两种治疗方法都很昂贵，需要特殊的设备。尽管这些技术已普遍应用，但垂直部分喉切除术也可以达到同样的效果，术后可恢复较好的发音功能，且不需要特殊设备。在本章中，主要叙述了额侧（垂直）部分喉切除术从诊断到手术的详细步骤，包括其中的要点和缺点。

喉肿瘤，喉切除术，声门型喉癌，器官保留，早期喉癌

6.1 病例介绍

45岁白种人男性，工人，以"进行性声嘶伴呼吸困难3个月"门诊就诊。每天1包烟，持续28年，过去5年内，每周末喝700 ml生啤酒，没有其他合并症。

第一次评估中，患者一般状况良好，Karnofsky远期生活质量评估得分100%，主诉为4个月的发音困难，表现为声音嘶哑和音域变窄。口镜及颈部触诊均未见异常。喉镜检查发现右声带（VF）全长被肿块占据，直至前连合（AC），左声带正常，双侧声带活动正常。病变未累及声门下、室带或同侧杓状软骨（图6.1）。经纤维喉镜检查和活检，证实是鳞状细胞癌。

为更详细地评估病变范围，进行了增强CT检查，提示右声带不规则占位，呈不均匀强化，声门旁间隙及前连合未受侵，同侧的杓状软骨也基本正常，左声带无明显受侵迹象。患者在全麻下行额侧喉部分切除术（FLL）。围手术期预防性使用抗生素。在第三气管环上方单独切口施行气管切开，在甲状软骨上切迹水平做第二水平切口（图6.2a）。在

舌骨上缘和环状软骨下缘之间翻起皮瓣，翻起带状肌，暴露甲状软骨板和外侧的软骨膜。在中线处切开甲状软骨板，分离蒂部位于后方的双侧软骨膜（图6.2b），游离的范围与甲状软骨切除的范围相符。两条甲状软骨的垂直切口应包含上切迹在内，且相距约5 mm（图6.2c）。

环甲膜切开扩大后进入声门下，肿瘤位于右侧声带，广泛切开双侧甲状腺。环甲膜切开后，在距AC旁2 mm处切开左声带，在右侧甲状软骨板分离，直视下在声带上下切除肿瘤，距离右侧杓状软

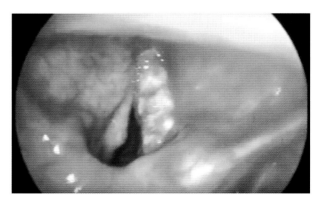

图6.1 动态喉镜示右侧声带肿瘤

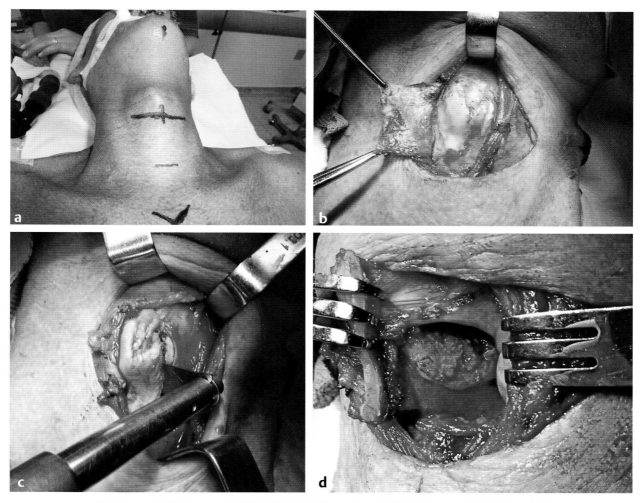

图6.2　a. 皮肤切口。b. 甲状软骨的软骨膜瓣。c. 切开甲状软骨板。d. 右侧声带及肿瘤

骨声带突约3 mm（图6.3和图6.4）。

　　取双声带切缘送冰冻切片，证实无肿瘤累及。左声带用Vicryl缝线固定在残留的甲状软骨和会厌根部上，用室带的黏膜瓣重建声带（图6.5和图6.6）。残余甲状软骨在中线处用尼龙线缝合，带状肌缝合作为第二层，然后放置皮片引流，将皮肤分层缝合，行气管切开并放置气管套管。

　　患者术后第3天出院，第7天堵气管套管，第14天后拔管。患者发声较轻且粗糙。术后3个月喉镜检查提示喉腔右侧黏膜水肿，左声带活动好，术后病理证实肿瘤紧贴前连合软骨（图6.7）。

6.2　讨　论

　　T$_{1b}$声门型喉癌累及双侧声带[1]。保喉治疗的目的是在不影响生存率的前提下，提高喉癌患者的喉功能和生活质量。

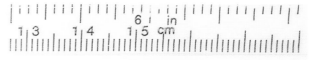

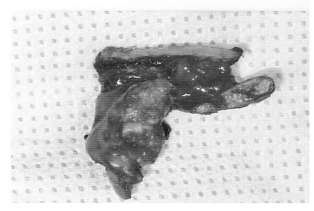

图6.3　连带甲状软骨的楔形肿瘤标本

　　Leroux Robert在1956年首次提出了治疗早期声门型喉癌的FLL[2]。FLL适用于VF受累达前连合、对侧VF前1/3的声门型喉癌，病变局限于甲

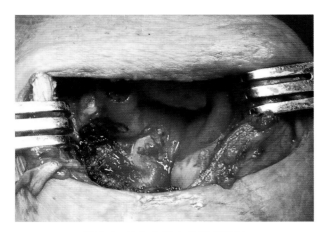

图6.4　缺失右侧声带的喉腔观

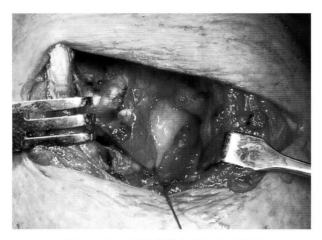

图6.5　与左侧声带缝合用于重建的瓣

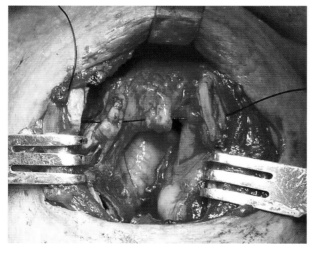

图6.6　将会厌拉下固定关闭甲状软骨板

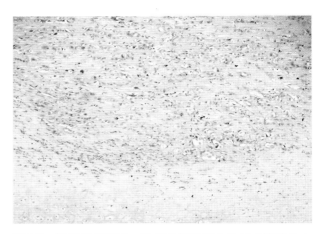

图6.7　组织学病理示：肿瘤紧贴前连合软骨［高倍放大（HE），×100］

缘[4,5]。为排除肉芽肿性疾病（芽生菌病和结核），建议行活检，而且肺结核和鳞状细胞癌也可能同时发生。

AC已被证实是位于软组织（Broyles韧带）和软骨之间的特殊结构，由于该部位的甲状软骨板贴近黏膜，内侧缺乏软骨膜且骨化较早，因此肿瘤容易扩散。当声门型喉癌侵犯声门上AC时，软骨受累的风险更高[6]。软骨侵犯可能不会影响VC的活动度，但易导致分期不足。因此，AC受累的肿瘤需更积极治疗，尤其是甲状软骨板内局灶浸润的T_{4a}病例。FLL并不适用于T_{4a}期，应考虑其他保喉方法。

在喉部肿瘤治疗中，放疗似乎对患者造成更少侵害。因此，由于患者的偏好，我们发现放疗的适应证有所放宽。AC受侵是预示放疗不敏感的一个因素，因此放疗适用于AC没有受侵的病例[7]。基于此趋势，比较手术组和放疗组的结果，仍存在治疗方案选择的偏倚，在回顾性研究中这种偏倚是客观存在的。查阅文献后发现，由于喉内显微激光手术的开展，导致了开放式垂直部分喉切除术的应用减少，前者可在不切开气管的情况下获得同样的肿瘤处理效果，尽管有时行FLL时也可不做气管切开[8]。内镜手术无疑具有巨大的应用价值，但欠发达地区可能只有为数不多医疗中心具备有资质的外科医生和用于喉内激光手术的设备。然而，没有理由改变手术适应证转而进行放疗。此外，与首选手术的患者比，放疗失败后的患者中挽救性全喉切除术的概率是首选手术患者的13倍以上（$P=0.002$），但是手术组和放疗组的复发致死率却并没有差

状软骨板内，且VC活动不受限[3]。然而，当室带和声门旁间隙受累或声门下侵犯达2～3 mm时，不应行FLL。由于切缘阳性是局部复发的一个重要因素，因此该术式应尽可能留取足够的安全切

异[9]。AC受侵作为声门型喉癌的预后因素仍存在争议。例如，当AC是否受侵难以判断时，那么宁愿丧失部分喉功能，将AC和一侧或双侧的部分VF连同软骨框架一起切除[10]。

FLL喉腔的重建会出现新的声门，因此需要提高最大发声时间和避免误吸。有以下几种方法，如双蒂带状肌瓣、会厌软骨转移和室带瓣。

暴露不充分是喉内镜手术转为开放颈部手术的一个解剖因素[11]。术前喉镜检查可作为临床预测的指标[12]。

不必比较FLL和内镜手术后的发音质量。FLL中用胸骨舌骨肌瓣修复后的发音质量评价结果显示，基频有显著提高，且所有参数值改变均与AC粘连相关[13]。在我们的病例中，术后患者声音仍然较粗，但仍能易于理解，并且吞咽功能正常。

综上所述，FLL是治疗T$_{1b}$声门型肿瘤的一种保留发音功能的有效选择，不存在吞咽困难和需要永久造瘘的喉狭窄风险。此外，环状软骨上水平部分喉切除术可作为FLL的挽救手术。

6.3 建 议

- FLL适用于T$_{1b}$肿瘤，伴或不伴累及AC和一侧杓状软骨的声带突；
- 声门下前部侵犯达2～3 mm时，允许手术有游离缘；
- 一侧声带和对侧声带的1/3可同时切除；
- 软骨上切迹两侧平行锯开软骨后，切开环甲膜，再切开健侧声带；
- 切除靠近AC的部分会厌根部组织；
- 间断三针缝合关闭喉腔时，切记将声带与残留的会厌根部缝合固定，以形成新的连合；
- 喉内缝合重建技术重建声带；
- 非必要留置鼻饲管；
- 告知患者：在术中，部分喉切除术可能更改为全喉切除术；
- 充分了解患者对术后发音的期望值，应仔细考虑其他治疗方式，如放疗。

6.4 避免误区

- 在全身麻醉下评估肿瘤分期（范围）（用Hopkins 30度硬质喉镜检查），有时室带、声门下或杓状突后方的病变可能超出预期。
- 由于浸润甲状软骨板的T$_{1b}$肿瘤将升级为T$_{4a}$，因此需增加CT检查。
- 肿瘤侵犯会厌前间隙或声门旁间隙是手术禁忌。
- 甲状软骨板可能在强行关闭时骨折碎裂。
- 关闭喉腔时，可在软骨上打洞，然后缝线穿过缝合。
- 高龄患者和合并慢性阻塞性肺疾病的患者需谨慎对待。
- 皮下气肿由气管切开口过早闭合或切开口处皮肤缝合过密所致。
- 气管切开保持超过14天，可评估声门的宽窄度。

参考文献

[1] Byrd DR, Greene FL. The eighth edition of TNM: implications for the surgical oncologist. Ann Surg Oncol. 2018; 25(1):10–12

[2] Leroux-Robert J. Conservative surgery in cancer of larynx Boll Soc Med Chir Cremona. 1956; 10(4):68–76

[3] Fiorella R, Di Nicola V, Mangiatordi F, Fiorella ML. Indications for frontolateral laryngectomy and prognostic factors of failure. Eur Arch Otorhinolaryngol. 1999; 256(8):423–425

[4] Dedivitis RA, de Andrade-Sobrinho J, de Castro MA. Prognostic factors and comorbidity impact upon the frontolateral laryngectomy Rev Col Bras Cir. 2009; 36(5):392–397

[5] Peretti G, Piazza C, Bolzoni A, et al. Analysis of recurrences in 322 Tis, T1, or T2 glottic carcinomas treated by carbon dioxide laser. Ann Otol Rhinol Laryngol. 2004; 113(11):853–858

[6] Ulusan M, Unsaler S, Basaran B, Yılmazbayhan D, Aslan I. The incidence of thyroid cartilage invasion through the anterior commissure in clinically early-staged laryngeal cancer. Eur Arch Otorhinolaryngol. 2016; 273(2):447–453

[7] Maheshwar AA, Gaffney CC. Radiotherapy for T1 glottic carcinoma: impact of anterior commissure involvement. J Laryngol Otol. 2001; 115(4):298–301

[8] Brumund KT, Gutierrez-Fonseca R, Garcia D, Babin E, Hans S, Laccourreye O. Frontolateral vertical partial laryngectomy without tracheotomy for invasive squamous cell carcinoma of the true vocal cord: a 25-year experience. Ann Otol Rhinol Laryngol. 2005; 114(4):314–322

[9] Mahler V, Boysen M, Brøndbo K. Radiotherapy or CO(2) laser surgery as treatment of T(1a) glottic carcinoma? Eur Arch Otorhinolaryngol. 2010; 267(5):743–750

[10] Laccourreye O, Muscatello L, Laccourreye L, Naudo P, Brasnu D, Weinstein G. Supracricoid partial laryngectomy

with cricohyoidoepiglottopexy for "early" glottic carcinoma classified as T1–T2N0 invading the anterior commissure. Am J Otolaryngol. 1997; 18(6):385–390

[11] Milovanovic J, Jotic A, Djukic V, et al. Oncological and functional outcome after surgical treatment of early glottic carcinoma without anterior commissure involvement. BioMed Res Int. 2014; 2014:464781

[12] Piazza C, Mangili S, Bon FD, et al. Preoperative clinical predictors of difficult laryngeal exposure for microlaryngoscopy: Laryngoscope. 2014; 124(11):2561–2567

[13] Pfuetzenreiter EG, Jr, Dedivitis RA, Queija DS, Bohn NP, Barros AP. The relationship between the glottic configuration after frontolateral laryngectomy and the acoustic voice analysis. J Voice. 2010; 24(4):499–502

7 声门上型喉癌的经口激光显微手术
Transoral Laser Microsurgery for Intermediate Supraglottic Cancer

Alberto Paderno, Fabiola Incandela, Cesare Piazza
唐 鸣 叶 栋 沈志森 译

中期声门上型鳞状细胞癌（SCCs）可以通过手术和非手术的方法进行治疗。首先，拟行经口激光显微手术（TLM）时，外科医生可以通过内镜检查（可使用白光和窄带成像）和横截面成像（CT或MR）充分了解肿瘤侵犯的范围及深度。此外，应常规使用B超检查淋巴结的受累情况，以便对疾病的进展情况进行全面评估，各声门上亚区的肿瘤TLM切除术后生存和功能方面不尽相同。虽然声音的质量通常不受影响，但可能会出现暂时性不同程度的吞咽障碍和误吸。总的来说，患者的评估在选择最佳治疗方案中起着至关重要的作用，并应该以权衡肿瘤控制和功能保留为目标。因此，在评估时应针对特定临床情况的"理想"治疗，考虑患者和肿瘤相关因素制订个体化治疗方案。本文将介绍和讨论中期声门上型鳞状细胞癌施行TLM时的影响因素，尤其是术前评估和计划。

喉癌，声门上癌，经口激光显微外科，声门上喉切除术，生存，功能状况

7.1 病例介绍

患者男性，67岁，有长期吸烟史，以"吞咽困难、声嘶伴食欲减退2个月"就诊。病程中，吞咽固体食物费力，且逐渐加重。患者否认任何慢性基础性疾病。

经内镜检查评估上呼吸及消化道（UADT）。本操作在诊室内表面麻醉下进行，使用连接EvisExera II CLV-180B光源（Visera Elite OTV-S190, Olympus Medical Systems Corporation, Tokyo, Japan）的软质ENFV2视频内镜，集成高清电视（HDTV）和窄带成像（NBI）。喉镜检查显示舌骨上、下的会厌喉面存在外生性新生物，表面不规则，有溃疡，易出血，在HDTV-NBI检查中表现为异常的血管形态，疑似恶性肿瘤（图7.1）[1]。体格检查未发现颈部异常淋巴结。

增强CT显示会厌外生性病变未侵犯会厌前间隙（PES）、脂肪垫或延伸至其他相邻喉部区域（图7.2），未发现可疑颈部淋巴结，因此确定临床分期为声门上型T_2N_0。

该病例进行多学科讨论，最终多学科肿瘤委员会建议首选经口激光显微手术（TLM）。患者采用激光专用的安全麻醉插管（Mallinckrodt Laser Oral Tracheal Tube, Codivien, Mansfield, Ireland）经口气管插管，通过"瓣状喉镜"（Microfrance Laryngoscope 124, Medtronic ENT, Jacksonville, FL）暴露喉部，使整个会厌和会厌谷完整显露。术中使用0度和70度（Olympus 5 mm telescope, Hamburg, Germany）的硬质内镜进行诊断评估，对肿瘤边界进行更精确的三维评估。在切除肿瘤之前，进行组织病理学检查。

TLM采用二氧化碳激光器（Ultrapulse laser CO_2, Lumenis, Yokneam, Israel）完成，设置为超脉冲模式，输出功率为3 W，工作距离为400 mm。

肿瘤切除采用"分块切除"（即分块切除病变，并非"整块"切除）行经口声门上肿瘤切除术（欧洲喉学协会Ⅱb型）[2]，切除范围包括整个会厌，

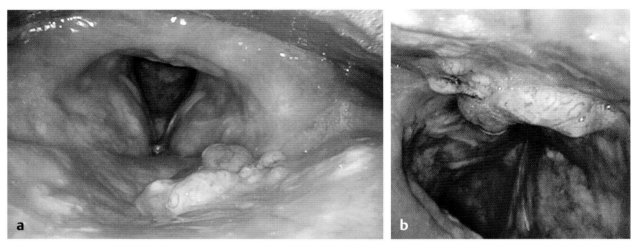

图 7.1　高清视频（HDTV）白光（a）和HDTV-窄带成像（NBI）（b）下声门上型喉癌的术前视频内镜检查

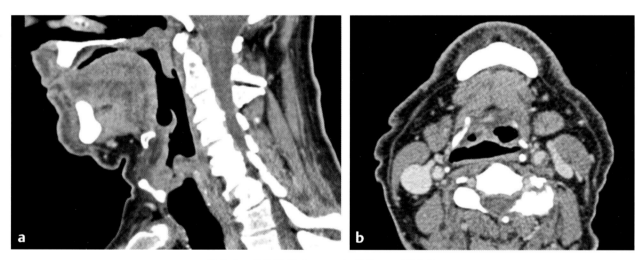

图 7.2　术前增强CT。a. 矢状位。b. 冠状位

前方达PES脂肪垫，完整切除肿瘤并预留安全的手术切缘。血管夹用于双侧咽会厌皱襞水平的喉蒂部。冰冻切片检查侧切缘、上切缘和远端（黏膜）边缘。未行气管切开术。手术结束放置鼻胃管。手术麻醉清醒后拔除气管插管，送回头颈外科病房。术后预防性使用抗生素（舒巴坦和青霉素1.5 g，每天2次），连续使用10天，并使用非阿片类镇痛药。

术后第1天（POD），视频内镜检查创面提示没有局部水肿和出血。术后第3天，视频内镜下进行吞咽功能检查，确认无吞咽困难和误吸，遂拔除鼻胃管，逐步恢复经口进食，无明显异常。术后4天出院，无并发症发生。

吞咽和进食的临床评价和EAT-10评分[3]：3分，正常。患者误呛误吸量表[4]评分为1。随访期间，患者逐渐出现声门上环形粘连，但无呼吸困难

（图7.3）。术后组织病理为：会厌中分化（G2）鳞状细胞癌（SCC）。

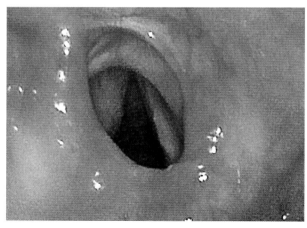

图 7.3　手术后28个月的视频内镜检查，未发现肿瘤复发的迹象

7.2 讨 论

局部声门上型SCCs是一种相对少见的疾病，可通过多种手术和非手术方案处理。因此，对肿瘤和患者特征的全面评估对于选择最合适的治疗方案是至关重要的。

首先，重视术前评估。在确定肿瘤的浸润深浅方面可以通过内镜（即灵活的视频内镜，有HDTV-NBI或无HDTV-NBI）和横断面成像（即MR和/或CT）相结合来评估。其次，考虑到在声门上型喉癌中易发生颈部淋巴结转移，必须对颈部淋巴结进行完整的评估（通过超声检查或CT/MR）。其中可疑的淋巴结应该更进一步通过细针抽吸细胞学评估指导治疗。

TLM术前，外科医生应用内镜对喉部进行全面检查，以确定全身麻醉下肿瘤的范围，以及手术适应证，并精确规划每个患者的切除范围。

尤其要仔细评估声门平面的轻微病变侵犯可能，因为它会导致手术入路的显著改变，可能会使经口切除术向下延伸至前连合区和相邻的声带前2/3。同样，从杓会厌皱襞的表面延伸很容易通过杓状软骨累及声门平面，应该进行彻底的评估。应采用类似的方法来更好地评估其他邻近亚部位的意外表面延伸，如舌根和下咽。

一旦排除了声门上外侧的主要浅表和/或多灶性延伸，下一步便是评估肿瘤向喉内间隙（尤其是PES）的深层浸润。PES脂肪垫的部分浸润不是TLM的禁忌证。但是，由于没有牢固的解剖屏障可以阻止局部扩散，因此必须注意评估肿瘤从PES向侧面扩散到咽旁间隙的可能。此外，肿瘤侵入PES至甲状舌骨膜、舌骨和上1/3的甲状软骨，由于病变最深处的视线不清晰和不完整，可能无法获得可靠的手术边界。除了经口手术存在技术上的困难，该病变的生物学行为不可预测和难以控制。事实上，甲状软骨内的受累不能通过术中观察和/或组织病理学证实。根据目前的经验，在肿瘤侵袭的深前缘和甲状舌骨膜之间保留健康脂肪组织的肿瘤仍然可以通过TLM入路安全切除[5]。但是，如果不满足条件（T_3），我们将改为开放式水平部分喉切除术（根据欧洲喉学会分类，OPHL I型）[6]，以获得更合适的手术安全边缘。

各声门上亚区的TLM术后患者在生存和功能方面有不同的结果。虽然发声一般不受影响，但可能会出现不同程度的吞咽困难和误吸。特别是切除范围扩大到杓会厌皱襞和/或杓状嵴时，这种情况可能更为严重[7]。

在颈部超声检查后，临床上T_0声门上SCC可以行TLM的同时或术后1个月根据肿瘤与中线的关系和标本的组织病理学评估，进行单侧或双侧择区性颈淋巴结清扫。我们更喜欢选择后者，因为它可以提供更准确的肿瘤预后信息：近距的手术切缘、侵袭性的生物学行为以及存在神经周围和/或淋巴血管浸润都可能会促使患者1个月后行颈清扫术（和第二次TLM），以治疗潜在的隐匿性转移。相比之下，可以在某些患有严重合并症和/或"小"T_2病变的患者颈部实施观察策略。（T_2定义为如果不位于2个声门上亚区交界处，其体积将被定义为T_1的病变，本病例是"小"T_2的典型例子）。相反，所有临床上N^+患者应该在TLM治疗同时进行单侧或双侧颈淋巴清扫术。

总的来说，患者评估应该以平衡肿瘤学和功能结果为目标，在决定最佳治疗方案中起着至关重要的作用。任何形式的外科和非手术保守治疗：TLM、OPHL、放疗（RT）或放化疗（CRT）后都存在一定程度的误吸。患者的年龄和心肺功能对术后康复和生存率有显著影响。患者应该能够忍受呼吸道内至少一种慢性亚临床通道的液体存在，有时只能通过客观的检查（视频内镜和/或视频荧光镜）评估吞咽。最令人担心的并发症是吸入性肺炎，尤其在术后早期和体弱患者中，吸入性肺炎的死亡率不可忽视。它的长期影响以及在晚期非肿瘤相关死亡中的作用仍有待精确量化研究。如果有严重的合并症和术前明显的功能损害，即使是中期癌症也不应排除实施全喉切除术的可能。当考虑到局部中期癌症时（T_2和T_3），多个研究者描述了至少可与OPHL和（化疗）放射治疗（RT和CRT）相媲美的最佳肿瘤治疗和功能结果，但没有前瞻性随机研究比较这些不同的治疗方案。在一项系统回顾中，对232名患有声门上型喉癌T_2期患者行TLM治疗，局部控制范围为63%～100%（加权平均83%）[8]。与唯一的调强RT研究相比，TLM有更好的局部控制率（83% vs. 70%）。声门上型喉癌T_3 TLM的治疗数据稀缺，主要来自高度专业化的机构。此外，研究结果还受到不同机构间选择标准差异性的显著影响。到目前为止，在3个主要的文献回顾系列中，5年无瘤生存率为67%～76%[5, 9, 10]。

最后，TLM与OPHLs相比具有更好的功能性结果，OPHLs通常需要气管切开术、鼻胃管、住院时间更长。TLM由于气道开放通常不受影响，很少需要气管切开。由于保留了喉骨架的解剖完整性，如喉上神经的大部分分支、舌底黏膜和肌肉组织、咽缩肌、舌骨和带状肌，吞咽康复更快。因为喉部保持在颈部的解剖位置，在吞咽过程中喉部可进行生理性的活动和抬高。

总之，在考虑"TLM"时，针对特定的临床情况，必须同时考虑患者和肿瘤相关因素来调整治疗方案。在这个观点中，TLM的主要优点如下所示：

- 在声门上型喉癌中，与OPHL、RT/CRT肿瘤治疗结果相当。
- 最佳的功能结果和短期住院使得具有良好的成本效益比。
- 如手术切缘有异常或病情复发，可挽救性治疗。

7.3　建　议

- 肿瘤的范围在术前阶段应精确界定。可以使用不同的工具来精确地确定肿瘤浅表和深部的浸润。利用NBI的HDTV视频喉镜可以准确地检查喉部、下咽和口咽黏膜，肿瘤的深度范围可以通过增强薄层CT或MR来评估。
- 最佳的喉部暴露可以通过使用优化的暴露声门上的大口径喉镜来获得。这可能是一个固定的通用"线沟"或Lindholm喉镜。扩张双瓣喉镜，如Hinni或Steiner，也可能提供一些优势。
- 多块切除通常是必要的，充分暴露庞大的声门上结构，并使最关键的解剖部位（舌骨、甲状软骨、PES、声门旁上间隙、梨状窝内侧壁）得到最佳的显示。标本应该仔细地用墨水标记和定向，以便病理学家能准确、可靠地识别"真实"的手术边缘。

7.4　避免误区

- 不充分的暴露和不完整的肿瘤显示（或操作）可能导致TLM后的切缘阳性率更高和肿瘤预后结果更差。在这些病例中，考虑实施OPHL可能是有用的，特别是当需要同时进行颈部淋巴结清扫术。
- 通过TLM方法无法有效处理PES脂肪垫的广泛浸润，肿瘤侵犯舌骨、甲状舌骨膜和甲状软骨上半部分。在这种临床情况下，有必要考虑其他治疗方法。
- 外科医生应预知Ⅲ型和Ⅳ型声门上切除术后功能较差，尤其是侵犯到杓会厌襞时。在这些情况下，可以推迟恢复经口进食的时间，进行吞咽康复时应特别小心。

参考文献

[1] Arens C, Piazza C, Andrea M, et al. Proposal for a descriptive guideline of vascular changes in lesions of the vocal folds by the committee on endoscopic laryngeal imaging of the European Laryngological Society. Eur Arch Otorhinolaryngol. 2016; 273(5):1207-1214

[2] Remacle M, Hantzakos A, Eckel H, et al. Endoscopic supraglottic laryngectomy: a proposal for a classification by the working committee on nomenclature, European Laryngological Society. Eur Arch Otorhinolaryngol. 2009; 266(7):993-998

[3] Belafsky PC, Mouadeb DA, Rees CJ, et al. Validity and reliability of the Eating Assessment Tool (EAT-10). Ann Otol Rhinol Laryngol. 2008; 117(12):919-924

[4] Robbins J, Coyle J, Rosenbek J, Roecker E, Wood J. Differentiation of normal and abnormal airway protection during swallowing using the penetration-aspiration scale. Dysphagia. 1999; 14(4):228-232

[5] Peretti G, Piazza C, Penco S, et al. Transoral laser microsurgery as primary treatment for selected T3 glottic and supraglottic cancers. Head Neck. 2016; 38(7):1107-1112

[6] Succo G, Peretti G, Piazza C, et al. Open partial horizontal laryngectomies: a proposal for classification by the working committee on nomenclature of the European Laryngological Society. Eur Arch Otorhinolaryngol. 2014; 271(9):2489-2496

[7] Piazza C, Barbieri D, Del Bon F, et al. Functional outcomes after different types of transoral supraglottic laryngectomy. Laryngoscope. 2016; 126(5):1131-1135

[8] Swanson MS, Low G, Sinha UK, Kokot N. Transoral surgery vs intensity-modulated radiotherapy for early supraglottic cancer: a systematic review. Curr Opin Otolaryngol Head Neck Surg. 2017; 25(2):133-141

[9] Canis M, Ihler F, Martin A, Wolff HA, Matthias C, Steiner W. Results of 226 patients with T3 laryngeal carcinoma after treatment with transoral laser microsurgery. Head Neck. 2014; 36(5):652-659

[10] Vilaseca I, Blanch JL, Berenguer J, et al. Transoral laser microsurgery for locally advanced (T3-T4a) supraglottic squamous cell carcinoma: sixteen years of experience. Head Neck. 2016; 38(7):1050-1057

8 放疗在早期声门上型喉癌治疗中的作用
The Role of Radiation Therapy in Early-Stage Supraglottic Cancer

Houda Bahig, G. Brandon Gunn
唐 鸣 叶 栋 译

  摘 要

　　早期声门上型喉鳞状细胞癌（ES-SSCC）具有较丰富的淋巴引流，因此即使在淋巴结临床阴性的患者中，隐匿性颈淋巴结转移的风险也会增加。ES-SSCC通常采用保留喉功能的治疗方案，包括经口激光显微手术/机器人手术、放疗±化疗或开放式声门上或舌骨上喉切除术。通过合理选择，这些治疗方案可达到同样的结果。据报道，$T_1N_0M_0$的局控率可达70% ～ 100%，$T_2N_0M_0$的局控率达60% ～ 90%。除考虑肿瘤的治愈率，治疗方案的选择还应考虑预期的发音、吞咽功能、气道保护、患者意愿和医疗机构的水平。多学科协作进行全面评估至关重要，至少包括头颈外科、放射肿瘤科、临床肿瘤科和言语病理科。对于单纯放疗的较大或预后不良的肿瘤患者，建议加速或超分割放疗，因为改变分割方式与局控率相关。术后还应进行语言和吞咽康复、营养随访、戒烟，以获得最佳的功能康复和生活质量。

   关 键 词

　　声门上型喉癌，鳞状细胞癌，早期，保留喉，放疗，可变分割，经口激光显微外科，机器人手术

8.1 病例介绍

　　76岁，白种人女性，退休助理护士，以"咽痛3个月伴体重减轻10磅"为主诉。吸烟史30年，未戒烟，社交场合饮酒史。既往患有慢性阻塞性肺疾病（COPD）、高血压、骨质疏松症以及曾行子宫肌瘤切除术。使用药物包括抗高血压药和维生素。

　　体格检查时，她的东部肿瘤协作组（ECOG）表现为1，未扪及明显颈部或锁骨上肿大淋巴结。口腔和口咽检查无显著异常。纤维鼻咽镜检查显示会厌明显增厚，一质脆的外生性肿块累及舌骨上、下会厌，病变中心位于会厌左侧喉面。肿瘤累及左侧杓会厌皱襞，没有明确累及左侧杓状软骨或梨状窝。声带未见肿瘤累及，活动正常。舌根或咽壁亦未见明显肿瘤累及（图8.1）。

　　患者接受颈部增强CT检查，发现会厌处一增

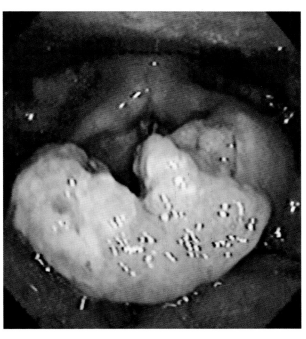

图8.1　治疗前视频纤维喉镜：外生性质脆新生物累及舌骨上、下会厌和增厚的会厌，并延伸至左侧杓会厌皱襞

强肿块（最大厚度7mm），头尾位长度超过3cm，并延伸至左侧杓会厌皱襞和非特异性的双侧颈淋巴结肿大（图8.2）。进行支撑直接喉镜检查，同时行声门上肿块活检和硬性食管镜检查。

免疫组化病理提示为p16阳性的低分化鳞癌。正电子发射计算机体层显像（PET/CT）发现了原发灶，无明显高代谢性病变。胸部影像提示为慢性阻塞性肺疾病改变，未发现远处转移。肿瘤累及声门上多个亚区，喉及声带活动正常，会厌前间隙未受累且无喉外侵犯，因此根据美国癌症联合委员会（AJCC）（第八版）[1]，临床分期为$T_2N_0M_0$。患者诉有轻度吞咽困难和疼痛，无明显误吸的体征和症状。语言病理学家评估和改良吞钡检查提示患者有轻度吞咽困难，但没有咽瘘及误吸。

通过头颈外科、医学放射肿瘤科医生的评估和肿瘤多学科讨论，考虑到患者较好的吞咽功能和气

道保护，肿瘤的位置、范围和分期，以及其他因素，如年龄和COPD，建议行根治性放疗同步化疗，但由于患者高龄，最后建议行单独可变分割放疗。此外，要求患者戒烟。放疗定位时，患者仰卧被固定在定制的头、颈、肩热塑性面罩上，确保可重复变换体位。行层厚2mm的薄层CT检查，便于制定治疗方案。为避免肿瘤或喉部的活动，给予患者特殊的仪器使其平静呼吸，在定位、影像采集或治疗过程中避免吞咽。

放疗靶区体积如下：① 高风险靶区体积，包括肿瘤总体积（由内镜和影像学检查共同确定），除相邻高风险的喉部外，再加8mm的边缘，以抵消喉的运动（主要在头尾方向）。② 标准风险或选择性靶区体积，包括双侧颈淋巴结，即双侧Ⅱ～Ⅳ区颈部淋巴结，最上界为二腹肌区淋巴结（图8.3）。采用改良丹麦头颈肿瘤组（DAHANCA）分割方

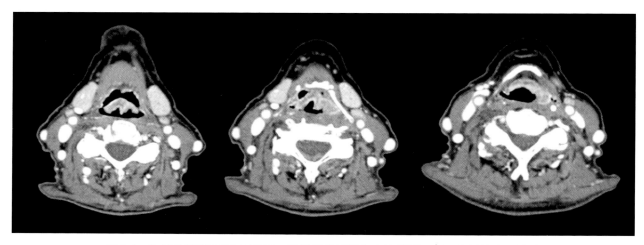

图8.2　治疗前颈部CT水平位示：肿块强化明显和会厌增厚，累及左侧杓会厌皱襞

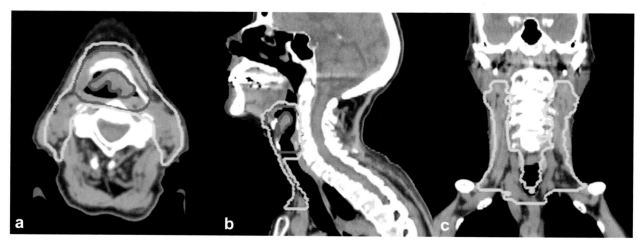

图8.3　定位CT和放疗靶区勾画。a.肿瘤总体积（绿色）。b.高危风险靶区（红色）。c.标准风险靶区（黄色）

案，在6周的前5周内，将70 Gy的剂量用于高风险目标体积，57 Gy用于标准风险目标体积，在6周内分为35次，每周6次（1天2次，每次之间≥6小时）。治疗计划和实施采用容积调强方式（VMAT），有两个完整的弧，每个都有轻微的准直器旋转。尽量优化治疗方案，以覆盖上述靶区，同时不损害脊髓的耐受性，并尽可能保护双侧腮腺、颌下腺、口腔、肺、肩部和颈段食管。

患者对治疗耐受性很好，无间断、住院或留置鼻饲管的情况下完成治疗。急性副反应包括2级皮炎和3级黏膜炎，暂时使用镇痛药即可。放疗结束后2个月，颈部增强CT及内镜检查显示声门上肿瘤已退缩，治疗显效，即出现解剖变形的水肿（图8.4a）。治疗结束后3个月进行PET/CT检查显示没有残余代谢活性组织（图8.4b）。治疗3年后复查，仍然无瘤生存，且能正常进食。

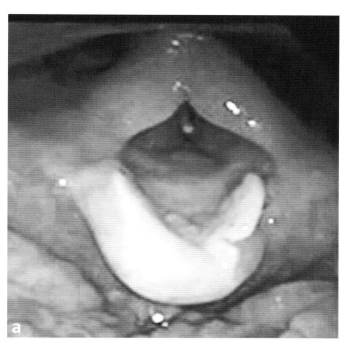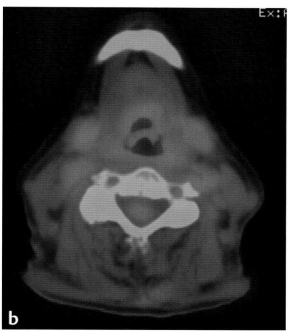

图8.4 治疗后评估。a. 放疗2个月后行纤维视频内镜检查图像。b. 放疗3个月后行PET/CT，显示无残留肿瘤

8.2 讨 论

早期声门上型喉鳞状细胞癌（ES-SSCC）通常指的是Ⅰ期（$T_1N_0M_0$）或Ⅱ期（$T_2N_0M_0$），也包括N分期为N_1的患者。T_1分期指肿瘤局限于声门上区1个亚单位，声带活动正常。T_2分期指肿瘤侵犯声门上1个以上相邻亚单位黏膜或声带活动受限，无喉固定或会厌前间隙侵犯。由于声门上区淋巴引流丰富，因此在ES-SSCC中，可能有超过40%临床阴性的淋巴结镜下受侵[2]。治疗原则试图解决这种潜在风险（如选择性淋巴结放疗），与早期声门型喉癌的良好预后相比，ES-SSCC总的5年生存率常低于70%[3]。ES-SSCC的治疗原则通常是一致的，以器官功能保留为基础，在保留良好喉功能（如吞咽、呼吸和发声质量）和患者生活质

量的同时，强调最大限度地控制疾病和提高生存率[4,5]。ES-SSCC的治疗方法包括：① 经口激光显微手术、经口机器人手术或开放式声门上或舌骨上径路喉切除术（选定病例）± 颈淋巴结清扫术 ± 辅助放疗[6-9]。② 单纯根治性放疗或联合其他综合治疗，以提高局控率和保喉率[10-12]。这些治疗手段对Ⅰ期患者的局控率为70%～100%，Ⅱ期为60%～90%[9,10,12-16]。表8.1列出了ES-SSCC根治性放疗的一些已发表的研究结果，其中回顾性研究、系统回顾和荟萃分析比较了保留器官功能的手术和放疗的结果，但结论不一致[17-20]。在与回顾性比较相关的固有选择偏差和缺乏随机研究的情况下，关于ES-SSCC的最佳治疗方案的选择仍有争议。

根据最新版美国临床肿瘤学会临床实践指南，

无论保留器官的手术还是放疗都能在不影响生存率的前提下保喉治疗，ES-SSCC的最佳治疗方案应在仔细评估患者本身和肿瘤特征后个体化选择，包括患者的选择和医疗机构的水平。治疗方案制定应进行多学科评估和详细的个体化医患沟通，讨论潜在的优势和权衡各种方法之间的利弊。一般来说，单纯性根治性放疗对大多数T_1N_0肿瘤和非肿块性T_2N_0肿瘤有明确效果。患者的特点，如存在全麻禁忌的

主要问题——肺储备不足，如慢性阻塞性肺疾病、高龄或声门上喉切除术后导致的误吸风险增高，都是促使选择放疗的有利因素[21]。此外，累及声带、前连合或双侧杓状软骨时禁忌行器官保留手术[22]。器官保留手术通常适用于条件较好的年轻患者[23]。术后辅助放疗的适应证包括切缘过近或阳性、神经侵犯或脉管侵犯[24]，或其他不良因素（例如，多个淋巴结受侵、淋巴结外侵犯）。

表 8.1　早期声门上喉鳞状细胞癌（ES-SSCC）根治放疗后机构局部控制（LC）结果

作　者	年　份	机　构	患者数量	剂　量	结　果
Hinerman 等[15]	2002	美国佛罗里达大学	T_1=18 T_2=109	没有特别	5 年 LC T_1=100% T_2=86%
Nakfoor 等[14]	1998	麻省总医院	T_1=21 T_2=58	超分割 67.2 ～ 72 Gy/ 1.6 Gy，2 天 1 次	5 年 LC T_1=96% T_2=86%
Wendt 等[10]	1989	安德森癌症中心	T_1=2 T_2=23 T_3=15	超分割 72～79 Gy/1.2 Gy，2 天 1 次	2 年 LC T_1=100% T_2～T_3=87%

具有不利因素或巨块型的ES-SSCC需要单独进行放疗，通过改变分割方式来进行强化治疗，即加速或超分割放疗，这样有助于提高局控率[25]。标准分割为每天给量约2 Gy，每周5次，持续约6.5 ～ 7周，总剂量为66 ～ 70 Gy。可变分割是通过缩短整个治疗时间或增加总剂量，有时两者均有，通常是通过在部分或整个治疗过程中每天提供多个较小的分割来实现。不同医疗机构的放疗方案各不相同，常见的可变分割方案如下：

● 改良、中加速DAHANCA分割，66 ～ 70 Gy，33 ～ 35次，每次2 Gy，持续6周；每天1次，每周6次，每次2 Gy，共5.5周。

● 同时增压加速分割，42次分割总剂量72 Gy，初始计划为54 Gy，共分30次，第二计划着重用于高风险区18 Gy，分12次，每次1.5 Gy。治疗的最后12天内，第一、二计划同时进行，每日一次，两次分割之间间隔≥6小时。

● 超分割方案，总量为76.8 ～ 79.2 Gy，分割为64 ～ 66个1.2 Gy，每天两次，间隔≥6小时。

涉及15项试验的荟萃分析，纳入了6 515名接受头颈部放疗的患者，其中34%患有原发性喉癌。

结果显示：可变分割与标准分割相比，5年总生存率和局控率分别为3.4%和6.4%[25]。而与加速放疗相比，超分割放疗的总生存率更高（8% vs. 2%）。此外，如身体条件允许，不良预后或深侵袭性T_2N_0的患者会考虑同步进行铂类化疗或序贯化疗，以进一步加强对高风险患者的治疗[12, 26]。同步化疗时，通常采用标准放疗分割方案。

调强放疗（IMRT）是头颈部肿瘤局部放射治疗的首选。实际上，与三维适形放疗相比，IMRT可以相对保护较多正常的组织，尤其是腮腺。据一项随机试验报道，放疗后1年，IMRT可使2级及以上的口干症发生率降低50%[27]。VMAT是IMRT的一种更现代形式，采用可变门架速度、剂量率和动态多叶准直，显著缩短射线传递时间[28]。因此，VMAT在治疗伴有吞咽困难的喉癌时尤其有利。同样，调强质子治疗是另一种高度适形放疗的高级形式，通过消除对周围非靶组织的不必要照射，可能进一步改善患者预后。

为获得最佳的功能和生活质量以及气道保护，应在基线检查、放疗期间和放疗后对言语、吞咽和营养状况进行评估。言语和吞咽康复，包括早期预

防性练习和吞咽动作指导（又称"饮食和锻炼"），对加速和治疗后完全康复至关重要[29, 30]。此外，经过嗓音康复治疗的声门上型喉癌患者发音效果得到改善[31]。专业的营养师应在整个治疗过程中和治疗后密切监测患者体重、营养需求和含水量，以减少体重和去脂体重，最大限度地降低因低体重导致的治疗延误和高住院率，提高治疗效果[32]。

根据2017年第2版的美国国立综合癌症网（NCCN）指南，治疗结束后的监测应包括病史问诊、体格检查和纤维鼻咽喉镜检查（第一年每1～3个月1次，第二年每2～6个月，第三～五年每6个月检查一次，此后每年一次）。尽管在许多中心颈部CT是作为常规检查项目，但仍应在治疗后2个月进行颈部CT检查，如出现不适症状或体征，则需要进一步检查。头颈部放疗后甲状腺功能减退率为30%左右[33]，因此每次就诊或至少每6个月应常规检测促甲状腺素水平，对临床甲状腺功能减退的患者用甲状腺素替代疗法。对于有大量吸烟史的患者，应考虑行胸部影像学检查以排除第二原发癌。在随访期间应进行适当的言语和吞咽训练。

8.3 建议

● 选择合适的治疗方案，治疗前进行综合评估是必须的。所有患者都应由头颈外科、放疗科和肿瘤科医生进行评估，并由言语病理科医生进行发音和吞咽功能的基础评估。鉴于射线对吞咽功能、声音和生活质量的影响，应与患者一起讨论决定执行何种方案。

● 戒烟很重要。放疗期间主动吸烟与更严重的急性反应、不佳的生存率及肿瘤局控率有关[34]。应鼓励所有患者戒烟，必要时执行戒烟方案。

● 每错过一个治疗日造成1.6%的局部控制丧失[35]。如有遗漏，则应尽量维持总治疗时间。可以通过周末进行治疗或在同一天分两次插入两个分割之间进行，每次间隔≥6小时。

8.4 避免误区

● 肿瘤侵犯/分期评估不足可能会导致部位的遗漏或治疗不足。对放疗科医师而言，掌握纤维鼻咽喉镜检查来仔细确定肿瘤的范围十分重要，有助于放疗靶部位的设计。

● 放疗前，确保将患者因照射引起的喉水肿或吸入性疾病导致呼吸受损的风险降到最低。放疗期间，应仔细询问病史和体格检查密切评估气道的安全。放疗期间，许多中心都要进行纤维鼻咽喉镜检查，确保气道通畅，并监测治疗反应。

● 选择治疗方案时，除了考虑肿瘤控制外，避免吞咽困难、呼吸、声音质量和气道保护同样重要。

参考文献

[1] American Joint Committee on Cancer. AJCC Staging Manual. 8th ed. New York, NY: Springer; 2017

[2] Lindberg R. Distribution of cervical lymph node metastases from squamous cell carcinoma of the upper respiratory and digestive tracts. Cancer. 1972; 29(6):1446–1449

[3] Piccirillo F. Cancer of the Larynx. In: SEER Survival Monograph: Cancer Survival Among Adults–U.S. SEER Program, 1988–2001. Patient and Tumor Characteristics. Bethesda, MD: National Cancer Institute; 2007

[4] Tufano RP Stafford EM. Organ preservation surgery for laryngeal cancer. Otolaryngol Clin North Am. 2008; 41(4):741–755, vi

[5] Moore BA, Holsinger FC, Diaz EM, Jr, Weber RS. Organ-preservation laryngeal surgery in the era of chemoradiation. Curr Probl Cancer. 2005; 29(4):169–179

[6] Thomas L, Drinnan M, Natesh B, Mehanna H, Jones T, Paleri V. Open conservation partial laryngectomy for laryngeal cancer: a systematic review of English language literature. Cancer Treat Rev. 2012; 38(3):203–211

[7] Ozer E, Alvarez B, Kakarala K, Durmus K, Teknos TN, Carrau RL. Clinical outcomes of transoral robotic supraglottic lar-yngectomy. Head Neck. 2013; 35(8):1158–1161

[8] Mendelsohn AH, Remacle M, Van Der Vorst S, Bachy V, Lawson G. Outcomes following transoral robotic surgery: supraglottic laryngectomy. Laryngoscope. 2013; 123(1):208–214

[9] Ambrosch P. The role of laser microsurgery in the treatment of laryngeal cancer. Curr Opin Otolaryngol Head Neck Surg. 2007; 15(2):82–88

[10] Wendt CD, Peters LJ, Ang KK, et al. Hyperfractionated radiotherapy in the treatment of squamous cell carcinomas of the supraglottic larynx. Int J Radiat Oncol Biol Phys. 1989; 17(5):1057–1062

[11] Sykes AJ, Slevin NJ, Gupta NK, Brewster AE. 331 cases of clinically node-negative supraglottic carcinoma of the larynx: a study of a modest size fixed field radiotherapy approach. Int J Radiat Oncol Biol Phys. 2000; 46(5):1109–1115

[12] Denaro N, Russi EG, Lefebvre JL, Merlano MC. A systematic review of current and emerging approaches in the field of larynx preservation. Radiother Oncol. 2014; 110(1):16–24

[13] Wang CC, Suit HD, Blitzer PH. Twice-a-day radiation therapy for supraglottic carcinoma. Int J Radiat Oncol Biol Phys.

1986; 12(1):3–7

[14] Nakfoor BM, Spiro IJ, Wang CC, Martins P, Montgomery W, Fabian R. Results of accelerated radiotherapy for supraglottic carcinoma: a Massachusetts General Hospital and Massachusetts Eye and Ear Infirmary experience. Head Neck. 1998; 20(5):379–384

[15] Hinerman RW, Mendenhall WM, Amdur RJ, Stringer SP, Villaret DB, Robbins KT. Carcinoma of the supraglottic larynx: treatment results with radiotherapy alone or with planned neck dissection. Head Neck. 2002; 24(5):456–467

[16] Wang CC, Montgomery WW. Deciding on optimal management of supraglottic carcinoma. Oncology (Williston Park). 1991; 5(4):41–46, discussion 46, 49, 53

[17] Arshad H, Jayaprakash V, Gupta V, et al. Survival differences between organ preservation surgery and definitive radiotherapy in early supraglottic squamous cell carcinoma. Otolaryngol Head Neck Surg. 2014; 150(2):237–244

[18] Sessions DG, Lenox J, Spector GJ. Supraglottic laryngeal cancer: analysis of treatment results. Laryngoscope. 2005; 115(8):1402–1410

[19] Goudakos JK, Markou K, Nikolaou A, Themelis C, Vital V. Management of the clinically negative neck (N0) of supraglottic laryngeal carcinoma: a systematic review. Eur J Surg Oncol. 2009; 35(3):223–229

[20] Patel KB, Nichols AC, Fung K, Yoo J, MacNeil SD. Treatment of early stage supraglottic squamous cell carcinoma: meta-analysis comparing primary surgery versus primary radiotherapy. J Otolaryngol Head Neck Surg. 2018; 47(1):19

[21] Parsons JT, Mendenhall WM, Stringer SP, Cassisi NJ, Million RR. Radiotherapy alone for moderately advanced laryngeal cancer (T2–T3). Semin Radiat Oncol. 1992; 2(3):158–162

[22] Jenckel F, Knecht R. State of the art in the treatment of laryngeal cancer. Anticancer Res. 2013; 33(11):4701–4710

[23] Suárez C, Rodrigo JP, Silver CE, et al. Laser surgery for early to moderately advanced glottic, supraglottic, and hypopharyngeal cancers. Head Neck. 2012; 34(7):1028–1035

[24] Bernier J, Cooper JS, Pajak TF, et al. Defining risk levels in locally advanced head and neck cancers: a comparative analysis of concurrent postoperative radiation plus chemotherapy trials of the EORTC (#22931) and RTOG (# 9501). Head Neck. 2005; 27(10):843–850

[25] Bourhis J, Overgaard J, Audry H, et al; Meta-Analysis of Radiotherapy in Carcinomas of Head and neck (MARCH) Collaborative Group. Hyperfractionated or accelerated radiotherapy in head and neck cancer: a meta-analysis. Lancet. 2006; 368(9538):843–854

[26] Forastiere AA, Ismaila N, Wolf GT. Use of larynx-preservation strategies in the treatment of laryngeal cancer: American Society of Clinical Oncology Clinical Practice Guideline Update Summary. J Oncol Pract. 2018; 14(2):123–128

[27] Nutting CM, Morden JP, Harrington KJ, et al; PARSPORT trial management group. Parotid-sparing intensity modulated versus conventional radiotherapy in head and neck cancer (PARSPORT): a phase 3 multicentre randomised controlled trial. Lancet Oncol. 2011; 12(2):127–136

[28] Verbakel WF, Cuijpers JP, Hoffmans D, Bieker M, Slotman BJ, Senan S. Volumetric intensity-modulated arc therapy vs. conventional IMRT in head-and-neck cancer: a comparative planning and dosimetric study. Int J Radiat Oncol Biol Phys. 2009; 74(1):252–259

[29] Hutcheson KA, Bhayani MK, Beadle BM, et al. Eat and exercise during radiotherapy or chemoradiotherapy for pharyngeal cancers: use it or lose it. JAMA Otolaryngol Head Neck Surg. 2013; 139(11):1127–1134

[30] Kotz T, Federman AD, Kao J, et al. Prophylactic swallowing exercises in patients with head and neck cancer undergoing chemoradiation: a randomized trial. Arch Otolaryngol Head Neck Surg. 2012; 138(4):376–382

[31] Jamal N, Ebersole B, Erman A, Chhetri D. Maximizing functional outcomes in head and neck cancer survivors: assessment and rehabilitation. Otolaryngol Clin North Am. 2017; 50(4):837–852

[32] Ackerman D, Laszlo M, Provisor A, Yu A. Nutrition management for the head and neck cancer patient. Cancer Treat Res. 2018; 174:187–208

[33] Tell R, Lundell G, Nilsson B, Sjödin H, Lewin F, Lewensohn R. Long-term incidence of hypothyroidism after radiotherapy in patients with head-and-neck cancer. Int J Radiat Oncol Biol Phys. 2004; 60(2):395–400

[34] Browman GP, Wong G, Hodson I, et al. Influence of cigarette smoking on the efficacy of radiation therapy in head and neck cancer. N Engl J Med. 1993; 328(3):159–163

[35] Hendry JH, Bentzen SM, Dale RG, et al. A modelled comparison of the effects of using different ways to compensate for missed treatment days in radiotherapy Clin Oncol (R Coll Radiol). 1996; 8(5):297–307

9 早期声门上型喉癌：声门上水平部分喉切除术
Early Supraglottic Cancer: Horizontal Supraglottic Laryngectomy

Otavio Curioni, Abrão Rapoport, Marcos B. de Carvalho
黄 琦 叶 栋 译

因没有各种治疗方案的随机对照研究，声门上型喉鳞状细胞癌的最佳治疗方案尚未达成共识。目前可接受的包括手术和非手术的肿瘤治疗方案有5种：标准的声门上水平喉切除术、声门上显微手术、经口机器人手术、单纯放疗、放疗联合化疗。当前治疗指南指出：对于早期声门上型喉癌，可以选择单一治疗方式，如放疗或保守手术。到底是选择放疗还是手术治疗应该考虑患者的选择（患者接受气管切开和鼻饲管的程度，即使暂时性的），声音的期望值和一般的临床情况。基于临床病例，本章讨论一个早期原发性声门上型喉癌治疗的理性决策过程，包括头颈部鳞状细胞癌的临床、放射和自然病史。此外，我们还提供声门上水平喉切除术的标准手术步骤及说明。

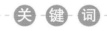

鳞状细胞癌，声门上区，手术，放疗，水平部分喉切除术

9.1 病例介绍

患者49岁，白种人男性，模具工人，以"咽喉疼痛伴吞咽困难3个月"为主诉。有饮酒史和吸烟史，64包/年。

美国东部肿瘤协作组（ECOG）评分为0。经鼻纤维喉镜检查发现会厌有一溃疡样病变，累及会厌谷和左侧杓会厌皱襞（会厌的解剖位置干扰了对病变的进一步观察）。双声带轻度水肿，活动正常（图9.1）。

计算机断层扫描（CT）发现会厌不规则病变，并累及左侧杓会厌皱襞和会厌谷，颈部未发现异常增大的淋巴结（图9.2）。直接喉镜（DL）下的组织活检确诊为中分化鳞状细胞癌，同时明确了肿瘤的病变范围。肿瘤的TNM分期为：$cT_2N_0M_0$。

患者接受了声门上水平喉切除术，切除了会厌、杓会厌皱襞、舌骨、上半部分的甲状软骨和会厌前间隙，同时进行了双侧择区性颈淋巴结清扫术。

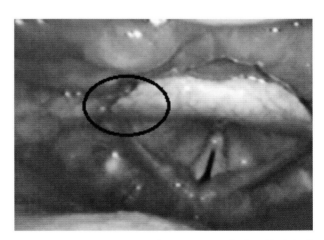

图9.1 喉镜检查：会厌、会厌谷和左侧杓会厌皱襞（圆形）有不规则病变

"U"形皮瓣切口从甲状软骨延伸至胸锁乳突肌（图9.3）。

解剖喉上神经位于舌骨上角和甲状软骨的中点，与甲状腺上动脉的一个分支喉上动脉伴行，并进行保护（图9.4）。

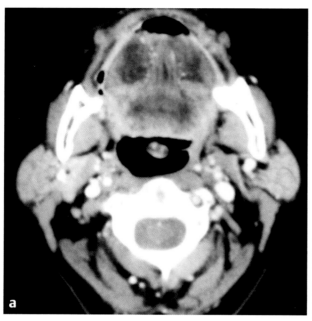 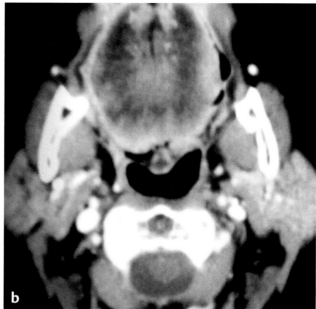

图9.2　a、b.CT检查：会厌、左侧杓会厌皱襞和会厌谷病变

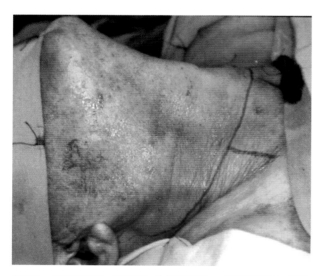

图9.3　颈部切口：声门上水平喉切除、双侧颈淋巴结清扫术

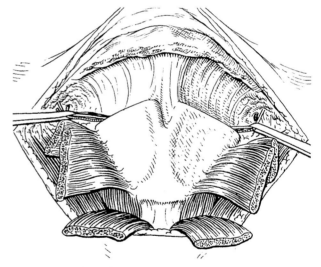

图9.4　识别喉上神经并在随后的操作中避免损伤（引自Barbosa[1]）

游离舌骨，从舌骨下肌群至甲状软骨肌肉附着处（图9.5）。

从喉室水平切开喉腔黏膜，完成横向咽喉切除术，然后进行舌根肌肉组织切片，并确定切缘阴性。缝合梨状窝黏膜，从三个独立的部分进行甲状软骨和舌根的重建。

手术后完成气管切开和鼻饲管的留置。术后第25天拔除气管套管，同时开始经口进食。病理检查显示鳞状细胞癌 G3：$pT_2N_1M_0$，R0，LVI0，PN0，ECS0。

9.2　讨　论

喉癌占头颈部恶性肿瘤的第二位，其中鳞状细胞癌占90%以上[1]。

解剖学和肿瘤学上喉被分为3个亚区，发生于各个亚区的肿瘤有各自的肿瘤学行为。

声门上型喉癌往往有更高的临床分期、非特异性的喉咙痛、吞咽困难和疾病初期的可疑颈部肿块[2-4]。

声门上型喉癌可以通过放射治疗、开放手术、

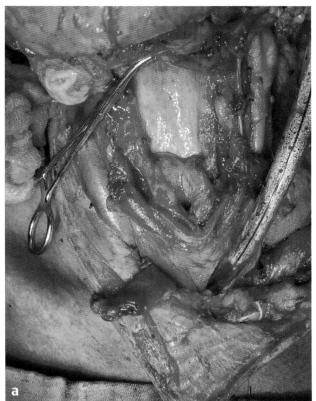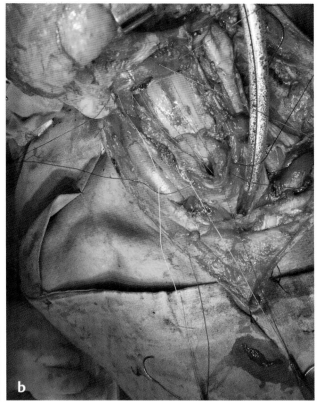

图9.5　a. 甲状软骨横向切开。b. 缝线位置恰当

经口激光微创手术和机器人手术得到有效的治疗。近年来，为了提高患者的生活质量，同时不降低肿瘤的治疗效果，保留器官的治疗趋势明显，如放射治疗伴或者不伴化疗。开放的保守手术和经口显微手术推荐为治疗早期的声门上型喉癌（$T_1 \sim T_2$），目的是治愈肿瘤的同时保留发声和吞咽功能。

由于没有各种治疗方案的随机对照研究，声门上型喉癌的最佳治疗方案尚未达成专家共识。目前医生和患者仍然依赖于队列研究和病例来做出方案决定[5-7]。

当前治疗指南指出[8]：对于早期声门上型喉癌，可以选择单一治疗方式，如放疗或保守手术。最终是选择放疗还是手术治疗应该考虑患者的选择（接受气管切开和鼻饲管程度，即使暂时性的）、声音的期望值和一般的临床情况。

在制定头颈部癌的治疗方案过程中，尤其是喉癌，应考虑到癌症控制后异时癌的高发率[9, 10]。

手术治疗时间短，手术病理切片提供关于原发肿瘤和区域淋巴结的准确信息，从而明确肿瘤精确分期。预后因素，如阳性切缘、神经侵犯、淋巴结状态和囊外侵犯只能在手术后才知晓，这些因素能优化患者的治疗和预后。此外，手术保留了所有其他辅助或补充治疗的可能。放射治疗可以保留到将来治疗复发性或第二原发性癌症[11, 12]。

手术治疗的缺点是可能导致相应的并发症，包括手术部位感染、出血、瘘管形成、需要气管切开和吞咽困难。经口激光或机器人手术已被证实可以减少严重并发症的发生率，如永久性胃造瘘和气管切开；但与开放性手术相比，并没有影响生存率[13]。然而，该操作需要现代技术，并不是所有的治疗中心都能应用。

放射治疗比手术治疗的优势之一是可以避免全身麻醉。这对有其他医疗问题和合并症的患者是一个重要的选择。此外，在喉鳞状细胞癌放疗方案中，肿瘤体积比 T 分期更重要。

本例为会厌癌累及会厌谷和杓会厌皱襞。我们选择传统的开放性手术达到控制肿瘤和对手术标本（原发癌和颈部淋巴结）进行病理学研究，以获得更好的分期和预后。本例为一个年轻患者，具有良好的肺功能，在获得病理资料后进行辅助治疗方案。

经过30个月的随访，患者在梨状窝发生了第二原发癌并接受放射治疗。

9.3　建　议

- 安全的声门上喉切除术需要注意技术细节，这也取决于切缘控制和手术技术；
- 颈部转移是早期声门上喉癌的一个重要问题，双侧颈部都有发生淋巴结转移的风险；
- 仔细选择患者是成功治疗的关键；
- 在术中，声门上喉切除术可能转为全喉切除术；
- 根据对发声的期望，可考虑其他类型的治疗方案，包括放射治疗。

9.4　避免误区

T分期是重要的预后因素；放射和内镜检查是非常重要的，可用于预测术后吞咽功能和确定肿瘤的大小。

声门上水平喉切除术对老年患者是一种安全的手术方案，但手术之前必须评估肺功能，避免出现吸入性肺炎。

参考文献

[1] Barbosa JB, ed. Surgical treatment of head and neck. Ed. New York, NY: Grune & Stratton, 1974:178-184

[2] Peller M, Katalinic A, Wollenberg B, Teudt IU, Meyer JE. Epidemiology of laryngeal carcinoma in Germany, 1998-2011. Eur Arch Otorhinolaryngol. 2016; 273(6):1481-1487

[3] Curioni OA, Carvalho MB. A importância do diagnóstico clínico do carcinoma epidermoide de laringe em uma fase inicial da doença. Diagn Tratamento. 2001; 6:14-17

[4] Ganly I, Patel SG, Matsuo J, et al. Predictors of outcome for advanced-stage supraglottic laryngeal cancer. Head Neck. 2009; 31(11):1489-1495

[5] Mor N, Blitzer A. Functional anatomy and oncologic barriers of the larynx. Otolaryngol Clin North Am. 2015; 48(4):533-545

[6] DeSanto LW. Cancer of the supraglottic larynx: a review of 260 patients. Otolaryngol Head Neck Surg. 1985; 93(6):705-711

[7] Warner L, Chudasama J, Kelly CG, et al. Radiotherapy versus open surgery versus endolaryngeal surgery (with or without laser) for early laryngeal squamous cell cancer. Cochrane Database Syst Rev. 2014(12):CD002027

[8] Arshad H, Jayaprakash V, Gupta V, et al. Survival differences between organ preservation surgery and definitive radiotherapy in early supraglottic squamous cell carcinoma. Otolaryngol Head Neck Surg. 2014; 150(2):237-244

[9] Carlson RW, Larsen JK, McClure J, et al. International adaptations of NCCN Clinical Guidelines in Oncology. J Natl Compr Canc Netw. 2014; 12:643-648

[10] Bron LP, Pasche P, Monnier P, Schweizer V. Functional analysis after supracricoid partial laryngectomy with CHEP or CHP. Laryngoscope. 2002; 112:1289-1293

[11] León X, Martínez V, López M, et al. Second, third, and fourth head and neck tumors. A progressive decrease in survival. Head Neck. 2012; 34(12):1716-1719

[12] Freeman DE, Mancuso AA, Parsons JT, Mendenhall WM, Million RR. Irradiation alone for supraglottic larynx carcinoma: can CT findings predict treatment results? Int J Radiat Oncol Biol Phys. 1990; 19(2):485-490

[13] Rapoport A, Botelho RA, Souza RP, et al. The importance of pre-epiglottis space invasion in the treatment planning of larynx and hypopharynx cancer. Rev Bras Otorrinolaringol (Engl Ed). 2008; 74(1):74-78

10 局部中期声门癌：经口激光显微手术
Locally Intermediate Glottic Cancer: Transoral Laser Microsurgery

Giorgio Peretti, Fabiola Incandela, Francesco Missale
黄 琦 叶 栋 译

摘 要

经口激光显微手术（TLM）作为早期声门癌的首选治疗，该技术能够在无复发生存和疾病特异性生存方面获得良好的效果，同时并发症发生率低和功能保留良好。局部中期（$T_2 \sim T_3$）声门癌的治疗具有很大的挑战性，因为复发风险大、技术难度高、其他可选择的治疗方式多，如TLM、开放性的保守手术和非手术保留器官的治疗方案。治疗方案的选择往往是以肿瘤中心的技术设施为指导，如果选择TLM治疗策略，则应遵循一些建议。本章介绍一个T_3声门癌的患者在一个高度专业化的治疗中心接受TLM治疗过程，并将其作为一个诊治流程示例来指导TLM治疗。

关 键 词

喉癌，喉切除术，激光治疗，内镜检查，喉，声音

10.1 病例介绍

69岁的男性患者，因"进行性声嘶4个月"就诊，否认烟酒嗜好，否认患有慢性疾病史，5年前因"左眼葡萄膜黑色素瘤"接受放射治疗。

在门诊使用经鼻视频内镜系统（高清和窄带成像，内镜：ENF-V2，光源：EvisExera Ⅱ CLV-180B，Visera Elite OTV-S190，Olympus Medical Systems Corporation，Tokyo，Japan）对患者的上消化道（UADT）进行评估。

检查发现一个外生性病变累及整个右侧声带，未累及杓状软骨，但累及前连合，并向同侧声门下和声门上扩展。声带固定，但杓状软骨的活动性良好。HDTV-NBI检查病变以不典型血管改变为特征，怀疑为恶性（图10.1a，b）[1]。喉镜评分4分，考虑评估经口入路的可行性[2]。

CT检查评估声门旁间隙（PGS）、会厌前间隙（PES）及喉软骨，病变侵犯PGS前方及声门下，但甲状软骨未见破坏，未发现可疑的转移淋巴结（图

10.1c）。临床分期是声门型癌$cT_3N_0M_0$ C_2。

多学科诊疗小组对患者进行了讨论，并建议采用经口激光显微手术（TLM）进行治疗。

使用大口径喉镜（Microfrance Laryngoscopes 121，Medtronic ENT，Jacksonville，FL）暴露喉部，并在压颈时观察前连合，通过术中硬质内镜（0度和70度）进行诊断评估。对侧声带、同侧声门上和声门下的浅表浸润得到证实（图10.1d），冰冻切片也证实了鳞状细胞癌（SCC）的诊断。

TLM采用CO_2激光（Ultrapulse Laser CO_2，Lumenis，Yokneam，Israe）、超脉冲模式、400 mm的工作距离和3 W的功率。

手术时，暴露并去除肿瘤表面的假声带。根据欧洲喉科学会（ELS）分类为Ⅴa～Ⅴd型[3]，采用内镜下声带扩大切除术，同时运用"多块技术"将整个肿瘤分为5块（图10.2a，b）。该项技术可以更精细和准确地评估肿瘤的深度，达到声门旁间隙的完整切除，包括甲状软骨的内侧软骨膜；同时切除至环甲膜，直达气管的第一环。注意避免穿透环

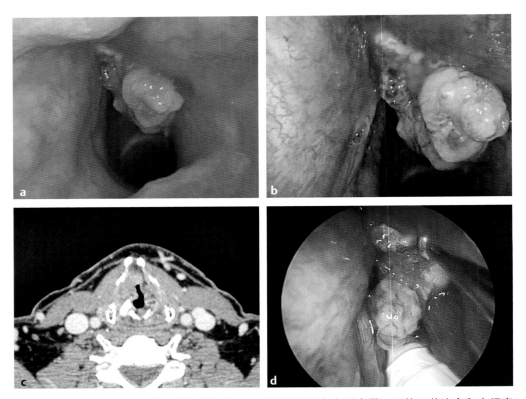

图 10.1 肿瘤的术前内镜检查（白光）发现：肿瘤累及整个右侧声带，延伸至前连合和声门旁间隙（a）。病变的窄带成像（b）。术前颈部CT显示：右侧声门旁间隙前部侵犯但无软骨侵蚀迹象（c）。0度内镜下检查显示：右喉室底板侵犯（d）

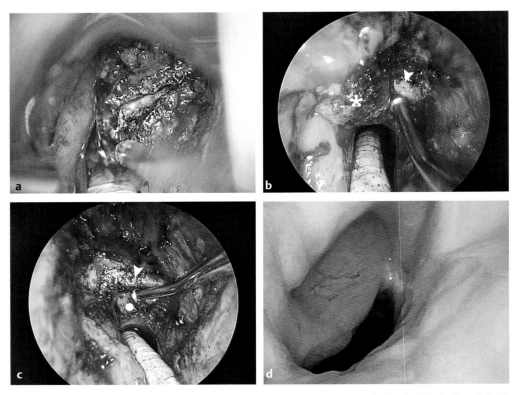

图 10.2 a. 使用CO_2激光切除声带中间1/3肿瘤的术中视图。b. 切除肿瘤后部并解剖声门旁间隙后壁的内镜视图（星形提示肿瘤前部，箭头指向甲状软骨）。c. 手术结束时的最终内镜视图（箭头指向甲状软骨，圆圈提示环甲膜）。d. 术后24个月的视频内镜检查显示未见肿瘤复发

甲膜或穿过气管环（图10.2c）。

术后第1天，用视频内镜检查喉的活动度，未发现水肿或出血，在吞咽检查确认没有吞咽困难或误吸后，嘱患者开始经口进食，未发现任何问题。患者在手术后第2天出院，未行气管切开。

病理学报告证实为右声带中度分化（G2）鳞状细胞癌，累及前连合和声门下，侵犯声带肌和声门旁间隙，未发现神经或淋巴血管侵犯迹象，周围切缘及深切缘均阴性，病理分期为 $pT_3G_2R_0C_3cN_0M_0C_2$。

嘱患者每6个月进行影像学检查（颈部CT和US），每2个月进行内镜检查。目前术后24个月无复发迹象，发音质量良好。

10.2 讨 论

局部中期声门型喉癌包括各种不同的病变，具有不同的生物学行为和预后。肿瘤扩散到喉腔相关间隙（PGS和PES）、喉软骨的侵袭、声带和/或杓状软骨的固定是治疗方案中必须仔细考虑的关键问题[4, 5]。

此类癌症可采用多种不同的治疗策略，包括TLM、开放水平部分喉切除术（OPHL）、全喉切除术（TL）和非手术治疗；治疗方案的选择应考虑到最高治愈率和最低复发率，最有利于功能的恢复及成本。

在过去的几十年里，越来越多的研究证实TLM成功地扩展了其适应证，而且在不同的肿瘤中心可被再现，甚至必要时适用于结合辅助治疗（表10.1）。然而，关于其在中晚期肿瘤中应用的循证医学证据仅限于由少数机构的外科专家进行的病例研究[6-12]，因此推荐程度仍然有限。此外，与传统的手术和非手术治疗方案相比，TLM的几个"缺点"：如喉部暴露不足、前连合受累、PGS受侵伴杓状软骨固定、PES大量浸润、喉软骨架侵犯等仍存在争论，限制了它的应用[13]。

表 10.1 TLM 治疗中晚期声门型喉癌的肿瘤学结果文献综述

项 目	数量	T 分期	治 疗	5 年 DFS（%）	5 年 DSS（%）	5 年 OS（%）
Mantsopoulos 等[6]	143	T_2	TLM±ND±RT	n/a	90.8	64.5
Peretti 等[7]	89	$T_2 \sim T_3$	TLM±RT	n/a	98.7	92.4
Caicedo-Granados 等[8]	32	$T_2 \sim T_3$	TLM±ND±RT	39.6	n/a	53.8
Canis 等[9]	142	T_{2a}	TLM±ND±RT	76.4	93.2	72.2
Canis 等[9]	127	T_{2b}	TLM±ND±RT	57.3	83.9	64.9
Canis 等[9]	122	T_3	TLM±ND±RT	57.8	84.1	58.6
Pantazis 等[10]	19	T_3	TLM±RT	52.6	63.2	63.2
Peretti 等[11]	34	T_3	TLM±ND±RT	72.9	87	65.2
Ansarin 等[12]	90	T_2	TLM±RT	75.3	n/a	n/a
Ansarin 等[12]	36	T_3	TLM±RT	68.6	n/a	n/a

缩写：DFS，无病生存率；DSS，疾病特异性生存率；n/a，不适用；OS，整体生存率；ND，颈清扫；RT，放射治疗；TLM，经口激光显微手术。

对于中期声门型喉鳞状细胞癌治疗方案制定过程中，声音、吞咽和气道等功能也是关键问题，这些因素可能会极大地影响患者的心理和生理。TLM术后的发音质量与手术切除的范围有关，与OPHL术后相比较，大多数作者都报道了可接受的发声结果[14, 15]。

此外，与OPHL相比，TLM可以根据肿瘤的大小和位置更好地确定切除的黏膜和深部范围，从而最大限度地减少未被肿瘤累及组织的切除，以至于保留周围健康结构而不产生生理性喉抬高。此操作可以推进足量的食团，从而大大避免术后吞咽问题。

TLM术后具有极低的误吸率，特别是与OPHL术后（临时误吸率为32%～89%）和放化疗（CRT：84%的患者有临时误吸）相比[15-18]。同样有利于减少围手术期及后期并发症，缩短住院时间，减少副作用。特别是与OPHL和CRT相比，TLM术后的住院时间明显缩短（8.3天 vs. 20～24天）。98%的患者能够正常吞咽而避免长期鼻饲流质，100%的患者可以正常生理呼吸而避免气管切开[16, 19, 20]。

TLM的另一个明显优势在身体状态较差的老年患者（70岁以上）中可行性，由于相关的合并症或年龄限制，对于此类患者，开放性部分喉切除术和非手术器官保存治疗策略是禁忌[10]。

喉癌治疗的一个有争议的问题是随访方案。MR对专业和有经验的头颈部放射科医生，在检测未经治疗的中期声门型喉鳞状细胞癌和检查接受过治疗的喉癌患者的复发情况时，其诊断准确率高于CT，因此，应优先采用MR检查代替CT[21]。

10.3　建　议

● 精确和合适的患者选择，术前和术中内镜的分步诊断评估，头颈部放射科医生的专业手术向导，使用最先进的激光技术，以获得最佳的治疗结果。

● 充分暴露喉部，尤其是前连合，以便进行精确的探查，是影响TLM成功与否的主要因素；喉腔暴露的预测与客观的评估应始终包含在术前讨论中[22, 23]。

● 高频喷射通气的运用，能使累及喉后腔的病变得到更容易、更安全的治疗[24]。

● 对于巨大的病变，强烈建议采用"多块切除技术"，以优化病变的三维可视性，并评估下切缘和深切缘[25]。

● 累及声门旁间隙后部合并环杓关节固定的TLM治疗最有争议，因为TLM的应用影响肿瘤预后，而且比开放性手术有更高的复发率[12, 13]。

10.4　避免误区

● 鉴于目前的各种先进技术工具和专用仪器，TLM甚至可以进行扩大切除。然而，当外科医生面对变异的解剖结构、暴露不足以及不可接受的高并发症风险时，手术应推迟并改为其他外科手术或非手术治疗方案。

● 在局部中期病变中，复发倾向于黏膜下生长，在达到更晚期之前，标准内镜检查无法看到复发。我们的数据表明，在这些癌症患者中，黏膜下持续存在的比率/复发率增加到43%，增加了术后内镜评估的假阴性率，因此强调需要制定一个结合内镜和影像学检查的随访方案[21]。

参考文献

[1] Arens C, Piazza C, Andrea M, et al. Proposal for a descriptive guideline of vascular changes in lesions of the vocal folds by the committee on endoscopic laryngeal imaging of the European Laryngological Society. Eur Arch Otorhinolaryngol. 2016; 273(5):1207–1214

[2] Piazza C, Mangili S, Bon FD, et al. Preoperative clinical predictors of difficult laryngeal exposure for microlaryngoscopy: the Laryngoscore. Laryngoscope. 2014; 124(11):2561–2567

[3] Remacle M, Eckel HE, Antonelli A, et al. Endoscopic cordectomy. A proposal for a classification by the Working Committee, European Laryngological Society. Eur Arch Otorhinolaryngol. 2000; 257(4):227–231

[4] Canis M, Ihler F, Martin A, Wolff HA, Matthias C, Steiner W. Results of 226 patients with T3 laryngeal carcinoma after treatment with transoral laser microsurgery. Head Neck. 2014; 36(5):652–659

[5] Vilaseca I, Bernal-Sprekelsen M, Luis Blanch J. Transoral laser microsurgery for T3 laryngeal tumors: prognostic factors. Head Neck. 2010; 32(7):929–938

[6] Mantsopoulos K, Psychogios G, Koch M, Zenk J, Waldfahrer F, Iro H. Comparison of different surgical approaches in T2 glottic cancer. Head Neck. 2012; 34(1):73–77

[7] Peretti G, Piazza C, Del Bon F, et al. Function preservation using transoral laser surgery for T2-T3 glottic cancer: oncologic, vocal, and swallowing outcomes. Eur Arch Otorhinolaryngol. 2013; 270(8):2275–2281

[8] Caicedo-Granados E, Beswick DM, Christopoulos A, et al. Oncologic and functional outcomes of partial laryngeal surgery for intermediate-stage laryngeal cancer. Otolaryngol Head Neck Surg. 2013; 148(2):235–242

[9] Canis M, Martin A, Ihler F, et al. Transoral laser microsurgery in treatment of pT2 and pT3 glottic laryngeal squamous cell carcinoma - results of 391 patients. Head Neck. 2014; 36(6):859–866

[10] Pantazis D, Liapi G, Kostarelos D, Kyriazis G, Pantazis TL, Riga M. Glottic and supraglottic pT3 squamous cell carcinoma: outcomes with transoral laser microsurgery. Eur

Arch Otorhinolaryngol. 2015; 272(8):1983–1990

[11] Peretti G, Piazza C, Penco S, et al. Transoral laser microsurgery as primary treatment for selected T3 glottic and supraglottic cancers. Head Neck. 2016; 38(7):1107–1112

[12] Ansarin M, Cattaneo A, De Benedetto L, et al. Retrospective analysis of factors influencing oncologic outcome in 590 patients with early-intermediate glottic cancer treated by transoral laser microsurgery. Head Neck. 2017; 39(1):71–81

[13] Peretti G, Piazza C, Mora F, Garofolo S, Guastini L. Reasonable limits for transoral laser microsurgery in laryngeal cancer. Curr Opin Otolaryngol Head Neck Surg. 2016; 24(2):135–139

[14] Roh JL, Kim DH, Park CI. Voice, swallowing and quality of life in patients after transoral laser surgery for supraglottic carcinoma. J Surg Oncol. 2008; 98(3):184–189

[15] Benito J, Holsinger FC, Pérez-Martín A, Garcia D, Weinstein GS, Laccourreye O. Aspiration after supracricoid partial laryngectomy: Incidence, risk factors, management, and outcomes. Head Neck. 2011; 33(5):679–685

[16] Hutcheson KA, Barringer DA, Rosenthal DI, May AH, Roberts DB, Lewin JS. Swallowing outcomes after radiotherapy for laryngeal carcinoma. Arch Otolaryngol Head Neck Surg. 2008; 134(2):178–183

[17] Bernal-Sprekelsen M, Vilaseca-González I, Blanch-Alejandro JL. Predictive values for aspiration after endoscopic laser resections of malignant tumors of the hypopharynx and larynx. Head Neck. 2004; 26(2):103–110

[18] Ellies M, Steiner W. Peri- and postoperative complications after laser surgery of tumors of the upper aerodigestive tract. Am J Otolaryngol. 2007; 28(3):168–172

[19] Alicandri-Ciufelli M, Piccinini A, Grammatica A, et al. Voice and swallowing after partial laryngectomy: factors influencing outcome. Head Neck. 2013; 35(2):214–219

[20] Pinar E, Imre A, Calli C, Oncel S, Katilmis H. Supracricoid partial laryngectomy: analyses of oncologic and functional outcomes. Otolaryngol Head Neck Surg. 2012; 147(6):1093–1098

[21] Marchi F, Piazza C, Ravanelli M, et al. Role of imaging in the follow-up of T2–T3 glottic cancer treated by transoral laser microsurgery. Eur Arch Otorhinolaryngol. 2017; 274(10):3679–3686

[22] Zeitels SM. Infrapetiole exploration of the supraglottis for exposure of the anterior glottal commissure. J Voice. 1998; 12(1):117–122

[23] Peretti G, Piazza C, Bolzoni A, et al. Analysis of recurrences in 322 Tis, T1, or T2 glottic carcinomas treated by carbon dioxide laser. Ann Otol Rhinol Laryngol. 2004; 113(11):853–858

[24] Mora F, Missale F, Incandela F, et al. High frequency jet ventilation during transoral laser microsurgery for Tis-T2 Laryngeal Cancer. Front Oncol. 2017; 7:282

[25] Hinni ML, Salassa JR, Grant DG, et al. Transoral laser microsurgery for advanced laryngeal cancer. Arch Otolaryngol Head Neck Surg. 2007; 133(12):1198–1204

11 局部中期声门癌：放化疗
Locally Intermediate Glottic Cancer: Chemoradiotherapy

Ana Ponce Kiess, Christine G. Gourin, Arlene A. Forastiere
刘开泰　叶　栋　译

　　本章报道1例 $cT_3N_0M_0$，Ⅲ期局部中期声门癌病例的多学科评估、喉保留方案以及治疗过程。内镜检查显示左侧声门区肿块累及左侧假声带、杓状软骨和杓会厌皱襞，声带固定。CT检查显示左侧声门旁间隙受累，但无颈部淋巴结肿大。吞咽功能正常，无误吸，伴声音嘶哑且强度略有降低。由于其职业对嗓音要求较高，该患者选择了同步放化疗的治疗方案。采用图像引导的容积调强技术，患者大体肿瘤区接受累计剂量为 7 000 cGy，无肿瘤受累的喉部位为 6 125 cGy，双侧颈部淋巴引流区Ⅱ～Ⅳ区为 5 600 cGy。同步化疗采用每周顺铂方案，每次剂量 40 mg/m²，共7次，同时予水化、止吐以及止痛等治疗。患者需要肠内营养支持至治疗完成后6周。12周时 PET/CT 成像显示治疗后未见氟脱氧葡萄糖的明显浓聚，表明疾病完全缓解。本章讨论了手术和非手术喉保留治疗方案的选择、标准护理建议、预期结果和相关的文献支持。强调了准确的分期以及吞咽和语音功能的基线评估。在治疗决策中需要考虑的其他因素包括合并症、患者意愿和对远期发音质量的期望。

　　声门癌，喉保留，化疗，放疗，放化疗，喉切除术

11.1　病例介绍

　　一名57岁的白种人男性患者，主诉为"进行性喉咙疼痛伴声音嘶哑3个月"。有吸烟史42年，每日1包烟，有饮酒嗜好。患者夜间平卧时偶感呼吸急促，否认吞咽疼痛或体重减轻。作为一名铁路公司经理，对发音需求较高。平素使用美托洛尔和缬沙坦治疗高血压以及使用利伐沙班抗凝治疗房颤。患者被转诊至耳鼻咽喉头颈外科，纤维喉镜检查发现左侧声门肿块延伸至左侧假声带、杓状软骨和杓会厌皱襞，左声带固定于中间位置。颈部增强CT显示一个强化的肿块累及左侧声门、杓会厌皱襞及左侧声门旁间隙。体格检查及颈部CT均未见颈部淋巴结肿大。对该患者进行了直接喉镜检查和喉肿物活检，病理报告为浸润性鳞状细胞癌。胸部

CT未发现可疑肺结节，第七版AJCC的临床分期为 $cT_3N_0M_0$（Ⅲ期）。

　　该患者在多学科头颈门诊接受了包括耳鼻咽喉头颈外科医师、放射肿瘤医师、肿瘤内科医师和语言病理医师（SLP）的诊治。纤维内镜评估显示吞咽功能正常，无误吸。患者的音质中度粗糙、嘶哑，强度略有降低。与患者交流了手术及非手术治疗方案，包括全喉切除术、部分喉切除以及每周顺铂同步根治性放化疗。

　　该类癌症的保喉手术需进行环状软骨上喉切除术，其中包括切除真假声带、声门上和会厌前间隙，甚至可能扩大到包括一侧杓状软骨或会厌[1]。该手术的解剖学禁忌证包括双侧杓状软骨受累，肿瘤声门下区浸润向前超过 1 cm 和向后超过 0.5 cm，环状软骨受累，舌根受累，以及下咽或梨状窝底侵

犯。功能方面的考虑因素是手术引起的误吸和呼吸音。肺功能障碍的患者不适合进行保喉手术，因为误吸很常见，并且在功能重建中语言言语病理学的可用性是外科手术决策的重要组成部分。肺功能的评估是手术成功的关键，患者能够爬两层楼梯而不出现呼吸困难是其可以耐受部分喉切除术的一个极好指标。由于手术导致的U形喉部入口，因此发音困难表现为呼吸音和低音量。

患者选择接受根治性放化疗，进行CT和MRI模拟定位，治疗前进行牙科评估。

患者顺利完成7周顺铂同步放化疗。大体肿瘤区接受照射剂量为7 000 cGy，无肿瘤受累喉部为6 125 cGy，双侧颈部淋巴引流Ⅱ～Ⅳ区为5 600 cGy（图11.1）。

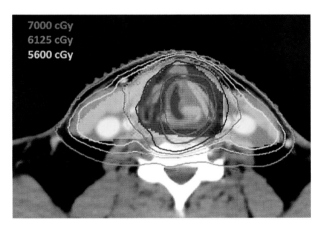

图11.1　放射治疗计划横断位图像显示与7 000 cGy、6 125 cGy和5 600 cGy靶体积一致的等剂量线

使用同期加量技术，分为35次。采用6 MV光子线，每日锥形束CT进行图像引导下的容积旋转调强（调强放射治疗的一种）技术进行治疗。患者接受7次40 mg/m²的每周顺铂方案同步化疗，常规静脉水化和止吐治疗，包括昂丹司琼和地塞米松。患者治疗中出现3级黏膜炎和2级吞咽困难、恶心、呕吐和味觉障碍。这些副作用导致口服摄入不足，体重减轻24磅（1磅 ≈ 0.454 kg）（体重12%），因此放置了临时鼻胃管。治疗期间采用加巴喷丁、羟考酮和芬太尼贴片控制患者的疼痛。在治疗结束前，患者出现了3级发音困难。治疗结束3周后取出鼻胃管。在治疗后6周内患者需经常性的静脉补液和补镁。

纤维喉镜检查显示患者治疗后达到临床完全缓解（图11.2a，b）。

患者成功戒烟。治疗3个月后，颈部增强CT显示声门肿块缩小，并呈现治疗后改变（图11.3b）。随后PET/CT显示无FDG（氟脱氧葡萄糖）异常浓聚的治疗后改变，仅有喉部的生理性FDG摄取（图11.3c）。

在治疗后的12个月，患者没有任何肿瘤残留迹象，仅有轻微的吞咽困难、发音障碍和颈前淋巴水肿。患者仅部分依从SLP随访和吞咽练习，接受物理治疗后淋巴水肿部分好转。

11.2　讨　论

准确的分期和功能评定对于声门癌患者的评估至关重要。对于T₁～T₃期癌症患者，治疗选择通常包括手术或非手术治疗，而对于T₄ₐ期癌症或严重喉功能障碍患者，则强烈推荐全喉切除术。对于早期声门癌（T₁～T₂N₀），患者可采用喉保留手术或根治性放疗，疗效相似且良好。TLM通常

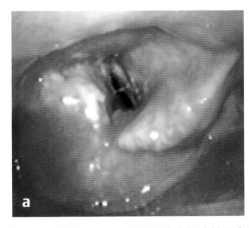
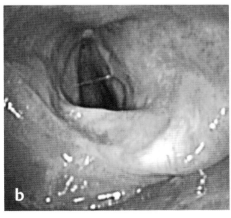

图11.2　喉镜显示：左侧声门癌在根治性同步放化疗治疗前（a）和治疗后12个月（b）影像

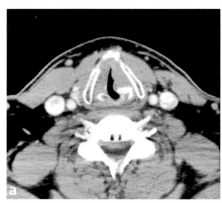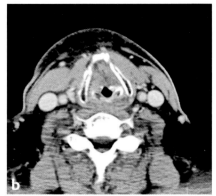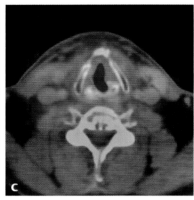

图 11.3 颈部增强 CT 横断面图像：a. 根治性放化疗之前。b. 放化疗后 3 个月。左侧声门肿块侵犯声门旁间隙，治疗后肿块体积缩小，并伴有治疗后水肿。c. 治疗后 PET 仅显示喉部的生理性 FDG 摄取

用于单侧 $T_{1a}N_0$ 期癌以保留声带功能。对于双侧癌（T_{1b} 期）或累及声门上区（T_2 期），通常采用根治性放疗。在这种情况下，通常采用两侧对穿野仅对喉部（而不是颈部淋巴结）进行放疗，一般采用 6 300 cGy/28 F 至 6 525 cGy/29 F 的大分割方案[2, 3]。

对于中期声门癌（T_3 或 N^+），治疗选择通常包括根治性放化疗、全喉切除术或在某些病例中可以选择部分喉切除术。

全喉切除术仍然是衡量所有组织保存技术的金标准，通过切除喉将吸气与吞咽分开，降低晚期毒性的发生率。SEER 医疗数据库分析发现，手术似乎与生存率提高有关，这可能是由于手术患者发生晚期肺炎的概率较低，而晚期肺炎与患者 5 年的最大死亡风险相关[4, 5]。然而，全喉切除术会毁容并导致永久性气管造口，这对患者功能和心理上均有影响[6]。

喉保留手术技术（半喉切除术、声门上喉切除术和环状软骨上喉切除术）可以保留发音，避免气管造口，并有可能避免化疗；通过放射治疗（RT）作为辅助治疗手段，生存率与全喉切除术相似[1]。喉部保留手术要求患者采用代偿性策略来保护气道，且吞咽困难和误吸的发生率高，但如果谨慎选择患者，则发病率及治疗相关严重并发症的发生率较低，这对于成功治疗是至关重要的[7, 8]。虽然保留了语言能力，但如果出现严重的发音困难可能会影响患者的情绪、身体和功能[9]。与全喉切除术相比，环状软骨上喉切除术会引起初始吞咽困难和吞咽治疗持续时间延长，但语言清晰度是相似的[10]。如果考虑到医学和解剖学因素，不到 1/3 的患者适合进行喉保留手术[11]。

对于中期声门癌患者的非手术保喉方法，主要包括同步化放疗、新辅助（诱导）化疗续贯放疗以及单纯放疗。基于一项纳入超过 17 000 例头颈部癌患者进行化疗联合标准局部根治性治疗的荟萃分析[12]，以及喉癌治疗的前瞻性随机对照研究[13-15]，提示同步放化疗在保喉和局控率方面比续贯化放疗及单独放疗具有显著优势。

1991 年发表的退伍军人事务部（VA）喉癌研究表明，晚期喉癌患者中采用全喉切除术与诱导化疗后续贯放疗疗效相当，对放化疗无反应者推荐进行喉癌切除术[13]。有 56% 的 T_4 期患者最终进行了挽救性喉切除术，而 $T_1 \sim T_3$ 期患者为 29%，且声门区癌较声门上区癌更常见，肉眼可见软骨侵犯者比无软骨侵犯者更常见[13]。由于 T_4 期患者有较高的局部失败率，在随后的随机试验中排除了大肿块 T_4 期（穿透软骨或侵犯舌深部肌肉），因此联合放化疗的保喉疗法仅限于选择性的 T_{4a} 期患者。相比之下，中期喉癌的数据表明具有良好的局部控制和相似的生存结果。肿瘤放射治疗组（RTOG）91-11 试验基本上排除了 T_4 期患者，结果显示放化疗疗效较好，证实同步放化疗可提高局部控制率[14]。这些数据建立了以放化疗作为中期喉癌保喉治疗的标准模式。

基于高水平研究证据，顺铂联合放疗在指南中被推荐为非手术保喉治疗方案，也是美国最常用的治疗方法[16]。RTOG 91-11 美国组间实验入组 547 例局部晚期声门癌或声门上型癌患者，直接比较了 3 种治疗模式的疗效：顺铂同步化放疗，顺铂/氟尿嘧啶诱导化疗续贯放疗及单独放疗[14, 15]。多数患者为 III 期，其中 79% 为 T_3 期，50% 为 N_0 期，21%

为 N_1 期，因此该研究结果适用于本例 T_3N_0 期声门癌患者。RTOG 91-11 的长期随访结果显示：3 种治疗方法的总体生存率相似，但与单独放疗相比，同步放化疗组喉切除术的相对风险降低 54%（风险比［HR］：0.46；95% 置信区间［CI］：0.30～0.71；$P < 0.001$），与诱导化疗续贯放疗相比风险降低 42%（HR：0.58；95%CI：0.37～0.89；$P=0.005$）。研究显示，与单纯放疗相比，诱导化疗续贯放疗对减少喉切除率没有作用。局部和局部区域控制的差异类似，显示同步放化疗模式的明显优势。诱导化疗和单纯放疗放射野内的急性反应较低，因此可以根据患者的个体特点和治疗团队的经验选择这 2 种方案。根据在欧洲进行的一系列诱导化疗的临床试验结果，成为在北美以外一些地区的首选方案[17-19]。治疗相关的晚期毒性是手术或同步放化疗保喉方案的一个问题。晚期毒性分级系统（NCI/RTOG/UICC）可能不足以区分同步放化疗、诱导化疗及单纯放疗之间的差异。例如，在 RTOG 91-11 试验中各治疗组之间喉咽/食管和软组织晚期毒性的发生率未见明显差异，并且在言语和吞咽功能方面也未见明显差异。然而，RTOG 91-11 的 10 年随访报告发现，接受同步放化疗组超过 5 年的患者中，非癌症相关死亡有所增加[15]。这种无法解释的结果可能是未被认识的晚期毒性所导致的。多组 RTOG 放化疗试验的分析报告了较高的喉和咽部功能障碍发生率[20]。所有这些报告中的数据均来自二十多年的二维放疗技术。在使用现代放射技术和积极支持治疗包括语言和吞咽疗法的今天，晚期毒性的风险是否相同尚不清楚。很明显，合理选择患者是实现手术或非手术器官保存方案最佳效果的关键因素。

顺铂是推荐用于同步放疗的放射增敏剂。对顺铂有禁忌证的患者推荐使用卡铂，目前没有足够的数据支持使用任何其他放射增敏剂。喉癌的前瞻性临床试验中，顺铂每 3 周使用一次，剂量为每次 100 mg/m²。为减少肾毒性、耳毒性及恶心/呕吐的发生，也可以放疗期间每周一次给药（40 mg/m²），并确保在门诊治疗的患者补充足够的体液。在鼻咽癌患者中进行了每周化疗方案的研究，并已经证实 2 种治疗方案具有同等的疗效。在非鼻咽癌患者的治疗中，当最小总剂量为 200 mg/m² 时，2 种给药方案具有相同的临床疗效。因此，在临床实践中经常使用每周一次的顺铂给药方式。最近对

52 项（4 209 例）顺铂和放疗同时用于头颈部癌的荟萃分析显示，在接受周疗或高剂量顺铂治疗的患者中，总体生存率或反应率没有差异[21]。根治性治疗中每周顺铂方案有较高的治疗依从性，并显著减轻严重和危及生命的（3 级和 4 级）骨髓抑制（白细胞、中性粒细胞减少）、肾毒性和恶心/呕吐。另外一项研究将 300 例非鼻咽癌患者随机分为每周（30 mg/m²）顺铂联合放疗组或每 3 周高剂量（100 mg/m²）顺铂联合放疗组[22]。结果显示，每周顺铂组的 2 年局部控制率为 58.5%，显著低于 3 周顺铂组（73%），但 PFS 和 OS 无显著差异。高剂量顺铂治疗毒性显著增加。目前尚没有非鼻咽癌患者的随机研究报道。考虑到需要足够的资源进行试验才能显示每周低剂量方案的微小差异或非劣效性，很难针对该问题进行其他前瞻性研究。此外，顺铂的疗效完全是剂量依赖性的，而不是时间依赖性。因此，认为每周 40 mg/m² 方案是安全且有效的，并被用于本病例中。

在讨论中期声门型喉癌患者的治疗方案时，基线功能评估是非常重要的，而多学科讨论也是至关重要。该患者在包括 SLP 在内的多学科门诊就诊，发现该患者具有良好的基线吞咽功能和中度基线发音障碍。鉴于这些因素，以及较轻的年龄、有限的合并症、合适的支持和专业知识的可获得性，多学科团队预计成功保留喉部的可能性相对较高。治疗决策也考虑了他的职业性声音需求和个人喜好。

治疗中、晚期声门癌的放射技术比治疗早期声门癌更复杂，需要多野调强放射治疗。对于大体肿瘤，剂量通常约为 70 Gy，而对于高危区的喉部、咽部和颈部剂量较低。即使颈部淋巴结阴性的患者，双侧颈部淋巴结引流区也应包括在靶区中。首选常规分割方案，每次 2 Gy，可以减少出现晚期毒性的风险。放疗计划应尽可能使用图像引导，应尽可能避免腮腺、下颌下腺、咽缩肌和口腔的照射。

11.3　建　议

- 严重基线吞咽困难的患者在放化疗后有长期胃造口依赖和较高风险的误吸。在讨论该类患者的治疗方案时，要强调这些风险。
- 手术患者的选择必须考虑到肿瘤的范围，以及误吸和对发音功能的影响。肺功能差和术前即存

在误吸的患者最好行全喉切除术，这样可以更好地消除误吸的风险，做到安全吞咽，通过气管食管穿刺术发音。

- 在进行保喉手术前，仔细评估术前影像和喉镜检查是至关重要的，声门下和喉外侵犯是环状软骨上喉切除术的禁忌证。

- 早期和多次进行SLP对于基线言语和吞咽评估，有关锻炼和替代策略的咨询，以及治疗期间和治疗后的吞咽困难监测是非常重要的。

- 基线吞咽功能正常的患者可能无法从预防性胃造口术中获益，因为在治疗期间保持口服摄入可改善长期吞咽功能，但必须密切监测对肠内营养支持的需求。

11.4　避免误区

- 要仔细评估声门的活动性和影像上是否侵犯会厌前或会厌旁脂肪组织（区别 T_3 期与 T_2 期）。鉴于这些分期中手术和非手术治疗的推荐存在显著差异，以及 T_3 期与 T_2 期肿瘤放疗技术的不同，这一区别至关重要。在评估声门下侵犯时也需谨慎仔细，这是部分喉切除术的禁忌证。

- 建议在放疗期间进行纤维内镜检查评估水肿情况，特别是出现任何新发的呼吸道症状时。在急性水肿的情况下，使用甲强龙可能有助于防止紧急气管切开。

参考文献

[1] Laccourreye H, Laccourreye O, Weinstein G, Menard M, Brasnu D. Supracricoid laryngectomy with cricohyoidopexy: a partial laryngeal procedure for selected supraglottic and transglottic carcinomas. Laryngoscope. 1990; 100(7):735–741

[2] Yamazaki H, Nishiyama K, Tanaka E, Koizumi M, Chatani M. Radiotherapy for early glottic carcinoma (T1N0M0): results of prospective randomized study of radiation fraction size and overall treatment time. Int J Radiat Oncol Biol Phys. 2006; 64(1):77–82

[3] Marciscano AE, Charu V, Starmer HM, et al. Evaluating post-radiotherapy laryngeal function with laryngeal videostroboscopy in early stage glottic cancer. Front Oncol. 2017; 7:124

[4] Gourin CG, Dy SM, Herbert RJ, et al. Treatment, survival, and costs of laryngeal cancer care in the elderly. Laryngoscope. 2014; 124(8):1827–1835

[5] Gourin CG, Starmer HM, Herbert RJ, et al. Short- and long-term outcomes of laryngeal cancer care in the elderly. Laryngoscope. 2015; 125(4):924–933

[6] Lisan Q, George N, Hans S, Laccourreye O, Lemogne C. Post-surgical disfigurement influences disgust recognition: a case-control study. Psychosomatics. 2018; 59(2):177–185

[7] Benito J, Holsinger FC, Pérez-Martín A, Garcia D, Weinstein GS, Laccourreye O. Aspiration after supracricoid partial laryngectomy: incidence, risk factors, management, and outcomes. Head Neck. 2011; 33(5):679–685

[8] Lips M, Speyer R, Zumach A, Kross KW, Kremer B. Supracricoid laryngectomy and dysphagia: A systematic literature review. Laryngoscope. 2015; 125(9):2143–2156

[9] Zacharek MA, Pasha R, Meleca RJ, et al. Functional outcomes after supracricoid laryngectomy. Laryngoscope. 2001; 111(9):1558–1564

[10] Dworkin JP, Meleca RJ, Zacharek MA, et al. Voice and deglutition functions after the supracricoid and total laryngectomy procedures for advanced stage laryngeal carcinoma. Otolaryngol Head Neck Surg. 2003; 129(4):311–320

[11] Mendenhall WM, Parsons JT, Mancuso AA, Stringer SP, Cassisi NJ. Radiotherapy for squamous cell carcinoma of the supraglottic larynx: an alternative to surgery. Head Neck. 1996; 18(1):24–35

[12] Pignon JP, le Maître A, Maillard E, Bourhis J; MACH-NC Collaborative Group. Meta-analysis of chemotherapy in head and neck cancer (MACH-NC): an update on 93 randomised trials and 17,346 patients. Radiother Oncol. 2009; 92(1):4–14

[13] Wolf GT, Fisher SG, Hong WK, et al; Department of Veterans Affairs Laryngeal Cancer Study Group. Induction chemotherapy plus radiation compared with surgery plus radiation in patients with advanced laryngeal cancer. N Engl J Med. 1991; 324(24):1685–1690

[14] Forastiere AA, Goepfert H, Maor M, et al. Concurrent chemotherapy and radiotherapy for organ preservation in advanced laryngeal cancer. N Engl J Med. 2003; 349(22):2091–2098

[15] Forastiere AA, Zhang Q, Weber RS, et al. Long-term results of RTOG 91-11: a comparison of three nonsurgical treatment strategies to preserve the larynx in patients with locally advanced larynx cancer. J Clin Oncol. 2013; 31(7):845–852

[16] Forastiere AA, Ismaila N, Lewin JS, et al. Use of larynx-preservation strategies in the treatment of laryngeal cancer: American Society of Clinical Oncology Clinical Practice Guideline Update. J Clin Oncol. 2018; 36(11):1143–1169

[17] Lefebvre JL, Andry G, Chevalier D, et al; EORTC Head and Neck Cancer Group. Laryngeal preservation with induction chemotherapy for hypopharyngeal squamous cell carcinoma: 10-year results of EORTC trial 24891. Ann Oncol. 2012; 23(10):2708–2714

[18] Henriques De Figueiredo B, Fortpied C, Menis J, et al; EORTC Head and Neck Cancer and Radiation Oncology Cooperative Groups. Long-term update of the 24954 EORTC phase III trial on larynx preservation. Eur J Cancer.

2016; 65:109–112

[19] Janoray G, Pointreau Y, Garaud P, et al. Long-term results of a multicenter randomized phase III trial of induction chemotherapy with cisplatin, 5-fluorouracil, + docetaxel for larynx preservation. J Natl Cancer Inst. 2015; 108(4):djv368

[20] Machtay M, Moughan J, Trotti A, et al. Factors associated with severe late toxicity after concurrent chemoradiation for locally advanced head and neck cancer: an RTOG analysis. J Clin Oncol. 2008; 26(21):3582–3589

[21] Szturz P, Wouters K, Kiyota N, et al. Weekly low-dose versus three-weekly high-dose cisplatin for concurrent chemoradiation in locoregionally advanced non-nasopharyngeal head and neck cancer: a systemic review and meta-analysis of aggregate data. Oncologist. 2017; 22(9):1056–1066

[22] Noronha V, Joshi A, Patil VM, et al. Once-a-week versus once-every-3-weeks cisplatin chemoradiation for locally advanced head and neck cancer: a phase III randomized noninferiority trial. J Clin Oncol. 2018; 36(11):1064–1072

局部中期声门型喉癌：垂直部分喉切除术
Locally Intermediate Glottic Cancer: Vertical Partial Laryngectomy

Rogério A. Dedivitis, Mario Augusto F. Castro

黄琦 叶栋 译

放射治疗、激光内镜下切除术和部分喉切除术都可以用来治疗中期喉癌。但是具体的治疗策略尚须考虑到患者的期望。对于本病例，垂直技术（垂直半喉切除术）和水平技术（环状软骨上喉切除术）均可以推荐。半喉切除术的主要优点是保留与肿瘤无关的半喉结构。镜下肿瘤浸润甲状软骨的病例有可能也适合经口激光切除。对于内镜手术无法承受或者无法进行的病例，如在一些发展中国家，垂直半喉切除术仍然是一个很好的选择。为了更好地重建声门，可以使用声门瓣进行重建。肿瘤学上来说，对于肿瘤累及范围超出声带，可以进行环状软骨上喉切除术。

喉切除术，喉癌，鳞状细胞癌，声音重建技术

12.1 病例介绍

76岁的白种人男性患者，退休装卸工，以"进行性发声困难4个月"为主诉，随后出现进食流质呛咳。有吸烟史45年，1包/天；否认饮酒嗜好。患有高血压及血脂异常，正在服用依那普利和阿托伐他汀。

患者既往身体健康，声音嘶哑，声谱范围缩小。口腔镜检及颈部触诊未见异常。直接喉镜检查显示溃疡浸润性病变累及整个右声带，并延伸到前连合，左声带未见受累，病变未延伸至声门下、喉室或同侧杓状软骨（图12.1），左声带的活动性受限，表现Reinke间隙水肿。

为更深入地评估病变范围，进行了磁共振成像，结果显示右侧声带有浸润性、不规则病变，增强不均匀，并侵犯部分声门旁间隙；病变浸润前连合，但未累及同侧杓状软骨；左声带未见侵犯的迹象（图12.2）。

为了更好的分期和活检，在全身麻醉下进行喉显微手术，病理结果显示中分化鳞状细胞癌。

患者接受半喉切除术，考虑到肿瘤浸润声门旁间隙，故在切除肿瘤的同时做了右侧楔形甲状软骨切除，保留了双侧的杓状软骨。半喉切除术前，在第五气管环处进行保护性气管切开术；在甲状软骨上切开皮肤，并上翻颈阔肌皮瓣；切开颈白

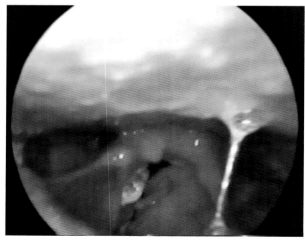

图12.1 喉镜显示：右侧声带和前连合溃疡，呈浸润性生长

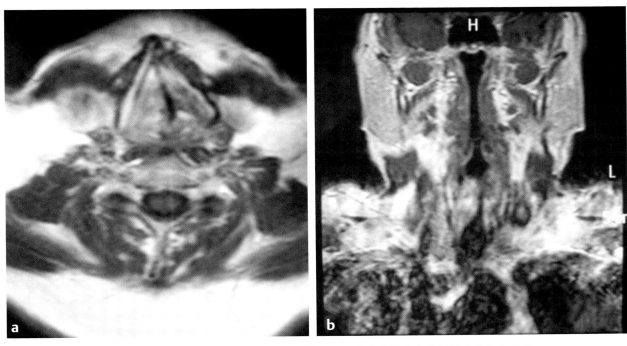

图12.2 a、b. 水平位和冠状位MRI扫描显示：左声带的病变累及部分声门旁间隙

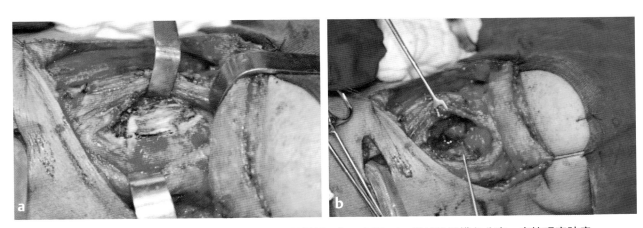

图12.3 半喉切除术的手术区域。a. 甲状软骨暴露，切口标记。b. 甲状软骨横向分离，直接观察肿瘤

线，暴露甲状软骨，切开筋膜和软骨膜。在对侧甲状软骨板距中线4 mm处和距同侧甲状软骨的后缘3 mm处垂直切开甲状软骨，通过切开环甲膜进入喉腔，将甲状软骨侧向牵拉，直视下仔细划定癌旁黏膜2～3 mm肿瘤学边缘。冰冻切片报告证实切缘阴性。手术标本包括甲状软骨翼的内侧软骨膜和会厌结节，因为肿瘤侵犯了前连合。将梨状窝黏膜向内侧移动，覆盖暴露的同侧杓状软骨（图12.3）。

肿瘤切除后，用同侧胸骨舌骨肌双蒂瓣（Bailey's瓣）重建右声带，保留头尾蒂，皮瓣厚1.5 cm，无须固定，对侧声带固定在会厌结节形成

新的前连合。

组织病理学报告显示分化良好的鳞状细胞癌邻近甲状软骨，但没有侵犯（图12.4）。

患者恢复顺利，气管套管于术后第二天堵管，24小时后拔除出院。术后第3天经口进食土豆泥，保留鼻胃管5天。患者气道通畅，声音粗犷。

12.2 讨 论

放射治疗、激光内镜下切除和垂直部分喉切除术已成功用于治疗早期喉癌。近年来，尽管放化疗技术有了新的进展，肿瘤学上手术仍为最佳选择[1]。

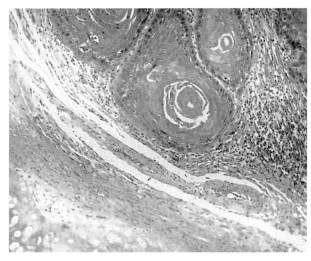

图12.4 组织病理学显示：肿瘤与软骨相邻。在下部区域的软骨和分化良好的鳞状细胞癌，形成角蛋白珠，存在于甲状软骨膜旁边的上部区域，然而未浸润 [高放大倍数（HE），×10]

选择手术或放射治疗必须考虑患者的临床状况、气管切开术的接受程度（即使是暂时的）、对发声效果的期望以及自身的需要。

关于声音质量，比较激光内镜手术和放疗的声学分析参数，显示激光内镜手术和放疗患者之间未见显著差异[3]。

1956年，Leroux Robert描述了额侧喉切除手术技术。对侧声带必须在腹侧插入，正常情况下，会出现前连合粘连。根据前连合的损伤程度，额侧喉切除术可以是单纯的喉额侧前切除术，或扩大切除包括对侧半喉[4]。

对于该病例，除了可以推荐垂直技术（垂直半喉切除术），也可以推荐水平技术（环状软骨上喉切除术）。垂直半喉切除术的主要优点是可以保留正常的半喉结构，从而在拔管和吞咽方面取得良好效果。

30例患者均见甲状软骨镜下浸润[5]。另一项研究发现4例（8.3%）甲状软骨镜下浸润[6]。普遍的甲状软骨侵犯的发生率为8.5%[7]；另有研究软骨侵犯率为3.7%[8]；另一篇文献报道仅限于声门的病例为5.4%，声门上浸润的病例为32%[9]。

镜下甲状软骨肿瘤浸润的病例可能也适合进行经口激光显微切除。在23例T_1或T_2声门癌累及前连合的患者中，没有一例在内镜显微切除术后出现局部复发[10]。263例T_1/T_2声门癌激光显微切除术后复发率为16%，未累及前连合者为7%[11]。

与单侧病变相比，双侧和T_2病变更易出现软骨或邻近组织浸润[6]。

不能满足内镜手术的情况下，垂直喉切除术仍然是一个很好的选择。可使用几种技术重建受损声带，保留重要结构。

虽然Olsen和DeSanto在1990年指出半喉切除术后喉重建是非必要，但多数学者都强调重建。使用皮瓣和移植物重建能使声门更好的闭合。喉内重建技术有多种，如使用甲状软骨膜、颈筋膜、带状肌、二腹肌肌腱、甲状软骨、会厌软骨、室带等[12]。

Bailey在1966年发表的文章报道，在喉部分切除术和喉成形术中，第一个目标是完全切除肿瘤，第二个目标是最大限度地保留喉的呼吸、发声和括约肌功能。采用带软骨膜的胸骨舌骨肌双蒂皮瓣，在保留喉功能的前提下，用足够的浅表组织和一定质量的软组织来支撑声带和前庭皱襞。肌肉填补了喉一侧组织的缺损，并提供了支撑，使对侧声带可以内收，从而使声音更佳，喉括约能力更强；位于喉内部的肌瓣倾向于施加侧向力，以抵抗甲状软骨叶片的内移或塌陷。肌肉保持一定的张力，可能出现萎缩和纤维化[13]。

早期声门癌喉部分切除术后局部复发是一个重要问题。对416例T_1/$T_2N_0M_0$声门癌患者进行了评估，42例接受垂直入路的患者中，当肿瘤局限于声带的中1/3时，没有观察到局部复发。另一方面，肿瘤局限于一侧声带，8/111（7.2%）的患者证实了局部治疗失败。如果声带活动性下降与肿瘤侵袭的深度有关，与真正的声带活动性受损相比，则局部复发率较低，因为后者可发现更广泛的甲状软骨和声门旁间隙的侵犯[14]。在这种情况下，另外一种手术选择是环状软骨上喉切除术伴环舌骨会厌固定术[15]。然而，我们认为这种方法切除了对侧大量无肿瘤的组织，此为进行垂直喉切除的原因。

12.3 建 议

- 对于累及整个声带的T_2声门癌，建议采用垂直部分喉切除术，包括肿瘤累及前连合、声门上或声门下、声门旁间隙和杓状软骨。

- 肿瘤累及声门下前方10 mm，声门下后方

5 mm，也可使用半喉切除术，同时切除部分环状软骨。

- 始终采用声带重建技术。

- 术前进行保护性气管切开术。

- 关闭喉腔时，务必将残留的声带固定在会厌叶柄上，形成新的前连合。

- 告知患者，喉部分切除术都有可能扩大至全喉切除。

- 与患者详细讨论术后发声效果，同时考虑到其他类型的治疗，包括放疗。

12.4 避免误区

- 小心分期！T_{1b}期癌浸润甲状软骨就变成了T_{4a}期。因此，进行影像学检查（CT或MRI）很重要。

- 暴露不足会影响手术。

- 呼吸功能是半喉切除术的一个重要因素。对老年人和慢性阻塞性肺疾病患者要谨慎。

- 侵犯会厌前间隙是半喉切除术的禁忌证。

- 喉切除术前应插入鼻胃管，以减少过度操作导致甲状软骨破裂的风险。

参考文献

[1] Wigand ME, Steiner W, Stell PM. Functional partial laryngectomy conservation surgery for carcinoma. 1st ed. Erlangen, Germany: Springer-Verlag; 1984

[2] Biacabe B, Crevier-Buchman L, Hans S, Laccourreye O, Brasnu D. Vocal function after vertical partial laryngectomy with glottic reconstruction by false vocal fold flap: durational and frequency measures. Laryngoscope. 1999; 109(5):698–704

[3] Abdurehim Y, Hua Z, Yasin Y, Xukurhan A, Imam I, Yuqin F. Transoral laser surgery versus radiotherapy: systematic review and meta-analysis for treatment options of T1a glottic cancer. Head Neck. 2012; 34(1):23–33

[4] Leroux-Robert J. Indications for radical surgery, partial surgery, radiotherapy and combined surgery and radiotherapy for cancer of the larynx and hypopharynx. Ann Otol Rhinol Laryngol. 1956; 65(1):137–153

[5] Rifai M, Khattab H. Anterior commissure carcinoma: I-histopathologic study. Am J Otolaryngol. 2000; 21(5):294–297

[6] Sava HW, Dedivitis RA, Gameiro GR, et al. Morphological evaluation of the thyroid cartilage invasion in early glottic tumor involving the anterior commissure. In press

[7] Hartl DM, Landry G, Hans S, et al. Thyroid cartilage invasion in early-stage squamous cell carcinoma involving the anterior commissure. Head Neck. 2012; 34(10):1476–1479

[8] Szyfter W, Leszczyńska M, Wierzbicka M, Kopeć T, Bartochowska A. Value of open horizontal glottectomy in the treatment for T1b glottic cancer with anterior commissure involvement. Head Neck. 2013; 35(12):1738–1744

[9] Ulusan M, Unsaler S, Basaran B, Yılmazbayhan D, Aslan I. The incidence of thyroid cartilage invasion through the anterior commissure in clinically early-staged laryngeal cancer. Eur Arch Otorhinolaryngol. 2016; 273(2):447–453

[10] Pearson BW, Salassa JR. Transoral laser microresection for cancer of the larynx involving the anterior commissure. Laryngoscope. 2003; 113(7):1104–1112

[11] Steiner W, Ambrosch P, Rödel RM, Kron M. Impact of anterior commissure involvement on local control of early glottic carcinoma treated by laser microresection. Laryngoscope. 2004; 114(8):1485–1491

[12] Olsen KD, DeSanto LW. Partial vertical laryngectomy: indications and surgical technique. Am J Otolaryngol. 1990; 11(3):153–160

[13] Bailey BJ. Partial laryngectomy and laryngoplasty: a technique and review. Trans Am Acad Ophthalmol Otolaryngol. 1966; 70(4):559–574

[14] Laccourreye O, Weinstein G, Brasnu D, Trotoux J, Laccourreye H. Vertical partial laryngectomy: a critical analysis of local recurrence. Ann Otol Rhinol Laryngol. 1991; 100(1):68–71

[15] Laccourreye H, Laccourreye O, Weinstein G, Menard M, Brasnu D. Supracricoid laryngectomy with cricohyoidoepiglottopexy: a partial laryngeal procedure for glottic carcinoma. Ann Otol Rhinol Laryngol. 1990; 99(6, pt 1):421–426

13 局部中期声门癌：喉环状软骨上切除–环舌会厌吻合术

Locally Intermediate Glottic Cancer: Supracricoid Laryngectomy with CHEP

邬振华　沈志森　叶栋　译

摘　要

局部中期声门癌可通过放化疗或手术来保喉治疗。喉环状软骨上切除术（SCL）适用于声门型和声门上型喉癌未侵犯声门下的T$_3$病变，以及部分喉外扩散受限的选择性T$_{4a}$病变。术中至少保留一侧有功能的杓状软骨。与全喉切除术相比，该术式能够保留喉发音功能和拔除气管套管，提高了患者的生活质量。只要患者肺功能良好且拥有一支能够成功康复的多学科团队，即便是老年患者也可以选择此术式。在某些病例中，SCL可作为放疗后的挽救性手术，但发生并发症的概率更高。SCL与放化疗的总体生存率和无病生存率相似，但因肿瘤复发或缺乏康复而需要全喉切除的患者较少。

关　键　词

喉癌，喉部分切除术，水平喉切除术，喉保留术，喉功能保留

13.1　病例介绍

患者白种人男性，73岁，是一名退休的冶金工人，因"声嘶进行性加重10个月"来诊。近1个月开始出现体力劳动时呼吸困难。既往吸烟史25年，已戒烟30年，有饮酒史，32年前因消化性溃疡行胃部分切除术，此外无其他病史。Karnofsky健康状况量表评分70分。查体未发现任何颈部淋巴结异常肿大。喉镜检查发现左侧声带有溃疡性病变，向前连合扩散至右侧前1/3声带，累及左室带及喉室，左杓部固定（图13.1）。喉镜下活检，病理结果提示表皮样癌。CT显示左声门旁间隙受累，但未累及声门下（图13.2）。最初分期为T$_3$N$_0$M$_0$。行喉环状软骨上切除（SLC）–环舌会厌吻合术（CHEP），术中保留右侧杓状软骨，同时行左颈选择性淋巴结清扫术（Ⅱ～Ⅳ区）（图13.3）。患者术后第5天出院，

无并发症。病理报告示：肿瘤为2级表皮样癌，2.5×2.0×1.5 cm大小，无血管或神经侵犯，切缘

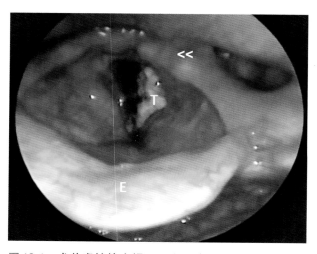

图13.1　术前喉镜检查提示：左侧声带肿瘤（T），累及左喉室及室带、前连合和右声带的前1/3。左侧杓状软骨（<<）和左侧半喉固定，会厌（E）未见肿瘤

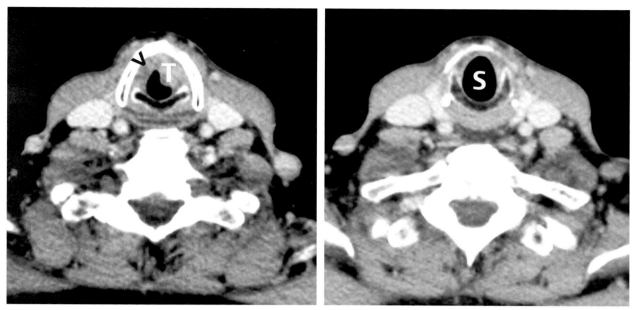

图 13.2　静脉造影轴位计算机断层扫描显示：（左）肿瘤（T）累及为左侧声门旁间隙越过中线（＞），（右）声门下未见肿瘤累及（S）

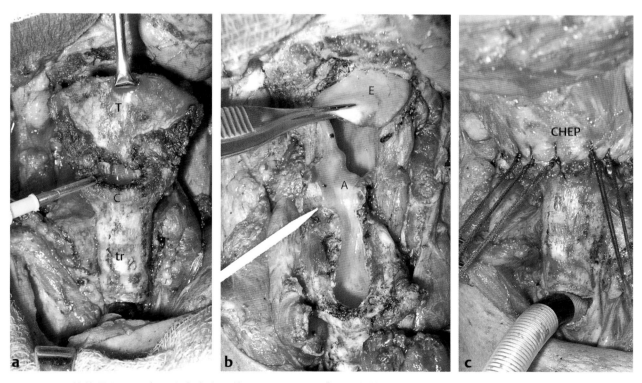

图 13.3　环状软骨上环舌会厌吻合术中图片。a. 打开环甲膜；环状软骨（C），甲状腺软骨（T），气管（tr）。b. 切除后，保留右侧杓状软骨（A）、环状软骨（C）和会厌（E）。c. 环舌会厌吻合术（CHEP）

阴性，无颈部淋巴结转移，病理分期为 pT_3pN_0。建议无须行辅助治疗，术后发音良好，声嘶尚可，无吞咽困难。38 天后拔除气管套管，48 天后拔除鼻饲管。术后 2 年未见肿瘤复发，完全康复（图13.4）。

13.2　讨　论

1974 年 Piquet 等 在 Majer 和 Rieder 于 1959 年开展的手术技术基础上阐述了喉环状软骨上部分切除术[1]。Laccourreye 等于 20 世纪 90 年代在欧洲推广

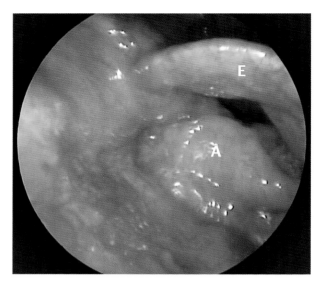

图 13.4　$T_3N_0M_0$ 声门癌行环状软骨上环舌会厌吻合术后 2 年的喉镜检查显示可活动的杓状软骨（A）和会厌（E）

该术式用于声门癌的治疗[2]，但直到最近几年才在美洲开始流行[1,3]。该技术已被改良用于声门型喉癌和下咽癌[4]。

SCL 包括切除整个甲状软骨，从环状软骨开始到会厌根部，保留 1～2 个具有完整活动度和神经支配能力的杓状软骨，可以切除整个声门旁间隙，避免在近肿瘤处入喉[1]，必要时可以切除会厌。剩余部分使用 CHEP 或环舌吻合术（CHP）重建，例如，环状软骨固定在舌骨上[1-3]。同时保留至少 1 个功能性杓状软骨可使言语和吞咽功能得到恢复，而保留环状软骨则有助于呼吸道通畅和顺利拔除气管套管[2]。

尽管与全喉切除术相比 SCL 具有相当大的优势，但其手术适应证应该严格把握：肿瘤未累及后连合，声门下肿瘤下缘不能到达环状软骨的上缘，喉外扩散必须非常局限或没有[5]，必须保留至少 1 个功能性杓状软骨，并且患者的肺功能必须足够好，还须考虑患者的心理社会状况，这是良好康复的基础[1]。

SCL 已被用于治疗未侵犯声门下且至少有 1 个功能性杓状软骨的声门癌和声门上型癌症[1-6]。最近，该手术已用于特定病例的放疗后挽救性手术，在切除肿瘤和恢复功能两方面都获得了良好的结果[7]。与全喉切除术相比，SCL 式的优势在于没有气管造瘘情况下能够保留呼吸功能，并能用喉发音，提高了生活质量[4]。

在不影响肿瘤治疗效果的前提下，尽量寻求其

他方法来替代全喉切除术[6]。只要 SCL 的适应证被严格把握，似乎是一个很好的选择。

肿瘤局部控制是保喉手术的主要目标[5,6]，除非局部复发，否则区域和远处转移是罕见的[1]，这就给接受 SCL 手术患者的康复提出了另一个挑战。众所周知，康复与所使用的手术技巧有关，例如，保留双侧杓状软骨的 CHEP 患者可以更容易、更快地康复，而术后放疗则加大了康复的难度[7-9]。女性患者通常更难恢复，可能是由于喉的前后径较小[1]。有文献报道，拔除鼻胃管和气管套管的平均时间在术后 1 个月左右[1-6]。

尽管老年患者最初是 SCL 的禁忌证，但最近的研究表明，开放性部分喉切除术即使在老年患者中也是安全的，如本例所示，但并发症风险较高[9]。

最近，欧洲喉科学会根据切除范围的下缘提出了开放性部分水平喉切除术的一种分类[8,10]。Ⅰ型是声门上喉切除术，Ⅱ型是 SCL，Ⅲ型是气管上喉切除术。

SCL 的保喉率及 5 年总体生存率和无病生存率在 80%～95% 之间[1,4,6]。全喉切除的患者与晚期肿瘤采取放化疗保守治疗的患者，其局部控制和生存率非常相似，但通常放化疗后因复发或康复欠佳而切除全喉的患者更多[11]。

13.3　建议和避免误区

- 保喉手术，如 SCL，具有良好的功能保留和肿瘤学效果，在某些情况下优于放化疗保喉治疗，尤其在临床试验之外更明显。

- 与接受保喉手术的患者相比，采取放化疗保守治疗后因复发或康复欠佳而行全喉切除的患者更多。

- SCL 切除了整个甲状软骨和双侧声门旁间隙及双侧声带。

- 保留至少 1 个功能性喉单元即 1 个活动良好的杓状软骨及其支配神经，是成功康复的基础。

- 喉上神经和喉下神经应予以保留，以保持杓状软骨的活动和感觉。

- 延伸至声门下的癌症是 SCL 的主要禁忌证，在这种情况下，可以行气管上喉切除术。

- 肺功能差的患者如果 SCL 后出现误吸可能导致死亡。

- 多学科团队对成功康复至关重要。

参考文献

[1] Gonçalves AJ, Bertelli AA, Malavasi TR, Kikuchi W, Rodrigues AN, Menezes MB. Results after supracricoid horizontal partial laryngectomy. Auris Nasus Larynx. 2010; 37(1):84–88

[2] Laccourreye O, Brasnu D, Périé S, Muscatello L, Ménard M, Weinstein G. Supracricoid partial laryngectomies in the elderly: mortality, complications, and functional outcome. Laryngoscope. 1998; 108(2):237–242

[3] Lima RA, Freitas EQ, Kligerman J, et al. Supracricoid laryngectomy with CHEP: functional results and outcome. Otolaryngol Head Neck Surg. 2001; 124(3):258–260

[4] Adamopoulos G, Yiotakis J, Stavroulaki P, Manolopoulos L. Modified supracricoid partial laryngectomy with cricohyoidopexy: series report and analysis of results. Otolaryngol Head Neck Surg. 2000; 123(3):288–293

[5] Succo G, Crosetti E, Bertolin A, et al. Benefits and drawbacks of open partial horizontal laryngectomies, part B: intermediate and selected advanced stage laryngeal carcinoma. Head Neck. 2016; 38(suppl 1):E649–E657

[6] Succo G, Crosetti E, Bertolin A, et al. Benefits and drawbacks of open partial horizontal laryngectomies, part A:

early- to intermediate-stage glottic carcinoma. Head Neck. 2016; 38(suppl 1):E333–E340

[7] Makeieff M, Venegoni D, Mercante G, Crampette L, Guerrier B. Supracricoid partial laryngectomies after failure of radiation therapy. Laryngoscope. 2005; 115(2):353–357

[8] Succo G, Peretti G, Piazza C, et al. Open partial horizontal laryngectomies: a proposal for classification by the working committee on nomenclature of the European Laryngological Society. Eur Arch Otorhinolaryngol. 2014; 271(9):2489–2496

[9] Crosetti E, Caracciolo A, Molteni G, et al. Unravelling the risk factors that underlie laryngeal surgery in the elderly. Acta Otorhinolaryngol Ital. 2016; 36(3):185–193

[10] Rizzotto G, Crosetti E, Lucioni M, Succo G. Subtotal laryngectomy: outcomes of 469 patients and proposal of a comprehensive and simplified classification of surgical procedures. Eur Arch Otorhinolaryngol. 2012; 269(6):1635–1646

[11] Hartl DM, Ferlito A, Brasnu DF, et al. Evidence-based review of treatment options for patients with glottic cancer. Head Neck. 2011; 33(11):1638–1648

14 经口机器人手术治疗晚期喉癌
Transoral Robotic Surgery for Advanced Laryngeal Cancer

Young Min Park, Se-Heon Kim
邬振华　沈志森　叶栋　译

声门癌的经口机器人手术（TORS）于2009年首次实施，其在喉癌患者中的应用已被报道。TORS经口腔入路这一点类似于经口激光显微手术，但它的两个机器人手臂可以在狭窄的空间内自由移动，所以能进行更精准的手术。TORS主要用于早期喉癌的治疗，但近年来也有报道在晚期喉癌中的应用病例。通过对局部晚期喉癌患者进行诱导化疗以减小肿瘤体积，再通过TORS去除残余肿瘤，来达到良好的治疗效果。这些新的治疗方式都旨在通过保留器官功能来改善治疗后的生活质量。在我们研究中根据术后病理结果的不同，20%的患者在没有进一步放疗的情况下能无疾病存活（无疾病证据），其余患者因为病理学有不良特征而接受调整剂量放疗，在这些患者中，我们期望通过放疗可以减少长期并发症。

喉癌，诱导化疗，经口机器人手术

14.1 病例介绍

因为没有可靠的研究比较各种治疗方式的疗效，在局部晚期 T_3 和 T_4 喉癌中，何为最适合的治疗方法仍有争议[1]。T_3 肿瘤传统上是以全喉切除作为单一方式治疗，但有时也可行部分喉切除[2]。T_3 肿瘤单独放疗（RT）的局部控制率比手术低 50%[3]。因此，在保喉手术或体积较大的 T_3 肿瘤治疗中，同步放化疗（CRT）比单独放疗（RT）更被推荐使用。T_4 肿瘤通常行全喉切除术。术后进行辅助放疗或同步放化疗，某些特定病例经同步放化疗后可以维持长期的保守治疗。尽管 T_4 肿瘤可以用非手术方式保留器官，但保留的器官在放疗后也许不能保持正常功能。如果在放疗后6个月水肿仍然存在，则应怀疑是否存在肿瘤残留或复发[4]。

目前有关肿瘤学研究结果可比性报道的关于经口显微激光手术的作者都是经验丰富的术者，并且病例都是选择性的 T_3 和 T_4 肿瘤患者[5]。Park 等于2009年首次进行了声门癌的经口机器人手术（TORS），并报道了其在喉癌患者中的实用性[6]。TORS和经口激光显微手术一样通过口腔进行，但它两个机器人手臂可以在狭窄的空间内自由移动，因此能进行更精准的手术。TORS主要用于早期喉癌的治疗，但近年来在晚期喉癌中的应用成果也有所报道[7]。先在晚期喉癌患者中进行诱导化疗以缩小肿瘤体积，再以TORS切除残余肿瘤，取得了良好的治疗效果[7]。新的治疗方式旨在通过保留器官和功能来改善患者的生活质量。

14.2 治疗方案示意图（TORS 结合诱导化疗）

患有局部晚期喉癌和可切除的淋巴结转移喉癌患者考虑使用该治疗方案。在术前行诱导化疗3个周期，对诱导化疗有显著反应的患者行TORS，对导化疗无反应的患者进行根治性手术或同步放疗（CCRTx）。在接受TORS的患者中根据术后标本病理结果确定是否需要辅助化疗。如果病理学N≤1且切缘阴性，则单纯手术即可（图14.1）。

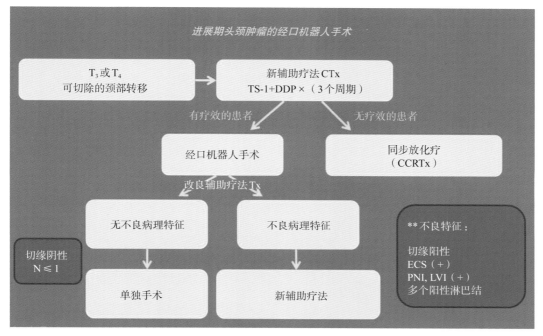

图14.1 临床试验设计。仅包括分期T_3和T_{4a}病变（可切除的颈部转移）的患者。所有患者均接受3个周期的新辅助化疗（TS-1和顺铂）。每个周期后评估化疗反应；疗效显著者完成3个周期后行经口机器人手术。根据病理学结果决定是否行辅助治疗。对诱导化疗无反应者实行根治性手术或同步放化疗

14.3 治疗方案适应证

该治疗方案的适应证如下：① 经组织病理学诊断为鳞状细胞癌的T_3或T_4喉癌患者；② 未接受过手术、化疗或放疗的患者；③ 美国东部肿瘤协作组体能状态评分小于2。

以下患者被认为具有相对禁忌证：① 不能通过TORS彻底切除病灶的患者；② 出现远处转移的患者；③ 预计依从性不好的患者；④ 由于张口受限导致暴露欠佳的患者。

14.4 诱导化疗方案

化疗方案由第1天静脉滴注顺铂（70 mg/m²）和第1至14天口服TS-1（由吉美嘧啶5.8 mg/m²，奥曲西汀19.6 mg/m²和替加氟20 mg/m²组成）组成，每21天重复一次。如果出现骨髓抑制，则化疗延迟1周，直到白细胞和血小板计数恢复正常。在2个新辅助化疗周期后，通过影像学和内镜检查，实体瘤的反应评估标准来评估疗效。测量最大的肿瘤和颈部肿块直径以评估化疗反应。对有显著疗效的患者行TORS，反应不明显的患者考虑行常规手术或明确的同步放化疗（图14.1）。

14.5 手术过程

所有患者均接受了影像学检查，包括CT、MRI和PET，以评估疾病的严重程度。原发病灶的范围记录在硬性喉镜或软性喉镜检查的视频文件上。根据上述数据，切除范围是按照治疗前病变而不是根据诱导化疗后肿瘤体积缩小后的范围来确定（图14.2）。病例1是一名患有$T_3N_0M_0$杓会厌皱襞癌的54岁男性。通过MRI测量肿瘤大小为1.7 cm，并且在硬性喉镜检查中发现右声带麻痹。诱导化疗后，肿瘤缩小，声带活动恢复。通过TORS切除残余的肿瘤。对标本进行病理切片检查，手术切缘阴性，未见其他不良病理特征。因此，该患者仅接受手术而没有行辅助放疗，最近一次复查未见复发征象（图14.3）。

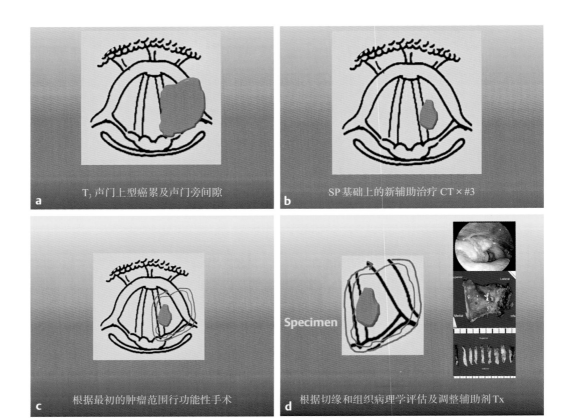

图 14.2 T₃ 声门上型喉癌患者新辅助化疗加经口机器人手术的示意图。a. 肿瘤起源于右侧杓会厌皱襞，伴有声门旁间隙侵犯。b. 新辅助化疗 3 个周期后，肿瘤大小明显缩小。c. 原发病灶最初是通过硬镜或软镜记录的。根据治疗前的尺寸（红线）而不是根据新辅助化疗后肿瘤缩小的尺寸绘制切除切缘（蓝线）。d. 分析病理标本的切缘情况和其他不良病理特征

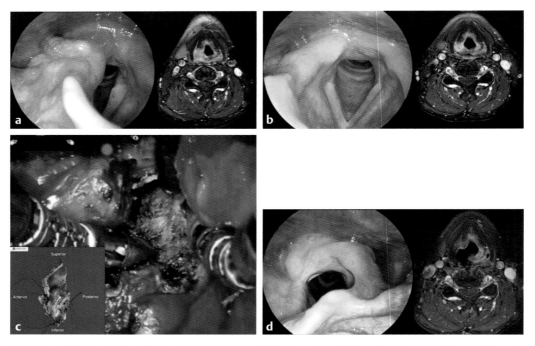

图 14.3 病例 1，54 岁，男性，T₃N₀M₀ 杓会厌皱襞癌。a. MRI 测量肿瘤 1.7 cm，硬质内镜示：右侧声带麻痹。b. 新辅助化疗后，肿瘤缩小，声带活动恢复。c. 通过经口机器人手术切除残余肿瘤。对标本进行病理检查，手术切缘为阴性，未发现其他不良病理特征。d. 因此，患者只接受了手术，未进行放疗，而且无病迹象生存

14.6 辅助治疗

有下列不良病理特征的患者需行辅助治疗［放疗（RTx或CCRTx）］：切缘阳性、淋巴结包膜外侵犯（ECS）、神经浸润（PNI）、淋巴管浸润（LVI）和多个转移淋巴结。术后4～6周开始辅助治疗。

14.7 治疗结果

使用诱导化疗和TORS的临床试验包括15名喉癌患者。其中5名喉癌患者的原发灶位于声带，5名位于杓会厌皱襞，另3名患者位于会厌，还有2名患者位于室带。根据TNM（肿瘤大小、淋巴结转移状况和远处转移情况）分期，15名患者（100%）均患有T_3肿瘤，8名患者（53.5%）分期为Ⅲ期，7名患者（46.6%）分期为Ⅳ期（表14.1）。所有患者均为男性，平均年龄为67岁，病理诊断均为鳞状细胞癌。其他患者信息总结见表14.2。

我们报告了参与这项研究患者的代表性病例。第1例是一名54岁的男性，被诊断患有$T_3N_0M_0$杓会厌皱襞癌。肿瘤起源于右梨状窝，大小1.7 cm，有右侧声带麻痹。诱导化疗后，肿瘤缩小，右声带运动恢复。通过TORS切除残余的肿瘤。术后标本病理检查证实切缘阴性，未见其他不良病理特征（图14.2）。图14.4总结了5例晚期喉癌患者的整个治疗过程，所有这些患者均显示对诱导化疗有所缓解。术后对标本进行病理检查，3例患者切缘均阴性，无淋巴结转移。这些患者术后均未予辅助治疗，在最近一次就诊时没有复发迹象。其余两名患者在对手术标本进行病理检查时显示出阳性切缘和淋巴结转移，因此，他们接受了辅助治疗。

表 14.2 所有患者的临床信息

属　　性	患者人数（%）
性别	
男	15（100）
女	0（0）
年龄，平均值（范围），岁	67.2（54～80）
原发灶	
真声带	5（33）
杓会厌皱襞	5（33）
会厌	3（20）
假声带	2（13）
组织病理学	
鳞状细胞癌	15（100）

诱导化疗后，15例患者表现出部分缓解，没有患者出现疾病进一步加重。所有患者均接受诱导化疗后TORS切除残留肿瘤，病变经口切除而无须其他外部切口。8名患者（53%）术后病理结果显示切缘阴性，其余7名患者（46%）切缘阳性。所有患者在TORS术后都进行了无须额外重建的二次康复治疗。为解决术后气道问题，15例患者均接受了术后气管切开术，14例患者成功拔管，从气管切开到拔管的平均持续时间是11.5天。患者术后平均鼻饲时间为11.1天。使用Salassa提出的功能性吞咽量表（FOSS）评分用来评估患者主观吞咽功能，其中86%的患者表现良好（13%）[8]。最后一次随访中只有两名患者依赖鼻饲管（表14.3）。在围手术期，一名患者发生了术后肺炎，需要药物治疗，没有与

表 14.1 患者的 TNM 分期

T 分期	N 分期					总分期
	0	1	2a	2b	2c	
3	5	3	0	3	4	15
4	0	0	0	0	0	0
总分期	5	3	0	3	4	15

注：Ⅲ期：53.5%；Ⅳ期：46.6%。

性别/年龄	初始	原始图像	诱导CTx	反应	诱导ICTx后	手术	病理	F/U
男性/65	AEF（L）($cT_3N_1M_0$)	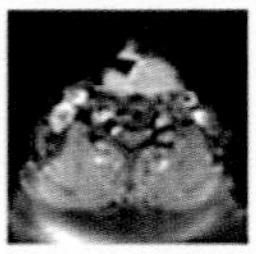	1剂替吉奥胶囊/顺铂	部分缓解	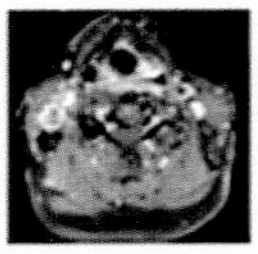	TORS. 喉部分切除术(L).LND(L)	Invasive SCCa 0.8 cm×0.2 cm ECS(－)/切缘：阴性 淋巴结：阴性	NED
男性/67	AEF（R）($cT_3N_2M_0$)	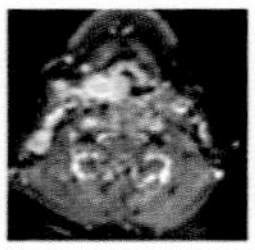	3剂替吉奥胶囊/顺铂	部分缓解(80%)	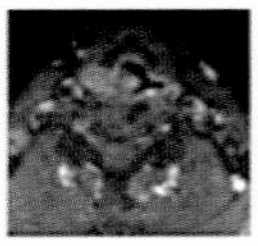	TORS. SPL(R).LND(B)	SCCa, MD 1.1 cm×0.6 cm ECS(－)/切缘：阴性 淋巴结：阴性	NED
男性/56	AEF（R）($cT_3N_0M_0$)	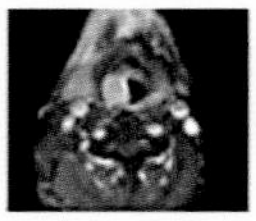	2剂替吉奥胶囊/顺铂	部分缓解	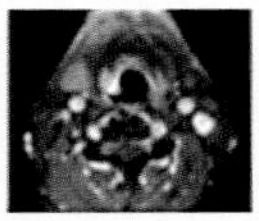	TORS. SPL(R).LND(R)	Invasive SCCa, 0.6 cm×0.2 cm ECS(－)/切缘：阴性 淋巴结：阴性	NED
男性/80	AEF（R）($cT_3N_1M_0$)	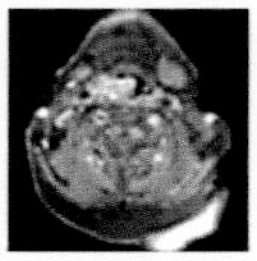	5剂替吉奥胶囊/顺铂	部分缓解	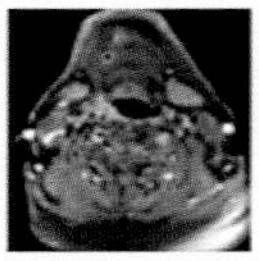	TORS. SPL(R).mRND(R)	SCCa, MD 1.6 cm×1.2 cm ECS(－)/切缘：阳性 淋巴结：1/65	NED
男性/67	FVC（L）($cT_3N_0M_0$)	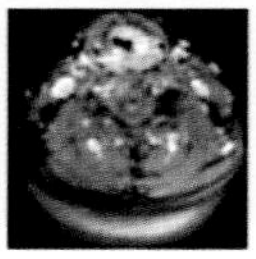	3剂替吉奥胶囊/顺铂	部分缓解	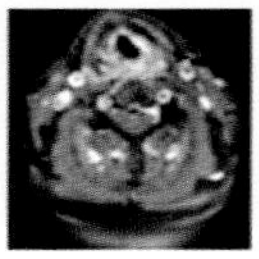	TORS. SPL(L).LND(L)	SCCa, MD 1.4 cm×0.03 cm ECS(－)/切缘：阳性 淋巴结：1/30	NED

图14.4　其他5名入选患者的治疗结果摘要。在新辅助化疗后，8名患者表现出部分缓解。所有患者均行经口机器人手术，同时行颈部淋巴结清扫术，以清除新辅助化疗后缩小的残余肿瘤。3名患者手术切缘阴性，3名患者切缘阳性。两名患者表现出不良的病理特征（多发转移淋巴结或淋巴结包膜外扩散）。根据这些病理数据制定辅助治疗。在最后一次随访中，所有8名患者都存活，没有任何肿瘤复发迹象

注：TROS，经口机器人手术；SPL：挽救性部分喉切除手术；LND，喉癌淋巴结清扫；Invasive SCCa，侵入性鳞状细胞癌；MD，大小；NED，无疾病征象。

表14.3　恢复功能的结果

度	量
拔管时间（天）	11.5
鼻饲时间（天）	11.1

FOSS 评分	患者人数（%）
0～2（良好）	12（80）
3～4（欠佳）	1（6）
5（饲管依赖）	2（13）

手术相关的严重并发症。通过声学波形分析评估语音状态，经口部分喉切除术后，与其他变量相比，声带抖动显著增加（图14.5）。中位随访期为21.5个月（范围：4～91个月）。在最终评估时，局部失败率为20%（15例患者中有3例）。1例（占2.9%）患者发生远处转移。复发性疾病采用挽救性手术、RTx、化疗或联合治疗方法。喉癌患者的5年总生存率为50.5%，而其中5年无病生存率为53.7%（图14.6）。在所有15名患者中，12名患者有不良病理特征并行进一步治疗（表14.4），3例患者在诱导化疗和TORS后未行进一步的辅助治疗。

14.8　思　考

国家综合癌症网络指南（2016）建议在诱导化疗后完全缓解或部分缓解的喉癌患者的RT或CCRTx为66～70 Gy。按照此指南可能导致以下

表 14.4 治疗结果

测 量	患者人数（%）
切缘情况	
阴性	8（53）
阳性	7（46）
结节包膜外扩散	
有	3（20）
没有	12（80）
淋巴管侵犯	
有	3（20）
没有	12（80）
神经侵袭	
是	3（20）
没有	12（80）
辅助治疗	
CCRTx	9（60）
RTx	3（20）
仅手术	3（20）

注：CCRTx，同步放化疗；RTx，放射治疗。

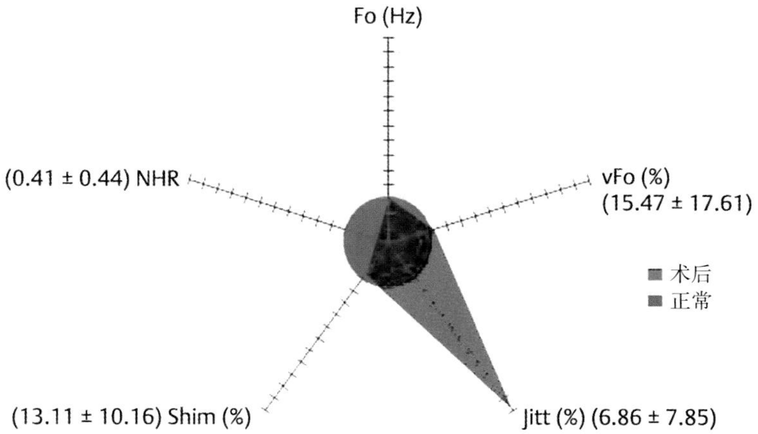

Fo：平均基本频率
vFo：基本频率变化
Jitt：抖动
Shim：微光
NHR：噪声谐波比

图 14.5 患者的声波分析

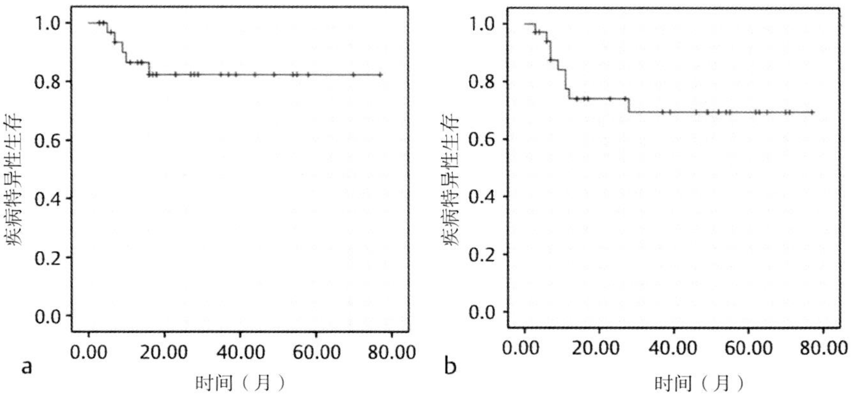

图 14.6 Kaplan-Meier 曲线：疾病特异性存活（a）和无病存活（b）

问题。首先，诱导化疗后残余肿瘤细胞的克隆更可能在放疗中显示交叉抵抗，从而降低了放疗的效率[9, 10]。根据既往报道，在诱导化疗后完全缓解的患者中，有 28% 在组织学上没有肿瘤细胞，这些患者不需要按照标准放射剂量的放疗[11]。由于这些问题，当前的指南需要根据患者个性化制定。RTx 的总剂量可以根据病理学特异性评估来定制。在这项研究中，我们通过诱导化疗缩小局部晚期喉癌的体积，并通过 TORS 微创手术切除了残余肿瘤。经口去除病变而无须外部切口，患者在术后迅速恢复并且保留了喉的功能。诱导化疗后手术去除残留的具有治疗抵抗力的肿瘤细胞可以最大限度地增加放疗的效果。根据术后病理结果，可以进行额外的个性化治疗，例如调整放疗剂量等。20% 的患者在没有进一步 RTx 的情况下健康存活，其余患者根据不良病理特征调整放射剂量，我们希望放疗可以减少长期并发症。

参考文献

[1] Licitra L, Bernier J, Grandi C, et al. Cancer of the larynx. Crit Rev Oncol Hematol. 2003; 47(1):65–80

[2] Kirchner JA, Som ML. Clinical significance of fixed vocal cord. Laryngoscope. 1971; 81(7):1029–1044

[3] Harwood AR, Bryce DP, Rider WD. Management of T3 glottic cancer. Arch Otolaryngol. 1980; 106(11):697–699

[4] Ward PH, Calcaterra TC, Kagan AR. The enigma of post-radiation edema and recurrent or residual carcinoma of the larynx. Laryngoscope. 1975; 85(3):522–529

[5] Hinni ML, Salassa JR, Grant DG, et al. Transoral laser microsurgery for advanced laryngeal cancer. Arch Otolaryngol Head Neck Surg. 2007; 133(12):1198–1204

[6] Park YM, Lee WJ, Lee JG, et al. Transoral robotic surgery (TORS) in laryngeal and hypopharyngeal cancer. J Laparoendosc Adv Surg Tech A. 2009; 19(3):361–368

[7] Park YM, Keum KC, Kim HR, et al. A clinical trial of combination neoadjuvant chemotherapy and transoral robotic surgery in patients with T3 and T4 laryngo-hypopharyn-geal cancer. Ann Surg Oncol. 2018; 25(4):864–871

[8] Salassa JR. A functional outcome swallowing scale for staging oropharyngeal dysphagia. Dig Dis. 1999; 17(4):230–234

[9] Park YM, Lee SY, Park SW, Kim SH. Role of cancer stem cell in radioresistant head and neck cancer. Auris Nasus Larynx. 2016; 43(5):556–561

[10] Shirai K, Saitoh JI, Musha A, et al. Clinical outcomes of definitive and postoperative radiotherapy for stage I-IVB hypopharyngeal cancer. Anticancer Res. 2016; 36(12):6571–6578

[11] Yang L, Chen WK, Guo ZM, et al. Long-term survival of induction chemotherapy plus surgery and postoperative radiotherapy in patients with stage IV hypopharyngeal cancer. Anticancer Drugs. 2010; 21(9):872–876

15

局部晚期声门上型喉癌：通过经口激光显微外科手术保留喉

Locally Advanced Supraglottic Cancer: Larynx Preservation by Transoral Laser Microsurgery

Petra Ambrosch, Claudia Schmalz
邬振华 沈志森 叶栋 译

临床实践指南证实：经口激光显微外科手术（TLM）已被用于治疗早期的声门上型喉癌。然而，关于TLM是否适合于治疗局部晚期声门上型喉癌仍存在争论。现我们讨论1例有多种合并症的78岁男性患者的临床情况诊断和挑战性治疗，病例介绍之后是对当前文献的回顾，我们亦将描述治疗方案以及治疗后的肿瘤转归和功能恢复结果。

声门上型癌，经口激光显微手术，喉保留，肿瘤学结果，功能结果

15.1 病例介绍

病例介绍由Kiel大学医学院伦理委员会（D 418/18）批准，并由患者同意。一名78岁的退休男性患者，以"吞咽困难和吞咽疼痛3个月"为主诉，无呼吸困难或喘鸣。吸烟史50年，平均20支/天。20世纪80年代已戒酒。ECOGP评分为2分，同时患有多个合并症：慢性阻塞性肺疾病（COPD）、胰岛素依赖性2型糖尿病、肾功能受损的糖尿病性肾病［肾小球滤过率（GFR）：60 mL/min］、中度感音神经性耳聋、高血压、冠心病和4年前行膝上截肢术导致的严重外周血管疾病。他依靠轮椅生活。

喉镜检查示：肿瘤累及会厌、室带和左侧杓会厌皱襞，并延伸至杓状软骨上方的黏膜，双侧声带活动正常（图15.1，图15.2）。显微喉镜检查显示前述的肿瘤扩展，并且未累及环状软骨后方中线的黏膜及双侧喉室。广角内镜检查排除头颈部、肺部和食道存在第二原发癌。颈部未触及明显异常淋巴结。活组织检查显示中度分化的鳞状细胞癌（SCC）。双侧Ⅱ_a区肿大淋巴结超声引导细针穿刺的细胞学检查结果为SCC阳性。喉部的CT显示声门上型肿瘤累及会厌前间隙、室带和左侧杓会厌皱襞，在声门平面未见肿瘤扩展至声门旁间隙的迹象，亦未见软骨或舌根浸润的迹象。Ⅱ_a区各有1个肿大淋巴结（左侧直径12 mm，右侧直径10 mm），伴有中央区坏死，诊断为可疑的双侧颈淋巴结转移

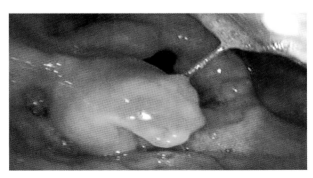

图15.1 术前喉镜视图。声门上癌累及会厌、左侧杓会厌皱襞及双侧室襞

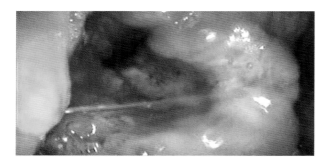

图 15.2　术前喉镜视图。更高的放大倍数

（图 15.3，图 15.4）。肺部 CT 和腹部 B 超均未发现明显的转移灶。

诊断为声门上的局部晚期鳞状细胞癌。根据第七版的国际癌症控制联盟（UICC）TNM（肿瘤大小、淋巴结转移和远处转移）分类标准，此临床阶段是 $cT_3cN_2cM_0$，UICC IV_a 期。

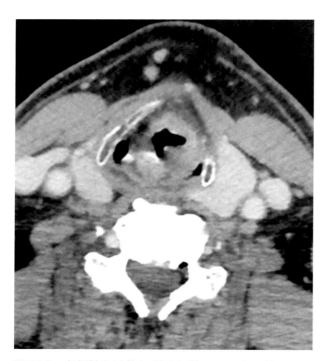

图 15.3　喉部轴位计算机断层扫描显示：会厌前间隙和左侧杓会厌皱襞肿瘤浸润

15.2　讨　论

15.2.1　治疗方案

经口激光显微外科手术（TLM）治疗早期肿瘤的临床实践已经被接受，最近的临床实践指南证实并且一致认为应该进行单一形式的治疗方案[1]。在患有局部晚期声门上型癌的患者中，有几种治疗方

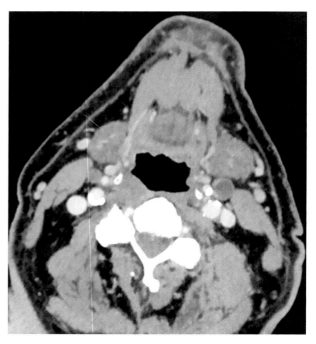

图 15.4　颈部 CT 轴位扫描显示：双侧 Ⅱa 区肿大淋巴结伴中央区坏死

案可供选择。手术治疗方案是全喉切除术或声门上喉部分切除术（SGL），通过开放颈部或经口的 CO_2 激光（TLM）治疗原发性癌症。由于颈部转移灶有限，对于区域性淋巴结的手术治疗包括 Ⅱ～Ⅳ 区的双侧择区性颈部淋巴结清扫术（SND Ⅱ～Ⅳ）[2]。根据组织病理学结果，考虑颈部淋巴结的情况，针对原发灶和颈部淋巴结可考虑行辅助放疗或放化疗。非手术治疗方案包括单独放疗、诱导化疗、放疗和同步放化疗。选择特定治疗方案时需要考虑疾病的准确分期、患者的总体健康状况以及良好功能结果的预测。

手术选择

保留喉功能手术的成功与否取决于癌症是否完全被切除（R0 切除）、外科医生的经验以及合适的患者选择。在手术方案选择时要解决的关键问题是癌症累及的范围。标准的 SGL 切除范围包括会厌以及会厌前间隙的脂肪和双侧室带，保留双侧声带和杓状软骨；切除范围可以扩展到杓会厌皱襞（梨状窝的内侧壁）、一侧杓状软骨、一侧声带和/或环后区域。可以通过开放颈部或经口激光手术的方法切除肿瘤。在开放性手术中，会切除甲状软骨的声门上部分，但在内镜切除术中，通常被保留。T_3 声门上型癌中颈部开放性手术和内镜下水平喉切除术的禁忌证均是双侧声带固定、双侧声门旁间隙侵犯和/或声门水平的甲状软骨内膜侵犯。

如果癌症患者适合实施SGL，则必须确定是否有候选方案来弥补由手术引起的功能障碍。由于吸烟和酗酒是声门上型癌症的主要危险因素，许多患者同时患有其他与吸烟相关的疾病，如COPD。年龄超过70岁且患有严重并发症的癌症患者是该手术的禁忌证。多项研究显示：与开放性颈部SGL相比，TLM治疗声门上型癌的吞咽康复更快，并且有更好的预后[3、4]。开放性SGL后再行全喉切除的比率在3.5%～12.5%[3]。由于具有较大的手术相关并发症和术后功能障碍，开放性SGL通常不作为治疗首选，特别是对于存在肺功能不良的老年患者。然而，根据临床经验和文献报道，使用TLM可以将手术适应证应用到该类患者。据报道，在TLM手术之后这些患者中95%具有良好的吞咽功能而无须留置胃管[5-9]。因为内镜下治疗损伤性较小，通常不需要再行气管切开术，并且TLM术后不会干扰患者在吞咽时喉部的抬高和舌根的移动。同时能使声门完全闭合，并且保留喉上神经的内支可以更好地支配感觉。

单中心队列研究的结果表明：TLM预后与开放性SGL和全喉切除术相当。Steiner研究小组回顾性分析了104例pT_3期声门上型喉癌患者的临床资料，5年生存率、无复发率和疾病特异性存活率分别为67%、68%和84%，这与颈部开放性SGL相当。5年的局部控制率为77.3%，喉部保留率为92%（104例患者中的97例）[6]。Grant等[10]研究38例声门上型喉癌患者（T_1/T_2期22例，T_3/T_4期16例）的临床资料，2年的局部控制率为97%。Ambrosch等[5]用TLM治疗了50例pT_3期声门上型喉癌患者（40例Ⅲ期，10例Ⅳ期），5年的喉保留率为96%，5年无复发生存率为71%，所有患者在拔除鼻胃管后无明显饮食禁忌，无须进行特殊的吞咽训练。Peretti等[7]研究56例接受TLM治疗的喉癌患者，其中20例患有pT3期声门上病变，22例患者中有21例成功实现了喉保留，5年无病生存率为76.3%。Vilaseca等[8]治疗了96例T_3期的声门上型喉癌，5年局部控制率、生存率和疾病特异性存活率分别为69.8%、45.8%和61.8%。Vilaseca等[9]发表了迄今为止最大数据的报道，其中包括128例pT_3期和25例pT_{4a}期声门上型喉癌行TLM治疗的患者。保留了喉功能，

未行喉切除术患者的5年生存率为74.5%，5年总体生存率和疾病特异性生存率分别为55.6%和47%。最近，Ambrosch等[11]也报道了在TLM治疗声门上型喉癌患者中，pT_3期的喉5年保留率为89%，Ⅲ期和Ⅳ$_a$期的5年无病生存率为64%。

TLM与开放性手术相比具有较低的并发症率，并且当TLM被作为单一治疗方案时，对于吞咽功能和发声功能的恢复是最佳的。因为术后进行辅助放疗或放化疗增加了并发症的发生率，所以对于已完全切除原发灶和组织病理学上未有淋巴结转移的患者，不适合使用辅助放疗。辅助（化疗）放疗适用于癌症在原发部位存在微观残留（R1切除），淋巴结阳性并且存在外侵现象的患者[12、13]。颈部开放性SGL和TLM术后放疗是否对喉功能有不良影响存在争议。我们未发现在术后接受最大放疗剂量为60 Gy的患者需要终生鼻饲的概率更高，或者由于持续的喉头水肿更易导致气道阻塞的现象。

非手术选择

放射治疗肿瘤学小组（RTOG）91-11研究比较了诱导化疗后放射治疗、高剂量顺铂化疗后放疗和单独常规分次放射治疗后的临床参数[14]。结果表明，同步放化疗可以有更好的局部控制和喉保留。如今在许多癌症研究中心，同步放化疗已成为喉保留的标准非手术治疗方案，尽管有其不良反应。RTOG 91-11研究中有超过80%患者的Karnofsky指数大于90，由于不良反应，只有70%的患者能够完成整个同步放化疗方案，82%的患者产生了3级或4级不良反应，5%的患者因治疗相关并发症死亡。总之，采用保留器官方案时，治疗相关死亡率显著高于初次手术治疗，RTOG 91-11研究的结果发表于2013年[15]。值得注意的是，在同步放化疗组中，晚期患者会发生与喉癌无关的死亡，原因尚不清楚，可能由于晚期不良反应引起，如吞咽功能障碍和（没有剧烈反应的）误吸[15]。

大量喉癌患者患有合并症，不能使用高剂量的顺铂，应根据临床研究的标准常规排除这些患者以避免相互影响，因而对这些患者的非手术喉保留方案也知之甚少。

15.2.2　建议的治疗方法

在局部晚期声门上型喉癌的患者中，最先考虑

因素为是否适合手术或非手术喉保留，或者进行全喉切除术。肿瘤的解剖学范围和内镜可及性允许TLM扩展到SGL。同时可切除转移性颈部淋巴结。年龄、一般状况和合并症使患者不能接受高剂量化疗的治疗方案以及器官保留手术，使全喉切除术成为合理的方案，但是患者拒绝行全喉切除术。因此，TLM、双侧SND、根据组织病理学进行辅助放疗或化放疗的方案仍然是治疗的选择。我们的多学科肿瘤治疗（MDT）委员会推荐TLM/SND和术后放疗，不推荐同步放化疗是由于合并症使得患者无法接受高剂量顺铂或者耐受70 Gy的全程放疗。患者最终选择手术和术后放疗，并对吞咽康复充满自信。

15.2.3　治疗和预后

患者接受TLM扩展到SGL和双侧SND Ⅱ～Ⅳ区，使用前述的技术进行手术操作[16]。切除范围包括会厌、会厌前间隙、室带、左杓会厌皱襞、环后区黏膜以及左杓状软骨上的黏膜。根据欧洲喉科学会（ELS）声门上切除分类系统，该方法未能进行分类[16]。围手术期过程很顺利，患者术前留置鼻饲管，术后第二天予以拔管，未行气管切开术。

组织病理学检查显示鳞状细胞癌浸润了会厌前脂肪、室带、杓状软骨、环后区的黏膜，在会厌的叶柄区域发现最大侵入深度为6 mm，残余喉部的多次活检均未发现有癌细胞，因此进行了R0切除。左颈部切除的31个淋巴结中3个显示阳性转移，其中一个表现为包膜外浸润现象（ECS）；来自右侧颈部的24个淋巴结中有2个阳性转移，因此术后TNM分期为pT_3pN_2c（5/55，ENS^+）$M_0G_2L_0V_0Pn_0pR_0$，UICC分期为Ⅳ$_a$期。

MDT委员会推荐行辅助治疗，因为在颈部发现有多个转移淋巴结，其中1例伴有包膜外浸润。在pN_2期和ECS转移的病例中，多数学者认为辅助放疗对于区域控制是必要的[2, 18]。目前尚无手术后再行放化疗优势的统计学数据。2004年的欧洲癌症研究和治疗组织（EORTC）[11]与RTOG的研究设计相似[13]，均支持了此观点：治疗已行高风险头颈癌切除的患者，术后放疗同步顺铂化疗与单独的术后放疗相比能改善局部控制和无病生存。然而，RTOG 9501研究结果显示，在局部控制和无病生存率上并无统计学差异[19]。亚组分析表明：ECS转

移和/或阳性切缘的患者能从同步放化疗中获益，这是MDT委员会推荐辅助放化疗的理由。

该患者接受了同步放化疗（60 Gy，6周30次）和顺铂（133 mg/m^2，66%的200 mg/m^2）用以减少对正常的咽缩肌和腮腺的辐射剂量（图15.5）。在治疗期间，需要临时经皮内镜胃造瘘术以获得足够的营养支持，并进行语音和吞咽康复，治疗后6周拔除胃管。

患者83岁时，即完成治疗60个月后，被诊断患有第二原发癌。CT引导下的细针穿刺细胞学检查显示为SCC，PET-CT扫描显示肺部有3个肿瘤病灶，并且在肺门有一个阳性淋巴结。喉部、咽部或颈部未见可疑的病灶。

治疗结束后64个月的随访显示患者无明显异常（图15.6，图15.7），吞咽进食几乎正常，未行气管切开术，发音正常（可以在DVD上找到治疗后的录音）。未见晚期不良反应，生活质量也很好，使用EORTC QoL HN43模块[20]，获得的有关实际生活质量的几个方面的信息显示无任何损伤。患者未出现皮肤、耸肩、感觉等问题，体重无明显减轻，虽经过多次治疗，但未出现焦虑，仅有轻微口干。

15.3　结　论

对老年患者和患有多种并发症的局部晚期声门上型喉癌患者的治疗具有挑战性。如果进行TLM和辅助放疗，患者则有希望保留喉功能。多学科专家团队进行仔细的治疗前评估是治疗成功的必要条件。

15.4　建　议

● 切除癌症至关重要。外科医师应个体化追踪并完整切除肿瘤以避免扩散。

● 尽可能避免气管切开术，否则会使喉部固定并延迟吞咽康复。

● 涉及会厌叶柄的声门上癌症易侵犯会厌前间隙，即使没有明显影像学证据，微观浸润也有可能，因此应完整清除会厌前间隙的脂肪组织，对长期功能不会产生负面影响。

● 鉴于辅助放化疗显著的不良反应，故仅考虑应用于切缘阳性和/或淋巴结转移并囊外扩散的高

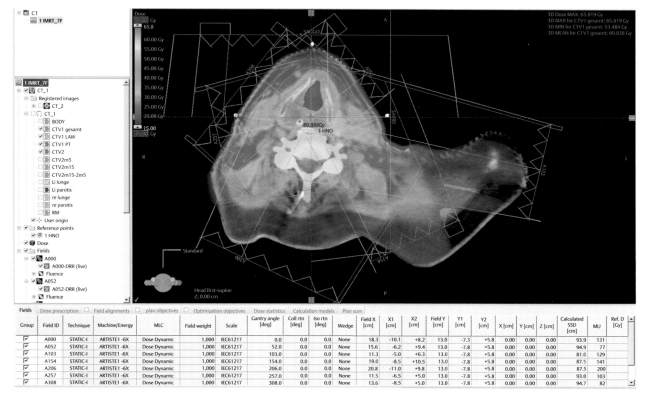

Group	Field ID	Technique	Machine/Energy	MLC	Field weight	Scale	Gantry angle [deg]	Coll rtn [deg]	Iso rtn [deg]	Wedge	Field X [cm]	X1 [cm]	X2 [cm]	Field Y [cm]	Y1 [cm]	Y2 [cm]	X [cm]	Y [cm]	Z [cm]	Calculated SSD [cm]	MU	Ref. D [Gy]
✓	A000	STATIC-I	ARTISTE1 -6X	Dose Dynamic	1,000	IEC61217	0.0	0.0	0.0	None	18.3	-10.1	+8.2	13.0	-7.3	+5.8	0.00	0.00	0.00	93.9	131	
✓	A052	STATIC-I	ARTISTE1 -6X	Dose Dynamic	1,000	IEC61217	52.0	0.0	0.0	None	15.6	-6.2	+9.4	13.0	-7.8	+5.8	0.00	0.00	0.00	94.9	77	
✓	A103	STATIC-I	ARTISTE1 -6X	Dose Dynamic	1,000	IEC61217	103.0	0.0	0.0	None	11.3	-5.0	+6.3	13.0	-7.8	+5.8	0.00	0.00	0.00	81.0	129	
✓	A154	STATIC-I	ARTISTE1 -6X	Dose Dynamic	1,000	IEC61217	154.0	0.0	0.0	None	19.0	-8.5	+10.5	13.0	-7.8	+5.8	0.00	0.00	0.00	87.5	141	
✓	A206	STATIC-I	ARTISTE1 -6X	Dose Dynamic	1,000	IEC61217	206.0	0.0	0.0	None	20.8	-11.0	+9.8	13.0	-7.8	+5.8	0.00	0.00	0.00	87.5	200	
✓	A257	STATIC-I	ARTISTE1 -6X	Dose Dynamic	1,000	IEC61217	257.0	0.0	0.0	None	11.5	-6.5	+5.0	13.0	-7.8	+5.8	0.00	0.00	0.00	93.0	103	
✓	A308	STATIC-I	ARTISTE1 -6X	Dose Dynamic	1,000	IEC61217	308.0	0.0	0.0	None	13.6	-8.5	+5.0	13.0	-7.8	+5.8	0.00	0.00	0.00	94.7	82	

图15.5 治疗计划的剂量-体积直方图

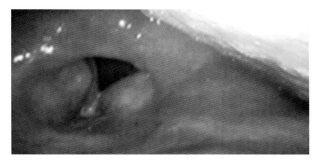

图15.6 经口激光显微手术、双侧择区性颈淋巴结清扫和辅助放化疗64个月后呼吸时的喉

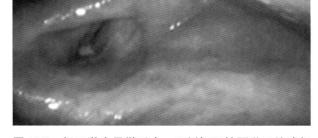

图15.7 经口激光显微手术、双侧择区性颈淋巴结清扫和辅助放化疗64个月后发声时的喉

危患者。

15.5 避免误区

- 确定疾病分期是治疗成功的先决条件。

- 内镜下暴露不充分是TLM的主要限制因素。
- TLM在声门上型喉癌T_3期患者应用的禁忌证是：双侧声带固定、双侧声门旁间隙侵犯和/或声门水平的甲状软骨内膜的浸润。

参考文献

[1] Forastiere A, Ismaila N, Lewin JS, et al. Use of larynx-preservation strategies in the treatment of laryngeal cancer: American Society of Clinical Oncology clinical practice guideline update. J Clin Oncol. 2017; 36(11):1143–1169

[2] Ambrosch P, Kron M, Pradier O, Steiner W. Efficacy of selec-

tive neck dissection: a review of 503 cases of elective and therapeutic treatment of the neck in squamous cell carcinoma of the upper aerodigestive tract. Otolaryngol Head Neck Surg. 2001a; 124(2):180–187

[3] Ambrosch P, Fazel A. Functional organ preservation in

laryngeal and hypopharyngeal cancer. GMS Curr Top Oto-rhinolaryngol Head Neck Surg. 2011; 10:Doc02

[4] Peretti G, Piazza C, Cattaneo A, De Benedetto L, Martin E, Nicolai P. Comparison of functional outcomes after endoscopic versus open-neck supraglottic laryngectomies. Ann Otol Rhinol Laryngol. 2006; 115(11):827–832

[5] Ambrosch P, Rödel R, Kron M, Steiner W. Die transorale Lasermikrochirurgie des Larynxkarzinoms. Eine retrospektive Analyse von 657 Patientenverläufen. Onkologe. 2001b; 7:505–512

[6] Canis M, Ihler F, Martin A, Wolff HA, Matthias C, Steiner W. Results of 226 patients with T3 laryngeal carcinoma after treatment with transoral laser microsurgery. Head Neck. 2014; 36(5):652–659

[7] Peretti G, Piazza C, Penco S, et al. Transoral laser microsurgery as primary treatment for selected T3 glottic and supraglottic cancers. Head Neck. 2016; 38(7):1107–1112

[8] Vilaseca I, Bernal-Sprekelsen M, Luis Blanch J. Transoral laser microsurgery for T3 laryngeal tumors: prognostic factors. Head Neck. 2010; 32(7):929–938

[9] Vilaseca I, Blanch JL, Berenguer J, et al. Transoral laser microsurgery for locally advanced (T3–T4a) supraglottic squamous cell carcinoma: sixteen years of experience. Head Neck. 2016; 38(7):1050–1057

[10] Grant DG, Salassa JR, Hinni ML, Pearson BW, Hayden RE, Perry WC. Transoral laser microsurgery for carcinoma of the supraglottic larynx. Otolaryngol Head Neck Surg. 2007; 136(6):900–906

[11] Ambrosch P, Gonzalez-Donate M, Fazel A, Schmalz C, Hedderich J. Transoral laser microsurgery for supraglottic cancer. Front Oncol. 2018; 8:158–167

[12] Bernier J, Domenge C, Ozsahin M, et al; European Organization for Research and Treatment of Cancer Trial 22931. Postoperative irradiation with or without concomitant chemotherapy for locally advanced head and neck cancer.

N Engl J Med. 2004; 350(19):1945–1952

[13] Cooper JS, Pajak TF, Forastiere AA, et al; Radiation Therapy Oncology Group 9501/Intergroup. Postoperative concurrent radiotherapy and chemotherapy for high-risk squamous-cell carcinoma of the head and neck. N Engl J Med. 2004; 350(19):1937–1944

[14] Forastiere AA, Goepfert H, Maor M, et al. Concurrent chemotherapy and radiotherapy for organ preservation in advanced laryngeal cancer. N Engl J Med. 2003; 349(22):2091–2098

[15] Forastiere AA, Zhang Q, Weber RS, et al. Long-term results of RTOG 91–11: a comparison of three nonsurgical treatment strategies to preserve the larynx in patients with locally advanced larynx cancer. J Clin Oncol. 2013; 31(7):845–852

[16] Steiner W, Ambrosch P. Endoscopic Laser Surgery of the Upper Aerodigestive Tract. Stuttgart: Thieme; 2000

[17] Remacle M, Hantzakos A, Eckel H, et al. Endoscopic supraglottic laryngectomy: a proposal for a classification by the working committee on nomenclature, European Laryngological Society. Eur Arch Otorhinolaryngol. 2009; 266(7):993–998

[18] Strojan P, Ferlito A, Langendijk JA, Silver CE. Indications for radiotherapy after neck dissection. Head Neck. 2012; 34(1):113–119

[19] Cooper JS, Zhang Q, Pajak TF, et al. Long-term follow-up of the RTOG 9501/intergroup phase III trial: postoperative concurrent radiation therapy and chemotherapy in high-risk squamous cell carcinoma of the head and neck. Int J Radiat Oncol Biol Phys. 2012; 84(5):1198–1205

[20] Singer S, Araújo C, Arraras JI, et al; EORTC Quality of life and the EORTC Head and Neck Cancer Groups. Measuring quality of life in patients with head and neck cancer: update of the EORTC QLQ-H&N Module, phase III. Head Neck. 2015; 37(9):1358–1367

16 局部中期声门上区癌：放射治疗
Locally Intermediate Supraglottic Cancer: Radiotherapy

Giuseppe Sanguineti, Alessia Farneti, Laura Marucci
刘开泰　叶　栋　译

摘　要

当前 T_3N_0 期的声门上型喉癌病例突出了一些与非手术器官保留策略有关的问题。我们特别讨论了治疗前的功能评估和准确分期的重要性，放疗基础上联合化疗的作用和时机，以及放射治疗的计划制定/技术问题。然而，多数关于非手术方法器官保留的临床数据都是在计划进行全喉切除术的患者身上获得的，并且没有进行治疗前喉功能的正规评估，故限制了其应用于当前的临床实践。高度破坏性/广泛性/环周癌，即使是 T_3 期，也可能不适合进行喉保留，对这部分患者应该区别对待。与单纯放疗相比，联合化疗可以提高器官保留率，尽管化疗的最佳时机仍存在争议。对 T_3N_0 的声门上区癌进行放射治疗时，需给予喉部根治性照射剂量并选择性照射双侧颈部 Ⅱ～Ⅳ 淋巴结区。调强放射治疗技术（IMRT）可以最大限度地减少靶区外器官的照射剂量，同时也可以控制（甚至是仅部分）"嵌入"靶区内的结构比如括约肌和甲状腺的受照剂量。

关　键　词

放射治疗，化疗，器官保留，IMRT

16.1　病例介绍

71岁男性患者，无明显合并症，有吸烟史，因"进行性发音困难6个月"就诊。否认吞咽困难、疼痛和体重减轻。耳鼻咽喉头颈外科检查示：右侧喉的声门上区1个溃疡性病灶，体格检查可见一约2 cm的溃疡性病变累及整个右侧假声带，并导致显著的右半喉水肿和活动性下降，声门和右侧梨状窝无明显异常（图16.1）。

组织病理活检显示：非角化性鳞状细胞癌。MRI检查显示：右侧假声带中心1个3 cm的病变，累及声门旁间隙，无明显甲状软骨侵犯，未见对侧扩散或累及会厌前间隙（PES）和杓状软骨的迹象（图16.2）。

颈部触诊和影像学检查（胸部CT）均为阴性，病变分期为 $cT_3N_0M_0$。患者在确诊后即戒烟，在决

定治疗方案之前，患者接受了语言病理医师的检查（FEES），没有发现穿透/误吸的征象。此外，患者可以耐受保守性手术（肺功能检查）和化疗。因

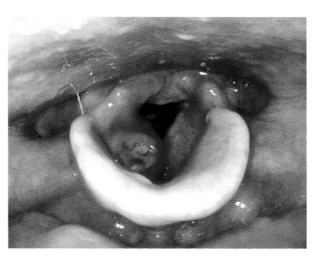

图16.1　喉镜检查显示：右假声带中央的溃疡浸润性病变

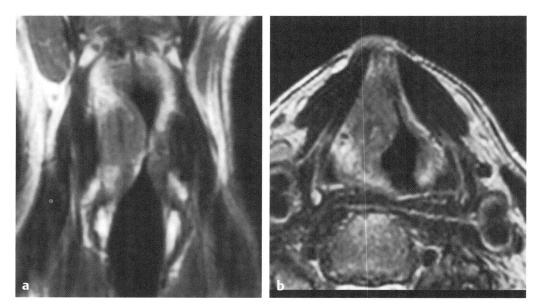

图16.2 冠状位和轴位MRI扫描［快速自旋回波（FTE）T2］，显示右侧假声带病变侵犯右侧声门旁间隙，甲状软骨无特殊

此，经过多学科讨论后，给患者提供了两种治疗选择：环状软骨上喉切除术+双侧择区性颈淋巴结清扫或根治性放化疗，患者选择了后者。

在模拟定位时获得患者头部过伸位的CT图像，指示患者平静呼吸，避免吞咽。勾画轮廓包括整个喉部和双侧的Ⅱ～Ⅳ区。对于大体肿瘤区和亚临床病灶区的处方剂量分别为70和58.1 Gy，分35次（图16.3）。

采用6-MV光子线七野调强放射治疗技术，至少95%的计划靶区（PTVs）接受至少95%的处方剂量照射。

剂量分布如图16.4所示。

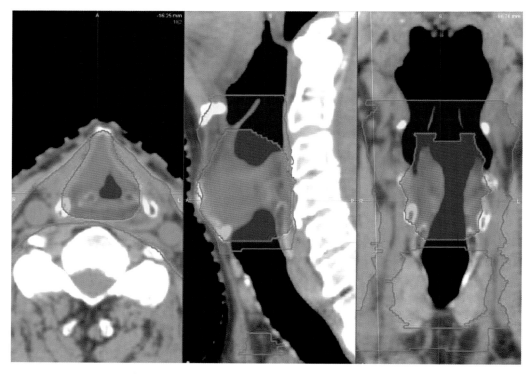

图16.3 计划CT显示两个临床靶区CTV58.1（蓝色）和CTV70（红色）

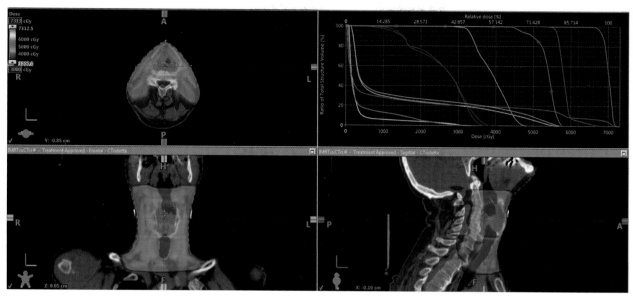

图16.4　三个计划的剂量分布显示喉部较高的放射剂量，同时选择性地照射颈部Ⅱ～Ⅳ区。右上象限显示了剂量体积直方图：PTV70（红色），PTV58.1（浅蓝色），左臂丛（粉红色），右臂丛（绿色），脊髓和脊髓+2 mm（深蓝色），右腮腺（蓝绿色），左腮腺（浅绿色），上GI黏膜（紫色），脑（绿色）和脑干（黄色）

对下列器官的受照剂量进行限制（目标值）：腮腺（V30 < 50%），脊髓+2 mm（Dmax 0.1 mL：44 Gy），脑（Dmax 1 mL：60 Gy），脑干（Dmax 0.1 mL：54 Gy），臂丛神经（Dmax 0.1 mL：60Gy），上消化道（GI）黏膜（out-Dmax 1 mL：30 Gy; in-V66.5 < 64 mL）。图16.4中的右上部分显示了上述危及器官的剂量体积直方图。

每日通过锥形束CT进行图像引导下的放射治疗。同步化疗方案为顺铂，100 mg/m²，第1、21和42天。

尽管出现了3级（融合的）黏膜炎和2级皮肤毒性，患者仍按计划完成治疗。患者坚持口服进食，虽然从基线体重减轻约8%，但无须肠外/肠内营养支持。

在治疗结束后6周进行身体的重新评估，并再次进行MRI检查。

16.2　讨　论

具有良好喉功能的T₃声门上区癌患者（假声带和声门旁间隙）是器官保留疗法的潜在适用人群。器官保留可以通过手术和非手术治疗方法实现，不影响总体生存[1]；在这种特殊情况下，患者选择了非手术方案。

由于缺乏随机研究，与非手术替代方案相比，部分（保守）手术能否产生更好的疗效目前尚不清楚。由于放射治疗（RT）± 化疗所获得的大部分数据都包括了适合进行全喉切除术（TL）而不是部分喉手术的患者，因此在2009年，喉保留共识专家小组建议仅选择适合TL的患者进行喉部保留临床试验[2]。尽管如此，我们目前仍为合适的患者提供两种选择。一旦选择了非手术方法，后续问题为化疗是否应该成为治疗策略的一部分和化疗的最佳时机。有Ⅰ级证据支持常规分割（CF）放疗基础上联合化疗，顺铂为首选的药物[2]。然而，一项化疗在头颈部癌中作用的荟萃分析的亚组分析显示，年龄超过70岁的患者未从添加化疗中获益[3]。然而，由于这是假设性而不是确定性的证据，如果他们的身体状态允许，我们仍然会为70岁以上的患者提供化疗。另外，超分割（HF）RT在局部晚期头颈部癌中的作用也有Ⅰ级证据支持[4]，对于想最大化器官保留机会，且不适合化疗的患者来说，这是一个合理的选择。

关于化疗时机，根据放射治疗肿瘤学组（RTOG）/NRG研究91-11的长期结果，最新的美国临床肿瘤学会（ASCO）指南仍然倾向于同期化疗而不是诱导化疗，因为前者可以有更高的保喉机会[1]，尽管该结论仍存有争议[5]。

对于T₃N₀声门上区癌，RT通常给予原发肿瘤部位足剂量并且选择性包括颈部Ⅱ～Ⅳ区。在这种情况下，是否需包含ⅡB区在某种程度上仍存在争议[6]，并且它在三维适形RT时代是没有得到完全照射的[7]。IMRT技术是合理的选择，可以更好地控制靶区外如腮腺和黏膜的剂量，以及更全面覆盖选择的颈部区域。在我们对上GI黏膜的定义中[8]，除了整个口腔和口咽外，还包括中下括约肌或与之重叠，控制与PTV重叠部分的剂量为次要目标（在靶区覆盖之后），而PTV外的剂量限值为30 Gy，从而降低严重急性毒副反应（黏膜炎和吞咽困难）的风险[9, 10]。

16.3　建　议

● 合适的局部影像学检查是必不可少的[11]，如有高度破坏性/广泛性/环周性病变，即使仍分期为T₃期并且与喉"功能失调"无关[2]，也可能不是喉保留的良好选择[1]；一旦进行了非手术器官保留治疗，这些部位就很可能会因治疗后的瘢痕/水肿而导致较差的功能，给予患者切合实际和"调整后"的功能期望。

● 早期大多数关于器官保留研究的数据都没有包括现在必须要进行的基线喉功能评估。

● 患者在化放疗期间补充足量的水分（每天1.5～2 L液体）至关重要。

● 为了最大限度地减少长期吞咽问题的风险，通常建议患者通过口腔进食或预防性吞咽运动来保持吞咽肌肉的"活力"。

● 在整个治疗过程中避免中断。

● 可疑的颈部淋巴结处方剂量为50～70 Gy，通常为63 Gy，分35次[12]。

16.4　避免误区

● 谨防同期放化疗的额外死亡率[13]，并且需要对喉功能进行长期评估以排除（慢性）误吸。

● 治疗完成后持续的轻度/重度喉水肿是诊断上的挑战，可能掩盖了肿瘤的持续存在/复发；MR或PET-CT等可能有助于解决此问题[14]；此外，及时诊断持续/复发性疾病是至关重要的，考虑到喉坏死的风险，也应谨慎进行反复活检[15]。

● 在消瘦的患者中，检查喉前部（前连合，PES）的剂量并相应地使用补偿物以避免剂量不足。

● 每6个月检查甲状腺功能，必要时给予替代治疗。

参考文献

[1] Forastiere AA, et al. Use of Larynx-Preservation Strategies in the Treatment of Laryngeal Cancer: American Society of Clinical Oncology Clinical Practice Guideline Update. J Clin Oncol. 2017:JCO2017757385

[2] Lefebvre JL, Ang KK; Larynx Preservation Consensus Panel. Larynx preservation clinical trial design: key issues and recommendations-a consensus panel summary. Int J Radiat Oncol Biol Phys. 2009; 73(5):1293–1303

[3] Pignon JP, Bourhis J, Domenge C, Designé L. Chemotherapy added to locoregional treatment for head and neck squamous-cell carcinoma: three meta-analyses of updated individual data. MACH-NC Collaborative Group. Meta-Analysis of chemotherapy on head and neck cancer. Lancet. 2000; 355(9208):949–955

[4] Lacas B, Bourhis J, Overgaard J, et al; MARCH Collaborative Group. Role of radiotherapy fractionation in head and neck cancers (MARCH): an updated meta-analysis. Lancet Oncol. 2017; 18(9):1221–1237

[5] Licitra L, Bonomo P, Sanguineti G, et al. Different view on larynx preservation evidence-based treatment recommendations. J Clin Oncol. 2018; 36(13):1376–1377

[6] Sezen OS, Kubilay U, Haytoglu S, Unver S. Frequency of metastases at the area of the supraretrospinal (level IIB) lymph node in laryngeal cancer. Head Neck. 2007; 29(12):1111–1114

[7] Sanguineti G, Culp LR, Endres EJ, Bayouth JE. Are neck nodal volumes drawn on CT slices covered by standard three-field technique? Int J Radiat Oncol Biol Phys. 2004; 59(3):725–742

[8] Becker M, Burkhardt K, Dulguerov P, Allal A. Imaging of the larynx and hypopharynx. Eur J Radiol. 2008; 66(3):460–479

[9] Sanguineti G, Endres EJ, Gunn BG, Parker B. Is there a "mucosa-sparing" benefit of IMRT for head-and-neck cancer? Int J Radiat Oncol Biol Phys. 2006; 66(3):931–938

[10] Sanguineti G, Sormani MP, Marur S, et al. Effect of radiotherapy and chemotherapy on the risk of mucositis during intensity-modulated radiation therapy for oropharyngeal cancer. Int J Radiat Oncol Biol Phys. 2012; 83(1):235–242

[11] Sanguineti G, Gunn GB, Parker BC, Endres EJ, Zeng J, Fiorino C. Weekly dose-volume parameters of mucosa and constrictor muscles predict the use of percutaneous endoscopic gastrostomy during exclusive intensity-modulated radiotherapy for oropharyngeal cancer. Int J Radiat Oncol Biol Phys. 2011; 79(1):52–59

[12] Rao NG, Sanguineti G, Chaljub G, Newlands SD, Qiu S. Do neck levels negative on initial CT need to be dissected after definitive radiation therapy with or without chemotherapy? Head Neck. 2008; 30(8):1090–1098

[13] Forastiere AA, Zhang Q, Weber RS, et al. Long-term results of RTOG 91–11: a comparison of three nonsurgical treatment strategies to preserve the larynx in patients

with locally advanced larynx cancer. J Clin Oncol. 2013; 31(7):845–852

[14] Bae JS, Roh JL, Lee SW, et al. Laryngeal edema after radiotherapy in patients with squamous cell carcinomas of the larynx and hypopharynx. Oral Oncol. 2012; 48(9):853–858

[15] Fu KK, Woodhouse RJ, Quivey JM, Phillips TL, Dedo HH. The significance of laryngeal edema following radiotherapy of carcinoma of the vocal cord. Cancer. 1982; 49(4):655–658

17 局部中期声门上型喉癌：环状软骨上喉部分切除及环舌骨吻合术

Locally Intermediate Supraglottic Cancer: Supracricoid Laryngectomy with Cricohyoidopexy

Carlos N. Lehn, Fernando Walder
沈志森 沈 毅 叶 栋 译

————   摘 要 ————

以1例56岁声门及声门上型喉癌患者为例，行环状软骨上喉部分切除及环舌骨吻合术。对手术过程进行概述，包括正确的手术主要步骤，尤其展示了重要解剖标志及相关手术步骤。简要介绍20世纪80、90年代的过度放化疗治疗，讨论了喉癌喉功能保留手术的适应证与禁忌证，并提供了一系列提示，包括手术适应证、术式对声门下型喉癌的局限性、尽可能保留杓状软骨的重要性、下咽黏膜折叠缝合重建技巧以及术中冰冻切片检查的重要性。潜在的误区包括慢性阻塞性肺疾病（COPD）患者的手术指征、既往放疗患者的手术指征、关闭咽腔前置入鼻饲管以及气管切开术的皮肤切口位置。

————   关 键 词 ————

环状软骨上喉部分切除术，环舌骨吻合术，肿瘤，喉

17.1 病例介绍

1例56岁白种人男性画家，患有发音障碍史6个月，随后出现咳嗽和吞咽困难。在既往20年内，每日吸烟2包，适度饮用酒精，但无合并症。

就诊期间，患者尚健康，但有明显声嘶。鼻腔和口腔检查未发现病变。喉镜检查显示双侧声带前中区和前连合处有溃疡及浸润性病变（图17.1）。进一步检查发现喉部病变侵及室带和会厌根部，双侧声带运动良好，声门下区不易窥见，双侧颈部未触及明显肿大的淋巴结，喉关节摩擦感存在。

因声门下区病变难以评估，患者在全身麻醉下行硬性直接喉镜检查以便更好地评估声门下区的病变。该检查方法显示了喉部肿瘤沿营养血供方向扩展的特性，见肿瘤累及右侧声门下区（图17.2）。行病理活检后，病理组织学检查显示：中分化的鳞状

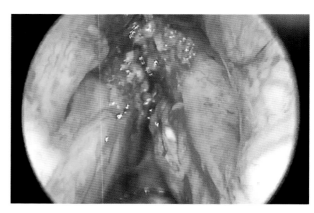

图17.1 喉镜检查显示喉部的溃疡和浸润性病变，包括前连合及声带与室带的前中2/3区域，并向会厌喉面的根部延伸

细胞癌。

治疗方案为环状软骨上喉部分切除术（SCL）及环舌骨吻合术（CHP）。实施大的颈部水平切口，制作颈阔肌肌皮瓣，以提供良好的术区视野。在甲

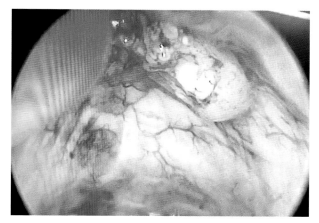

图 17.2 喉镜检查显示右侧声带肿瘤累及声门下区域

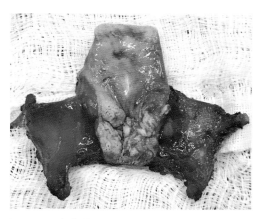

图 17.3 包括整个甲状软骨和会厌的手术标本

状软骨上缘切断双侧胸骨舌骨肌和舌骨肌，并在甲状软骨下缘切除胸骨甲状肌。而后行双侧 Tapia 操作，即通过横行切断咽缩肌而释放梨状窝。

然后将环甲关节在软骨下平面脱离，仔细操作以保留喉返神经，切断甲状腺峡部组织。

沿舌骨下缘两侧切开舌骨骨膜，以显露甲状舌骨膜、舌骨会厌膜以及随标本切除的会厌前间隙，而舌骨上肌群未横切。钝性解剖以显露气管前壁，并使其能在关闭切口时向上移动。

从左侧环甲膜进入喉腔内（因有证据显示右侧声门下区受侵）。同时，取出气管内通气管，并从环甲膜切开处插入通气管。行水平入路，并使会厌向前回缩。在可视范围内，沿会厌和杓会厌皱襞的肿瘤边界仔细切除肿瘤组织。

从环状软骨上方，使用组织剪向杓状软骨方向剪开组织，并保留声带突。而后剪除包括甲状软骨的全部声门旁间隙组织，并与之前的环甲膜切开术切口相连，取出标本组织（图 17.3）。

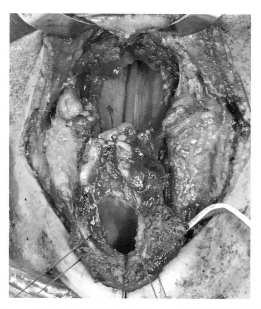

图 17.4 切除标本后的手术区域。三根悬吊缝线穿过环状软骨，而可吸收缝线穿行于杓状软骨黏膜与下咽黏膜之间

在环后区黏膜的上方穿入 3 根 Vicryl 缝线，以上提环状软骨并与舌骨相固定（图 17.4）。在皮肤切口水平行气管切开，而助手同时将中间的缝线收紧打结（图 17.5）。关闭咽腔时无须缝线。

组织病理学报告显示：中分化的鳞状细胞癌，切缘阴性。患者术后的病程恢复满意，术后第 20 天行气管切口堵管，术后第 25 天行气管切口缝合，术后第 31 天拔除鼻饲管。

17.2 讨 论

中期声门上型或跨声门型喉鳞状细胞癌其治

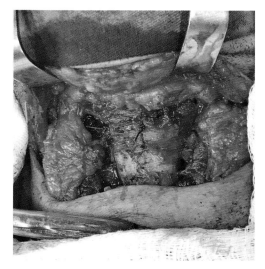

图 17.5 喉部悬吊和关闭后的术腔形态

疗包括许多具有不同疗效的方法。与控制肿瘤相一致，提高生活质量也是主要的目标之一，因其主观特性，因此应由患者选择治疗方法。Ogura等[1]在20世纪80年代推动了保留喉功能手术的发展，研究发现喉部分切除或喉次全切除与更为激进的手术方式相比较，其疗效相似，且可保留喉功能。

20世纪80年代中期至90年代中期，放化疗治疗几乎成为治疗中期喉癌的主要方法。在此期间的保喉研究显示，过度诱导导致该期间的患者生存率降低[2,3]。

在治疗方法选择中，一种替代手术方法既可保留喉功能，又可使T_2期和T_3期、甚至部分T_4期喉癌患者的肿瘤得到控制，由法国学者Laccourreye和美国学者Weinstein推广[4,5]。CHP和SCL甚至可在会厌前间隙受侵而缺乏声门上水平部分喉切除术适应证的情况下使用，并且可以替代具有相似治愈率的喉全切除术（在特定情况下）。其前提是会厌前间隙的受侵可能与淋巴结转移有关，在此情况下应考虑行颈清扫术[6]。

当部分喉切除术被视为治疗方案时，前连合始终是一个应该考虑的问题。当该解剖部位与肿瘤相关时，SCL允许对包括甲状软骨在内的整个区域进行组织病理学分析，因为微浸润很难通过黏膜延伸来评估，并且可存在于20%的T_2期病例中[7]。

当根据肿瘤学结果与N_1期患者的喉全切除术进行比较时，SCL具有相似的总体生存率和疾病特异性生存率，且对于中期喉癌患者仍是安全的[8]。对于CHP和环舌骨会厌吻合术（CHEP）两种重建术，均有其特异的适应证。CHEP患者因保留了大量软组织，故具有更好的恢复，但两种术式均具备良好的耐受性以及良好的局部控制率和疾病特异性生存率[9]。与CHEP相比较，

CHP病例其平均气管套管拔管及鼻饲管拔管的时间明显延长[10]。

另一问题为疾病分期，比较SCL和CHP用于T_2和T_3期病例的治疗结果时，根据Topaloğlu等研究显示，3年及5年的总体生存率和疾病特异性生存率无明显差异[11]。

对于一侧或双侧杓状软骨的保留，一些学者报道了杓状软骨切除术后伴随的高位食团滞留和呼气[12]，而最新研究则显示无明显的功能差异[13]。

17.3　建　议

- T_2和T_3期喉癌患者（甚至是会厌前间隙受侵者），推荐使用SCL和CHP手术治疗方案。

- 部分患者肿瘤累及声门下且声门下前壁≤10 mm、声门下后壁≤5 mm者，需行环状软骨部分切除术。

- 尽可能保留双侧杓状软骨，以利于更好的术后吞咽功能。

- 在下咽环后黏膜和杓状软骨之间缝合，以改善术后喉功能。

- 始终使用术中冰冻切片检查，以确保切缘阴性。

17.4　避免误区

- 避免对老年患者和慢性阻塞性肺疾病患者推荐该手术方案。

- 放疗后患者的喉功能结果较差。

- 在术前务必插入鼻饲管，以避免切口缝合后颈部的过度伸展。

- 气管切开术的皮肤切口部位应更高，以较少术后缝合口的张力。

参考文献

[1] Ogura JH, Marks JE, Freeman RB. Results of conservation surgery for cancers of the supraglottis and pyriform sinus. Laryngoscope. 1980; 90(4):591–600

[2] Hoffman HT, Porter K, Karnell LH, et al. Laryngeal cancer in the United States: changes in demographics, patterns of care, and survival. Laryngoscope. 2006; 116(9, pt 2, suppl 111):1–13

[3] Nakayama M, Laccourreye O, Holsinger FC, Okamoto M,

Hayakawa K. Functional organ preservation for laryngeal cancer: past, present and future. Jpn J Clin Oncol. 2012; 42(3):155–160

[4] Laccourreye H, Laccourreye O, Weinstein G, Menard M, Brasnu D. Supracricoid laryngectomy with cricohyoidopexy: a partial laryngeal procedure for selected supraglottic and transglottic carcinomas. Laryngoscope. 1990; 100(7):735–741

[5] Laccourreye O, Brasnu D, Merite-Drancy A, et al. Crico-hyoidopexy in selected infrahyoid epiglottic carcino-mas presenting with pathological preepiglottic space invasion. Arch Otolaryngol Head Neck Surg. 1993; 119(8):881–886

[6] Joo YH, Park JO, Cho KJ, Kim MS. Relationship between preepiglottic space invasion and lymphatic metastasis in supracricoid partial laryngectomy with cricohyoidopexy. Clin Exp Otorhinolaryngol. 2014; 7(3):205–209

[7] Prades JM, Gavid M, Dumollard JM, Timoshenko AT, Karkas A, Peoc'h M. Anterior laryngeal commissure: histopatho-logic data from supracricoid partial laryngectomy. Eur Ann Otorhinolaryngol Head Neck Dis. 2016; 133(1):27–30

[8] De Virgilio A, Fusconi M, Gallo A, et al. The oncologic radicality of supracricoid partial laryngectomy with cricohyoidopexy in the treatment of advanced N0-N1 laryngeal squamous cell carcinoma. Laryngoscope. 2012; 122(4):826–833

[9] Wang Y, Li X, Pan Z. Analyses of functional and oncologic outcomes following supracricoid partial laryngectomy. Eur Arch Otorhinolaryngol. 2015; 272(11):3463–3468

[10] Pinar E, Imre A, Calli C, Oncel S, Katilmis H. Supracricoid partial laryngectomy: analyses of oncologic and func-tional outcomes. Otolaryngol Head Neck Surg. 2012; 147(6):1093–1098

[11] Topaloğlu I, Bal M, Salturk Z. Supracricoid laryngectomy with cricohyoidopexy: oncological results. Eur Arch Oto-rhinolaryngol. 2012; 269(8):1959–1965

[12] Topaloglu I, Köprücü G, Bal M. Analysis of swallowing function after supracricoid laryngectomy with cricohyoi-dopexy. Otolaryngol Head Neck Surg. 2012; 146(3):412–418

[13] Kılıç C, Tunçel Ü, Kaya M, Cömert E, Özlügedik S. Swal-lowing and aspiration: how much is affected by the num-ber of arytenoid cartilages remaining after supracricoid partial laryngectomy? Clin Exp Otorhinolaryngol. 2017; 10(4):344–348

18 局部晚期声门型喉癌：环状软骨上喉部分切除术

Locally Advanced Glottic Cancer: Supracricoid Laryngectomy

Roberto A. Lima, Fernando L. Dias, Emilson Q. Freitas
沈志森　沈　毅　叶　栋　译

对于晚期或中晚期喉鳞状细胞癌（SCC）有多种治疗方案可选择。20世纪90年代后，放化疗已成为治疗此类喉肿瘤的首选方法。但在欧洲和巴西，其他治疗方案也有所发展。治疗中晚期喉癌一个较好的方案是行环状软骨上喉部分切除、并行环舌骨会厌吻合术（CHEP）或环舌骨吻合术（CHP）。尽管在某些情况下发音功能无法恢复，但该术式对喉的器官保留及病灶控制与放化疗疗效相近。在本章中，我们将讨论1例 $cT_2N_0M_0$ 期声门型喉癌患者，回顾其影像学资料后，我们发现该患者已进展为 $T_4N_0M_0$ 期。我们讨论了手术和非手术治疗方法。为了体现该技术在治疗晚期和中晚期喉癌中的优势，我们针对病灶的局部控制情况和术后并发症，比较了喉垂直部分切除术和环状软骨上喉部分切除术的 T_2 期声门型喉癌患者。我们还讨论了非手术治疗方法和其他手术方法，如内镜下喉激光手术。我们发现在此类病例中，环状软骨上喉部分切除术是较好的一种治疗方法，此外还讨论了该手术的禁忌证。

环状软骨上喉部分切除术，喉，肿瘤

18.1 病例介绍

  1例在我院就诊的59岁男性商人，有4个月的进行性声音嘶哑病史。患者有25年吸烟史，平均每日1包。无其他伴随症状，每日能走公寓的六层楼梯回家。

  患者首次就诊时，精神状态良好，主诉声嘶。间接喉镜检查未发现病变，颈部触诊未触及肿大的颈部淋巴结。70°视频喉镜检查显示右侧声带呈白色的浸润性病灶，累及声带前连合，右侧声带活动度差，而左侧声带活动度正常（图18.1）。此时疾病临床分期为 $cT_2N_0M_0$。

  患者行颈部CT检查以评估喉内病变情况。CT

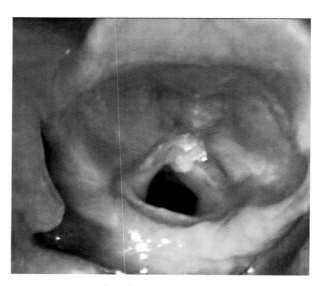

图18.1　右侧声带浸润性肿瘤累及前连合

检查显示：肿瘤侵犯前连合处并破坏甲状软骨（图18.2），颈部未见转移性病灶。患者被重新判定为 $T_4N_0M_0$ 期。直接喉镜下行喉新生物活检，组织病理学检查提示：鳞状细胞癌。

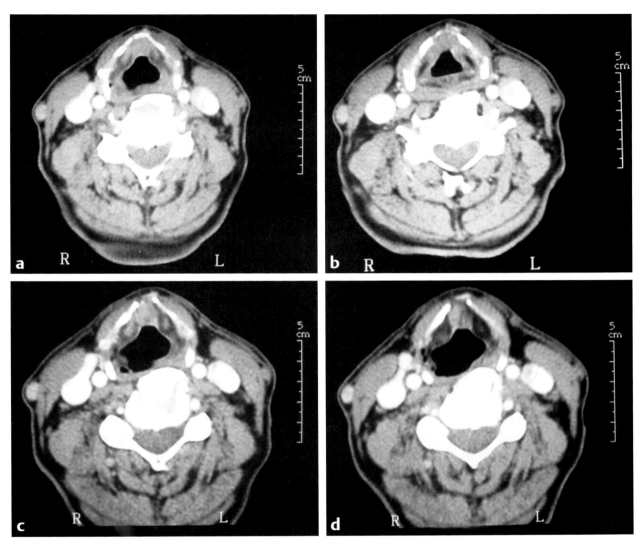

图18.2　a～d. CT检查显示肿瘤组织侵犯前连合处的甲状软骨

治疗期间，我们对患者病情进行了讨论，并建议患者行环状软骨上喉部分切除及环舌骨会厌吻合术（CHEP）。

患者行双侧颈淋巴结清扫（Ⅱ～Ⅳ区）及CHEP术。整个甲状软骨连同声门旁间隙一并切除，包括双侧声带，但保留杓状软骨（图18.3）。

组织病理检查结果提示切除标本的切缘未见鳞状细胞癌，而甲状软骨有局灶性破坏（图18.4）。

采用CHEP术式重建喉功能（图18.5）。

患者术后疗效良好，无咽瘘和感染。术后15日成功拔除气管套管，术后16日发音恢复，术后21日开始进食。术后60个月内未见局部肿瘤复发。

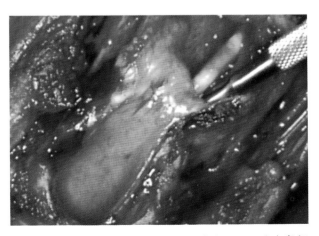

图18.3　切除声带和甲状软骨处的肿瘤组织。注意鼻饲管和2个杓状软骨的位置

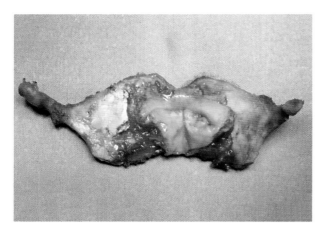

图18.4　手术标本

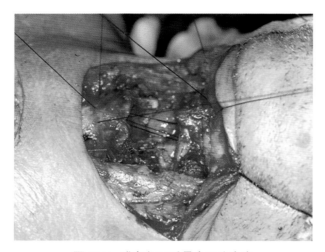

图18.5　准备行环舌骨会厌吻合术

18.2　讨　论

晚期喉鳞状细胞癌的常规手术治疗包括喉全切除术、喉全切除术联合术后放疗[1-3]。因喉全切除术导致喉功能丧失及较高的术后并发症发病率，故有学者提出采用保留喉部器官并辅以放化疗而保留喉功能的治疗方案[4, 5]。

其他手术治疗方法包括喉次全切除术和环状软

骨上喉部分切除术，而此类手术方法主要用于T_3或T_4期喉癌患者[6-9]。

环状软骨上喉部分切除及环舌骨会厌吻合术（CHEP）已用于治疗声带受侵的声门型喉癌（T_2期）和部分声带固定的选择性病例（T_3或T_4期）[9-11]。

Laccourreye等研究发现[12]，环状软骨上喉部分切除术对于T_2期患者的肿瘤病灶控制和术后生存率效果更佳（表18.1）。

对于晚期声门型喉癌患者行姑息性手术，其目的为保留发音功能的同时实现更好的局部病灶控制。在1990年的英国文献中，首次提出采用环状软骨上喉部分切除及环舌骨会厌吻合术治疗声门型喉癌，并报道了36例进行了CHEP的患者，主要为排除了声带固定的T_1和T_2期声门型喉癌患者[13]。

1991年，Jean-Jacques Piquet[14]报道了一项CHEP术式治疗104例声门型喉癌病例的研究，其中包括了77名T_2期患者和15名T_3期患者。在该2项研究被报道之后，此项技术取得了国际认可。

多数患者首次来院治疗时已被确诊为晚期喉癌。这使得本团队扩展了CHEP手术适应证，将其应用于部分T_3或T_4期声门型喉癌患者。据文献报道，所有患者的5年生存率为75%～95%[10, 13, 14]。

Lefèbvre和Chevalier[10]报道了肿瘤局部复发率为4.8%，5年总生存率为76.8%，且最常见死因为异时性癌。Chevalier等[15]报道，声带固定患者的5年肿瘤局部控制率和5年特异性生存率分别为95.4%和94.1%。而Dufour等[9]报道，对于声门型和声门上型T_3期喉癌患者，5年肿瘤局部控制率为91.4%。在该文献中，81例患者行CHEP术治疗，37例患者行CHP术治疗，100例患者予以顺铂和氟尿嘧啶行术前诱导化疗。

病理解剖研究[16, 17]表明，声带癌的声带固定

表 18.1　Laccourreye 等报道的垂直部分喉切除术与环状软骨上喉部分切除术的疗效比较[12]

声门型 T_2N_0	垂直部分喉切除术（%）	环状软骨上喉部分切除术（%）	P
10年生存率	46.2	66.4	0.019
10年局部病灶控制率	69.3	94.6	0.001
永久气管切开率	1.2	2.4	—
喉全切除率	1.2	0.8	—

归因于癌组织侵犯声门旁间隙并累及甲状舌骨肌所致。Hirano 等[18]指出，甲状舌骨肌侵犯也将导致声带固定。

据报道，T_3 期患者的术后生存率介于 54%～80% 之间[19, 20]。

鉴于肿瘤的病变程度和部位，保留喉功能的手术治疗方法其成功率为 50%～66%。

退伍军人事务局喉癌研究小组[4]在 166 例喉癌患者中保留了 101 例（66%）患者喉部，其中 64% 患者保留了正常喉功能。Shirinian 等研究[5]报道，25 例 III 期或 IV 期喉癌患者中，有 44% 患者成功保留了喉部。Lefèbvre 和 Chevalier[10]报道，在 207 例 CHEP 手术患者研究中，200 例患者保留了喉部；10 例（4.8%）患者出现了局部复发，其中 3 例行喉全切除术后病情得到控制，另外 7 例未愈。在该项研究中，17 例患者发生了喉狭窄，其中 7 例需行永久气管切开；虽然仅有 16 例患者为 T_3 期声门型喉癌，但整体保喉率高达 96.6%，其中 91.8% 患者的喉功能得到完整保留。

作为一种保留喉功能的术式，内镜下激光喉部分切除术治疗 T_3 期喉癌已在国际文献中广泛报道。Motta 等[21]报道了一项 516 例内镜下喉激光手术治疗声门型喉癌的研究，仅 7.1% 病例为 T_3 期肿瘤。此外，一些报道了内镜下激光手术治疗声门型喉癌且病例数超过 100 例的文献中[22, 23]，并不包含 T_3 期声门型喉癌病例。而我们的病例中有 38 例患者在 5 年生存期内保留了喉部，故保喉成功率为 83.7%[24]。

肿瘤侵犯喉软骨与喉外扩散病例的生存率差异也已被报道[25]。甲状软骨是否受侵或癌组织侵犯但未累及喉外组织则与预后无关。

我们团队之前的一项研究表明，影像学检查对声门型喉癌的正确评估与分期显得尤为重要[26]。

我们的研究显示，11 例患者手术标本组织病理检查提示有喉软骨侵犯，但并不影响其生存率[24]。

关于 CHEP 治疗声门型喉癌的一个争议观点为是否需行择区性颈淋巴结清扫，因为此类患者的颈部转移率较低（9%）[15]。

既往文献[27]显示，声门型喉癌的颈部隐匿性转移率为 10%。在此类文献中，声门型喉癌转移的总体发生率为 22.2%，12 例（37.5%）患者有包膜外转移。对 T_3 期肿瘤的另一治疗观点为 CHEP 手术时无须行择区性颈淋巴结清扫术，而仅采取保守观察。尽管如此，需行补救性颈淋巴结清扫术的概率仍低至 11%～56%[28, 29]。

CHEP 拔管成功率达 93%～98%[30, 31]。

Naudo 等[32]报道其平均拔管时间为 9 天，并且气管切开时间增加和高龄对术后杓部水肿有相关性。Bron 等[33]报道其平均拔管时间为 27 天，62 例杓状软骨切除并行气管切开术患者的平均拔管时间为 29 天，而 9 例未切除杓状软骨患者的平均拔管时间为 36 天。

18.3　建　议

● 环状软骨上喉部分切除术是治疗中晚期喉癌的有效术式，而巨大肿瘤侵犯杓状软骨或声门下区域则为该术式的禁忌证。

● 如肿瘤侵犯声门下区域的前方 ≤ 0.5 cm，可行环状软骨上喉部分切除术。

● 肿瘤侵犯声门下区域的后方则为该术式的禁忌证。

● 对于 T_3 或 T_4 期声门型喉癌患者，应考虑行颈侧淋巴结清扫术。

● 良好的肺功能对术后预期结果显得尤为重要。

● 告知患者术后有发音功能减退，并嘱患者术后吞咽时需小心注意。

● 可在术后行鼻饲管进食，而非常规胃造瘘术。

18.4　避免误区

● 勿忘切开甲状腺峡部及显露气管前间隙，为残喉留有足够空间。

● 勿忘在 CHP 手术前插入鼻饲管。

● 行环舌骨吻合时，环状软骨的任何旋转和移位都将导致重建喉腔的狭窄。

● 患者拔管前严禁经口进食，拔管后可释放重建的新喉，以利于吞咽功能。

参考文献

[1] Mendenhall WM, Parsons JT, Stringer SP, Cassisi NJ, Million RR. Stage T3 squamous cell carcinoma of the glottic larynx: a comparison of laryngectomy and irradiation. Int J Radiat Oncol Biol Phys. 1992; 23(4):725–732

[2] DeSanto LW, Olsen KD, Perry WC, Rohe DE, Keith RL. Quality of life after surgical treatment of cancer of the larynx. Ann Otol Rhinol Laryngol. 1995; 104(10, pt 1):763–769

[3] Lassaletta L, García-Pallarés M, Morera E, Bernáldez R, Gavilan J. T3 glottic cancer: oncologic results and prognostic factors. Otolaryngol Head Neck Surg. 2001; 124(5):556–560

[4] Wolf GT, Fisher SG, Hong WK, et al; Department of Veterans Affairs Laryngeal Cancer Study Group. Induction chemotherapy plus radiation compared with surgery plus radiation in patients with advanced laryngeal cancer. N Engl J Med. 1991; 324(24):1685–1690

[5] Shirinian MH, Weber RS, Lippman SM, et al. Laryngeal preservation by induction chemotherapy plus radiotherapy in locally advanced head and neck cancer: the M. D. Anderson Cancer Center experience. Head Neck. 1994; 16(1):39–44

[6] Pearson BW, DeSanto LW, Olsen KD, Salassa JR. Results of near-total laryngectomy. Ann Otol Rhinol Laryngol. 1998; 107(10, pt 1):820–825

[7] Andrade RP, Kowalski LP, Vieira LJ, Santos CR. Survival and functional results of Pearson's near-total laryngectomy for larynx and pyriform sinus carcinoma. Head Neck. 2000; 22(1):12–16

[8] Laccourreye O, Salzer SJ, Brasnu D, Shen W, Laccourreye H, Weinstein GS. Glottic carcinoma with a fixed true vocal cord: outcomes after neoadjuvant chemotherapy and supracricoid partial laryngectomy with cricohyoidoepiglottopexy. Otolaryngol Head Neck Surg. 1996; 114(3):400–406

[9] Dufour X, Hans S, De Mones E, Brasnu D, Ménard M, Laccourreye O. Local control after supracricoid partial laryngectomy for "advanced" endolaryngeal squamous cell carcinoma classified as T3. Arch Otolaryngol Head Neck Surg. 2004; 130(9):1092–1099

[10] Lefèbvre J, Chevalier D. Supracricoid partial laryngectomy. Adv Otolaryngol Head Neck Surg. 1998; 12:1–15

[11] de Vincentiis M, Minni A, Gallo A, Di Nardo A. Supracricoid partial laryngectomies: oncologic and functional results. Head Neck. 1998; 20(6):504–509

[12] Laccourreye O, Laccourreye L, Garcia D, Gutierrez-Fonseca R, Brasnu D, Weinstein G. Vertical partial laryngectomy versus supracricoid partial laryngectomy for selected carcinomas of the true vocal cord classified as T2N0. Ann Otol Rhinol Laryngol. 2000; 109(10, pt 1):965–971

[13] Laccourreye H, Laccourreye O, Weinstein G, Menard M, Brasnu D. Supracricoid laryngectomy with cricohyoidoepiglottopexy: a partial laryngeal procedure for glottic carcinoma. Ann Otol Rhinol Laryngol. 1990; 99(6, pt 1):421–426

[14] Piquet JJ, Chevalier D. Subtotal laryngectomy with crico-hyoido-epiglotto-pexy for the treatment of extended glottic carcinomas. Am J Surg. 1991; 162(4):357–361

[15] Chevalier D, Laccourreye O, Brasnu D, Laccourreye H, Piquet JJ. Cricohyoidoepiglottopexy for glottic carcinoma with fixation or impaired motion of the true vocal cord: 5-year oncologic results with 112 patients. Ann Otol Rhinol Laryngol. 1997; 106(5):364–369

[16] Kirchner JA, Som ML. Clinical significance of fixed vocal cord. Laryngoscope. 1971; 81(7):1029–1044

[17] Olofsson J, Lord IJ, van Nostrand AW. Vocal cord fixation in laryngeal carcinoma. Acta Otolaryngol. 1973; 75(6):496–510

[18] Hirano M, Kurita S, Matsuoka H, Tateishi M. Vocal fold fixation in laryngeal carcinomas. Acta Otolaryngol. 1991; 111(2):449–454

[19] Foote RL, Olsen KD, Buskirk SJ, Stanley RJ, Suman VJ. Laryngectomy alone for T3 glottic cancer. Head Neck. 1994; 16(5):406–412

[20] Johnson JT, Myers EN, Hao SP, Wagner RL. Outcome of open surgical therapy for glottic carcinoma. Ann Otol Rhinol Laryngol. 1993; 102(10):752–755

[21] Motta G, Esposito E, Cassiano B, Motta S. T1–T2–T3 glottic tumors: fifteen years experience with CO_2 laser. Acta Otolaryngol Suppl. 1997; 527:155–159

[22] Rudert H, Werner JA. [Partial endoscopic resection with the CO_2 laser in laryngeal carcinomas. II. Results] Laryngorhinootologie. 1995; 74(5):294–299

[23] Steiner W. Results of curative laser microsurgery of laryngeal carcinomas. Am J Otolaryngol. 1993; 14(2):116–121

[24] Lima RA, Freitas EQ, Dias FL, et al. Supracricoid laryngectomy with cricohyoidoepiglottopexy for advanced glottic cancer. Head Neck. 2006; 28(6):481–486

[25] Fagan JJ, D'Amico F, Wagner RL, Johnson JT. Implications of cartilage invasion in surgically treated laryngeal carcinoma. Head Neck. 1998; 20(3):189–192

[26] Barbosa MM, Araújo VJ, Jr, Boasquevisque E, et al. Anterior vocal commissure invasion in laryngeal carcinoma diagnosis. Laryngoscope. 2005; 115(4):724–730

[27] Myers EN, Fagan JF. Management of the neck in cancer of the larynx. Ann Otol Rhinol Laryngol. 1999; 108(9):828–832

[28] Schramm VL, Jr, Myers EN, Sigler BA. Surgical management of early epidermoid carcinoma of the anterior floor of the mouth. Laryngoscope. 1980; 90(2):207–215

[29] Yuen APW, Ho CM, Wei WI, Lam LK. Analysis of recurrence after surgical treatment of advanced laryngeal carcinoma. J Laryngol Otol. 1995; 109(11):1063–1067

[30] Bussi M, Riontino E, Cardarelli L, Luce FL, Juliani E, Staffieri A. Cricohyoidoepiglottopexy: deglutition in 44 cases Acta Otorhinolaryngol Ital. 2000; 20(6):442–447

[31] Marioni G, Marchese-Ragona R, Ottaviano G, Staffieri A. Supracricoid laryngectomy: is it time to define guidelines to evaluate functional results? A review. Am J Otolaryngol. 2004; 25(2):98–104

[32] Naudo P, Laccourreye O, Weinstein G, Jouffre V, Laccourreye H, Brasnu D. Complications and functional outcome after supracricoid partial laryngectomy with cricohyoidoepiglottopexy. Otolaryngol Head Neck Surg. 1998; 118(1):124–129

[33] Bron L, Brossard E, Monnier P, Pasche P. Supracricoid partial laryngectomy with cricohyoidoepiglottopexy and cricohyoidopexy for glottic and supraglottic carcinomas. Laryngoscope. 2000; 110(4):627–634

喉垂直部分切除及气管自体移植术
Hemicricolaryngectomy with Tracheal Autotransplantation

Pierre R. Delaere, Vincent Vander Poorten
沈 毅 胡 益 黄钧涛 译

摘要

气管自体移植术是一项重建技术，可对特定的晚期环状软骨肉瘤和T_2或T_3期喉鳞状细胞癌（SCC）患者（单侧T_2期伴声带活动受限；T_3期伴声门下侵犯和/或杓状软骨固定）行保留喉功能手术治疗。气管自体移植术可保留此类患者良好的呼吸、言语和吞咽功能，并且不会影响肿瘤的预后。对于年龄 < 65 岁患者及环状软骨肉瘤患者的疗效尤为明显。

关键词

气管，自体移植，软骨肉瘤，鳞状细胞癌

19.1 病例介绍

1例54岁男性患者，患者T_3N_0期单侧声门型喉鳞状细胞癌（SCC）。肿瘤累及杓状软骨并侵犯声门下，但病变未累及喉室。患者2年前确诊T_1N_0期声门型SCC而行放射治疗。患者肺功能测试正常，无其他合并症。

本例患者施行了扩大喉垂直部分切除及气管自体移植术，肿瘤和切除范围见后（图19.1）。

19.1.1 一期手术

患者先行一侧择区性颈淋巴结清扫术（Ⅱ～Ⅳ区）[1]，包括同侧甲状腺腺叶切除术。再行喉垂直部分切除术，包括半侧环状软骨切除术（图19.2）。

切除喉肿瘤后，颈部气管采用前臂桡侧皮下组织和筋膜修复，旨在制作一可移植的气管补片，即前臂桡侧游离皮瓣（RFF）。用前臂桡侧游离皮瓣暂时修复半喉缺损。需行气管切开术以确保呼吸功能通畅（图19.3）。

通过缩小保留的杓会厌皱襞与会厌之间的间隙，并使用RFF皮瓣作为连接支撑，以恢复切除后的括约肌功能（图19.3a）。杓会厌皱襞可在声门和声门上水平的中线后方进行重建。通过该手术处理，患者可在发音和吞咽时关闭声门。2周后的CT检查显示了一期重建手术后的情况（图19.4）。

此时，气管切开术仍是维持患者呼吸所必需的。手术切开气管时，由护士帮助吸除气管内分泌物，术后由患者使用医院床旁吸引系统吸除气管内分泌物。通过气管套管口经常抽吸以清除支气管肺内的分泌物。术后1周开始口服营养支持。

组织病理学检查确认该患者患有T_3N_0期SCC，切缘为阴性。

19.1.2 二期手术

二期手术在一期术后2个月进行。将RFF皮肤瓣从喉部缺损处移除，并去除上皮组织。将具有完整血供（即RFF血管蒂）的颈段气管自体移植至半喉缺损处。气管自体移植后，保留颈部气管下方与重建喉部之间的连接，去除气管膜部的小片组织，以利于气管与喉部的端-端吻合。颈段气管下方残端向后外方与环状软骨和半喉缺损吻合，行端-端无张力吻合操作（图19.5）。

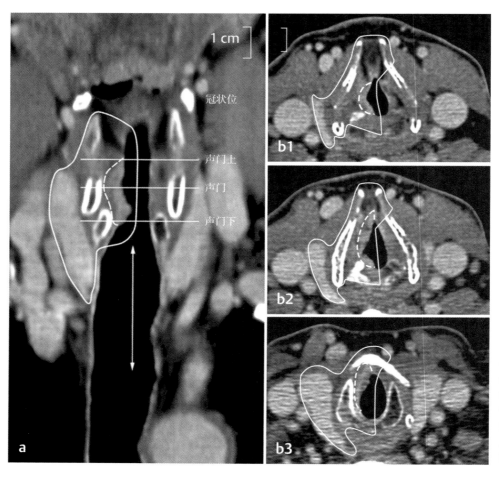

1 cm

冠状位

声门上

声门

声门下

b1

b2

b3

图19.1　术前CT检查。CT显示喉癌组织（白色虚线）和预计切除范围（白色实线）。a. 冠状位CT。扩大的半喉切除缺损区将予以重建，包括长达4 cm的1.5环颈段气管缺损（双箭头显示）。b. 冠状位CT。b1为声门上水平，b2为声门水平，b3为声门下水平

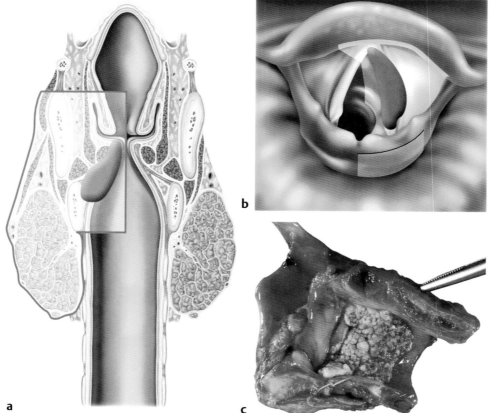

图19.2　伴声门下侵犯的右侧声门型鳞状细胞癌切除术。a. 冠状位图显示切除范围。b. 内镜观察。由于鳞状细胞癌侵犯前连合，故切除前连合，保留杓会厌皱襞。c. 切除的标本。单侧肿瘤并侵犯声门下

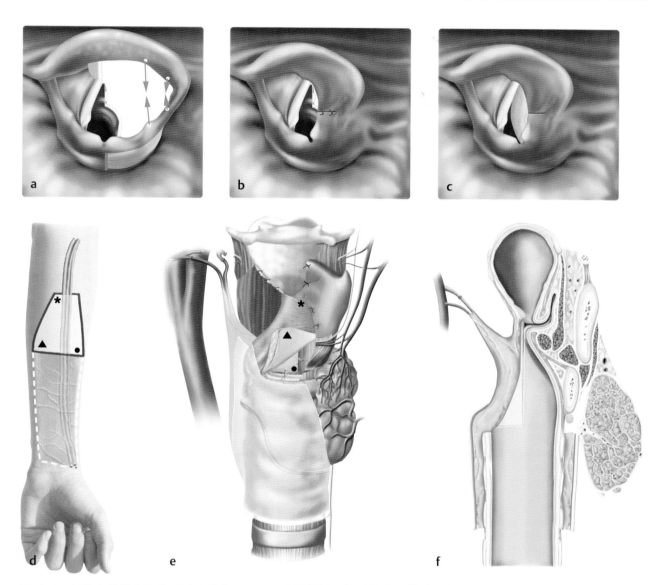

图19.3　气管血供重建和临时重建喉腔。a ～ c. 内镜图显示切除杓会厌皱襞和会厌间侧向间隙内的肿瘤并缝合切口（箭头；a、b）。c. 使用前臂皮肤临时重建喉腔的内镜图。d ～ f. 前臂桡侧游离皮瓣是一由筋膜和皮肤组成的皮瓣。筋膜瓣将用于颈部气管的血供重建，而皮肤瓣将用于半喉切除缺损区域的临时重建喉腔。前臂筋膜（d）包裹长达4 cm的颈段气管（e、f）。前臂筋膜的上方表面紧贴气管壁。在二期手术使用前臂带血管蒂游离皮瓣修复前，将作为重建半喉切除缺损术腔的一种临时措施。将皮肤瓣的一侧与环状软骨后部的喉部创缘从下往上（黑点）进行缝合，而将皮肤瓣的另一侧面与前部的喉部创缘从上（星号）往下（三角）进行缝合。下缘（三角形）未缝合于喉部缺损，故留下一个缺口用于气管切开术。将桡动脉与颈部血管进行吻合，常为甲状腺上动脉（端-端吻合）和颈内静脉（端-侧吻合）。将Gore-Tex膜（星号；Preclude pericardial membrane, 0.1 mm, WL Gore and Associates, Inc. Flagstaff, AZ）覆盖于筋膜包裹的气管上

　　2周后行CT检查，以显示二期重建手术后的情况（图19.6）。

　　在重建喉腔和纵隔气管之间行气管切开。术后1周，患者能进食糊状和半流质食物。术后第2周末，患者能进食绝大多数类型的食物。术后4周，在局部麻醉下封闭气管切开口。

　　术后3年末随访时，患者保持无瘤生存状态，且发音功能正常（发音质量足以维持正常生活与日常活动）。

19.2　讨　论

　　气管自体移植术已用于经选择的喉或环状软骨肿瘤患者行扩大半喉切除术后喉功能重建。该项技术适用于声门型$T_2N_0 \sim T_3N_0$期SCC和单侧环状软骨肉瘤患者，因其不能经内镜喉激光手术方法治

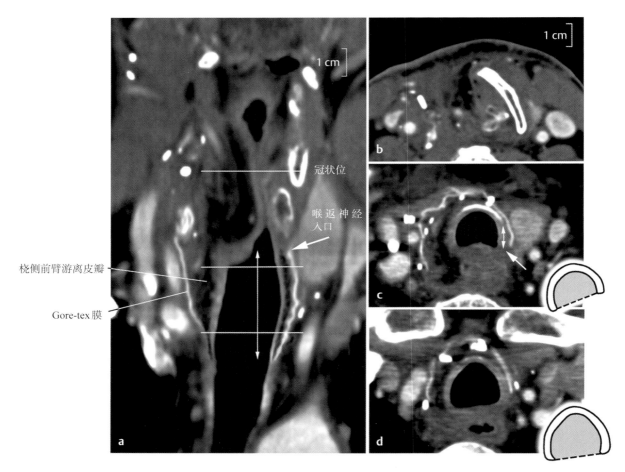

图 19.4　一期术后的 CT 图像。气管血供重建和临时重建喉腔的 CT 图像。a. 冠状位 CT 图像，水平位。箭头示喉返神经入喉处。双箭头示用于喉腔重建的颈部气管长度。b. 声门水平。在声门水平可见喉腔完全闭塞。c. 气管上段水平。双箭头示喉返神经周围长约 1 cm 的颈段气管（箭头所示），但不包括气管自体移植物。插图示包含于自体移植物中的气管软骨量。d. 气管下段水平。插图示在较低的下段气管水平，自体移植中包含了完整的气管软骨

疗。具体而言，对于晚期单侧环状软骨肉瘤和单侧声门型 SCC T_2 期伴声带运动受限（前 T_{2b}）或 T_3 期伴声门下侵犯患者（图 19.1），和/或侵犯环状软骨患者，需采用较经典部分喉切除术更彻底的手术方法切除。既往此类患者除全喉切除术外别无选择，而在本章新方法中，半喉切除术可确保肿瘤完全切除，气管自体移植可保留喉的发音功能，防止永久性气管造瘘，并保留吞咽功能。

　　既往几十年间，使用喉功能保留策略治疗喉部 SCC 引起了人们极大的兴趣。除化疗、放疗和放化疗方案之外，经口激光显微外科手术（TLM）的应用也越来越广泛[2]。然而，此类器官保留方法均有显著的局限性。TLM 主要用于治疗早期声门型喉癌（无声带运动受限和声门下侵犯）。对于更晚期声门型 SCC 以及扩大放疗后复发的声门型 SCC 的挽救性

治疗，TLM 的局部控制率较低[3]。在环状软骨肉瘤患者治疗中，放疗和化疗的使用已被证实对于 50% 或更多环状软骨的晚期肿瘤无效[4]。对此类患者，气管自体移植方法为全喉切除术提供了有效的替代治疗方案。

　　1996 年，经过广泛的临床前期试验，首例人体气管自体移植手术获得成功。以该前期工作为基础，我们设计了一种优化的自体气管移植重建方法。该手术包含 2 个步骤，即在原位为段颈气管提供一处独立血供，随后将其作为自体移植物，用于重建半喉切除后的喉腔缺损[5-8]。自 2003 年在本中心实施了该项技术以来，目前我们已治疗了 30 例晚期环状软骨肉瘤或声门型 SCC 患者[7]。在一些单侧 T_2 期（声带活动受限）或 T_3 期声门型 SCC 和晚期环状软骨肉瘤病例中，气管自体移植术已被证实为

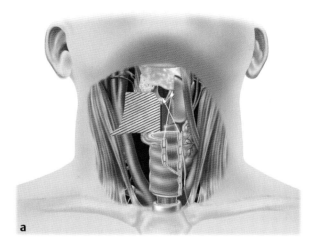 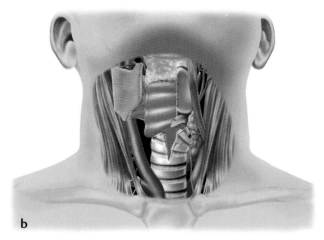

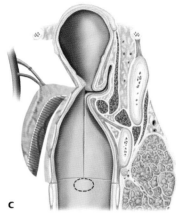 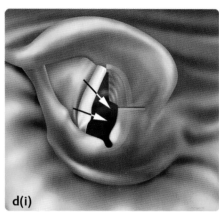 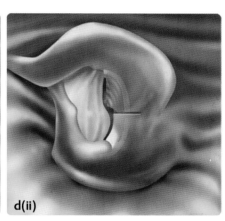

图 19.5　气管自体移植：二期手术步骤。a. 打开前臂桡侧游离皮瓣和残喉间前部、上部和后部缝线，将皮瓣与残喉完全分开。分离已重建血供的气管，前臂桡侧游离皮瓣去除上皮组织（阴影区域），将气管移植物游离以重建喉部缺损（箭头）。b. 将重建血供的气管移植物分离并修复喉部缺损处。将皮肤瓣从缺损处移除并去除上皮。在重建的喉和纵隔气管之间行气管切开。c. 气管自体移植后的冠状位视图。虚线表示气管切开的部位。d. 自体气管移植修复半侧缺损后的吸气和发声（箭头）喉内镜图

全喉切除术的功能性替代方法。该项技术在保留呼吸、发音和吞咽功能方面的疗效确切，并且不影响肿瘤预后，尤其对于 ≤ 65 岁患者和软骨肉瘤患者的疗效显著[9]。

19.3　建　议

● 气管自体移植术适用于单侧声门型喉癌伴声带固定和侵犯声门下达环状软骨的保守性喉切除术，这是所有"经典"保喉手术的两个主要手术禁忌证。

● 扩大半喉切除术可用于单侧 $T_2 \sim T_3$ 期声门型喉癌伴声门下侵犯 > 5 mm、但不累及喉室患者。

● 对于累及前连合的肿瘤，切除范围可延伸至对侧声带前 1/3 处。

● 可切除肿瘤的最大范围显示见图 19.2。安全保留杓会厌皱襞将在之后的喉腔重建中起重要作用。可允许在声门和声门上水平的后中线处进行重建。

● 关闭手术区域杓会厌皱襞与会厌之间的间隙，可利于恢复切除后的括约肌功能（图 19.3）。

19.4　避免误区

● 为获得最佳的肿瘤切除和喉功能保留效果，严格选择患者尤为重要。鉴于气管自体移植术需保留一侧环杓关节，T_2 或 T_3 期喉 SCC 患者为潜在的候选患者，前提是喉部肿瘤未侵犯前连合，故可在安全切缘范围内切除肿瘤，但无法同时保留足够的对侧声带。这是初次手术和挽救手术的基本要求。

● 对于晚期软骨肉瘤患者，前连合处局限的肿

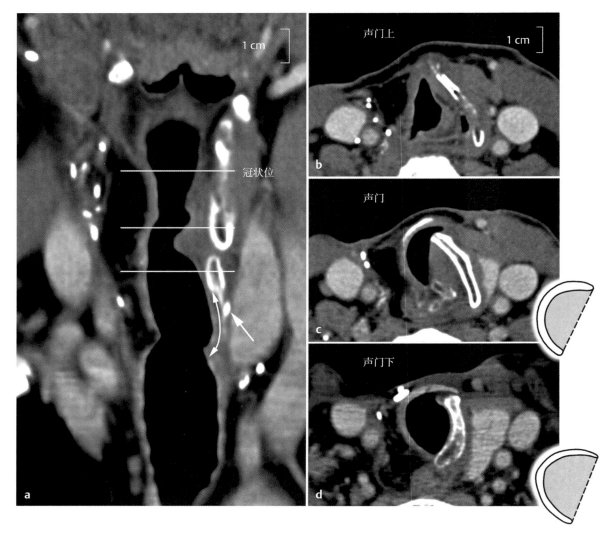

图 19.6　第二次手术后的CT图像。a. 冠状重新格式化的CT检查。箭头表示喉返神经入喉处。弯曲的双箭头表示靠近喉返神经的约1.5 cm颈部气管段。直双箭头表示气管自体移植的长度。b. 声门上水平。c. 声门水平。插图显示在声门水平上软骨气管的数量（全量）减去 1 cm 段，它仍然附着在靠近喉返神经入口的地方（图 19.4c）。d. 声门下水平。 插图显示了在声门下水平包含的软骨气管的数量（全部数量）

瘤侵犯不是气管自体移植术的禁忌证，故无须广泛地切除边缘。

● 除肿瘤侵犯范围和进展情况，患者功能状态和年龄也是气管自体移植时需考虑的重要因素。理想情况下，此类技术的良好候选病例具有高等或中等功能状态（WHO功能状态分类类别0，1或2），无限制性或阻塞性肺疾病（除源于喉部肿瘤），且在术前已停止吸烟。

● 我们发现65岁以上患者的喉功能效果欠佳。

● 气管自体移植术其缺陷为手术操作复杂及需要2期手术。但2期手术治疗方法提供了额外安全保障，因其可在最终重建前重新评估肿瘤的切缘，故有助于判断肿瘤预后。虽然该项技术复杂，然而无论在初次手术还是挽救手术治疗中，该技术为晚期环状软骨肉瘤患者和经选择的声门型SCC患者提供了喉全切除术的喉功能保留替代方案。

参考文献

[1] Ferlito A, Robbins KT, Shah JP, et al. Proposal for a rational classification of neck dissections. Head Neck. 2011;

33(3):445–450

[2] Lagha A, Chraiet N, Labidi S, et al. Larynx preservation:

what is the best non-surgical strategy? Crit Rev Oncol Hematol. 2013; 88(2):447–458

[3] Ramakrishnan Y, Drinnan M, Kwong FNK, et al. Oncologic outcomes of transoral laser microsurgery for radio-recurrent laryngeal carcinoma: a systematic review and meta-analysis of English-language literature. Head Neck. 2014; 36(2):280–285

[4] Sauter A, Bersch C, Lambert KL, Hörmann K, Naim R. Chondrosarcoma of the larynx and review of the literature. Anticancer Res. 2007; 27(4C):2925–2929

[5] Delaere PR, Hermans R. Tracheal autotransplantation as a new and reliable technique for the functional treatment of advanced laryngeal cancer. Laryngoscope. 2003; 113(7):1244–1251

[6] Delaere P, Vander Poorten V, Vranckx J, Hierner R. Laryngeal repair after resection of advanced cancer: an optimal reconstructive protocol. Eur Arch Otorhinolaryngol. 2005; 262(11):910–916

[7] Delaere P, Goeleven A, Poorten VV, Hermans R, Hierner R, Vranckx J. Organ preservation surgery for advanced unilateral glottic and subglottic cancer. Laryngoscope. 2007; 117(10):1764–1769

[8] Delaere PR, Vranckx JJ, Dooms C, Meulemans J, Hermans R. Tracheal autotransplantation: guidelines for optimal functional outcome. Laryngoscope. 2011; 121(8):1708–1714

[9] Loos E, Meulemans J, Vranckx J, Poorten VV, Delaere P. Tracheal autotransplantation for functional reconstruction of extended hemilaryngectomy defects: a single-center experience in 30 patients. Ann Surg Oncol. 2016; 23(5):1674–1683

20 局部晚期声门型喉癌：气管上喉部分切除术
Locally Advanced Glottic Cancer: Supratracheal Laryngectomy

Giovanni Succo, Erika Crosetti
沈 毅 胡 益 黄钧涛 译

按照目前欧洲喉科学协会（ELS）分类，气管上喉部分切除术（STPL）或Ⅲ型开放式喉水平部分切除术（OPHL）是一种OPHL术式，旨在切除累及声门下的中晚期声门型喉癌。此外，Ⅲ型OPHL手术代表了目前可最大程度切除肿瘤并保留喉功能的外科术式。在经选择的患者中，STPL显示了良好的肿瘤切除与喉功能保留远期疗效，类似于环状软骨上喉部分切除术式。STPL核心适应证是声门型或贯声门型cT_3期喉癌，肿瘤从声带边缘沿中线向声门下浸润距离≥10 mm。STPL局部适应证为声门型（T_2期）喉癌累及声门下向前达环状软骨，以及一些局限累及喉前或喉外侧的cT_{4a}期喉肿瘤。STPL作为中/晚期喉癌的标准化外科术式，其应用不仅在肿瘤切除方面，在喉功能保留方面也被认为是一种可信和有效的治疗方法。STPL的主要缺陷是发音质量欠佳、轻微吞咽困难伴吸入性肺炎，约20%病例有喉部软组织狭窄。

气管上喉部分切除术，喉癌，声门型-声门下型喉癌，喉部分切除术，喉部，杓状软骨固定，cT_3期声门型喉癌，cT_{4a}期声门型喉癌

20.1 临床病例1

63岁男性患者，一般情况尚可，Karnofsky指数为90，有吸烟及饮酒史。因持续性发音困难，患者行喉镜检查，期间在声门区发现一累及声门下的肿瘤，并累及右侧半喉，伴有声带固定（TVC）和杓状软骨固定，未触及肿大淋巴结。对患者评估期间，行颈部MRI（图20.1）和CT检查，显示一侧声门型肿瘤，且声门下侵犯范围从TVC边缘至中线处约10～12 mm，累及声门旁间隙上方和下方区域，但未侵及甲状软骨板或环状软骨，累及声带前连合，环杓关节受累，但无颈部和/或Ⅵ级病理阳性淋巴结。在直接喉镜检查过程中，发现声门下侵犯约12 mm；在后方，病变与后连合间的距离约3 mm。标本病理活检报告显示为声门型G_2喉鳞状细胞癌（cT_3N_0）。在肿瘤管理委员会会议期间，提出将Ⅲ型开放式喉水平部分切除术（OPHL）作为首选，或将同步放化疗作为备选。患者选择行喉部分切除术，进行了CO_2激光辅助Ⅲa型OPHL手术、右侧环杓关节（CAU）切除、选择性颈淋巴结清扫（SND；Ⅱ～Ⅳ级）及右侧气管食管沟清扫术，切缘均无肿瘤组织残留（＞2 mm）。切除过程采用了环状软骨上径路，证实了上述手术方案其安全边缘不充分（图20.2），这是1个Ⅲ型OPHL术式有效用于OPHL标准化外科手术操作中显著有效的例子。

根据标本活检结果，其最终分期为pT_3N_0期声门型喉癌，故无辅助放疗指征。术后病程并不复杂，吞咽功能恢复过程中未行气管插管，患者于术后18日出院，气管切开口仍存在，但以纱布敷料填塞，患者于夜间取出。气管切开口在术后30日内自行闭合。术后2年患者恢复健康，无须气管切开即可行正常生活，体重稳定，期间无吸入性肺炎发作。

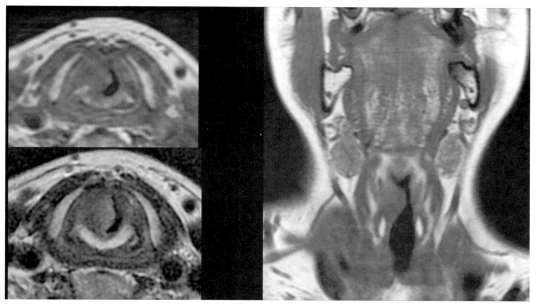

图20.1 颈部MRI（轴位+冠状位图）显示T₃期声门型喉癌，伴有声门下侵犯，上下间隙均受累，甲状软骨板或环状软骨未受累，前连合处明显受累，累及右侧环杓关节

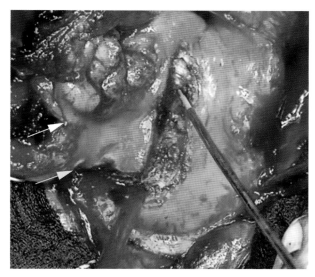

图20.2 CO_2纤维激光辅助下，从Ⅱa型开放式喉水平部分切除术（OPHL）+杓状软骨切除术（ARY）术式改为Ⅲa型OPHL+环杓关节切除术（CAU）。（白色箭头示拟行Ⅱa型OPHL术式→切缘不足。黄色箭头示术式立即转换为Ⅲa型OPHL+CAU术式，获得1 cm的切缘）

20.2 临床病例2

57岁男性患者，身体健康状况良好，目前吸烟，Karnofsky指数100，无任何并发症。因持续性发音困难，患者行声门区检查，期间发现有侵犯声门下的声门区溃疡性肿瘤，累及右侧半喉，从前连合向后连合处浸润，并伴有TVC和杓状软骨固定，但未触及颈部肿大淋巴结。在评估过程中，患

者行颈部MRI检查（图20.3），结果显示声门区肿瘤从TVC中线边缘向声门下侵犯达15 mm，声门旁间隙上方和下方均受累，甲状软骨板下方全层受侵，环状软骨板亦可能受侵，声带前连合及后连合均累及，环杓关节受侵，但无颈部和/或Ⅵ级病理性淋巴结。在直接喉镜检查过程中，注意到肿瘤声门下侵犯约14 mm，且肿瘤距声带后连合约3 mm。活检标本病理检查报告示G2期喉鳞状细胞癌，为$cT_{4a}N_0$期声门型喉癌。在肿瘤管理委员会会议期间，提出将喉全切除、SND（Ⅱ～Ⅳ区+Ⅵ区）、初次气管食管穿刺术（TEP）作为首次手术方案。但患者拒绝行该方案，并明确要求最大限度地保留喉功能。对于同步放化疗和Ⅲ型OPHL术式两种治疗选项，鉴于喉全切除术可能具有更好的愈后，患者选择了后者。签署知情同意书后（包括术中根据肿瘤侵犯范围选择喉部分切除术或喉全切除术的术式变化），施行了Ⅲa型OPHL手术、右侧CAU+SND（Ⅱ～Ⅳ区）、右侧气管食道沟清扫术（图20.4）。切缘后方接近（图20.5）但无肿瘤组织（2 mm）。因甲状软骨及环状软骨弓和软骨板受累范围较小，标本最终分期为$pT_{4a}N_0$，故无辅助放疗指征。

术后恢复过程顺利，患者无须气管套管，吞咽功能恢复后，于术后14日出院。气管切开口仍存在，但予以纱布堵塞，患者在夜间将其取出。因患者在夜间试图保持气管切开口封闭，故阻塞性睡眠

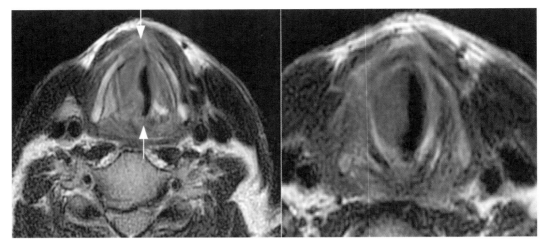

图20.3　颈部MRI（轴位视图）显示声门下肿瘤伴有声门下扩展，上下声门间隙受累，甲状软骨翼下部全层受累，环状软骨板可能受累，前连合和后连合明显受累（白色箭头），以及右环杓关节受侵

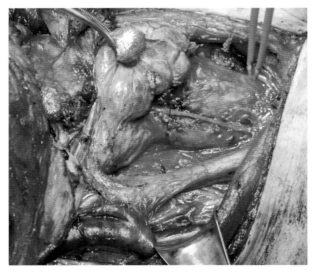

图20.4　在进行Ⅲa型开放式部分水平喉切除术+右环杓关节单位切除术前，先切开右侧气管食道沟

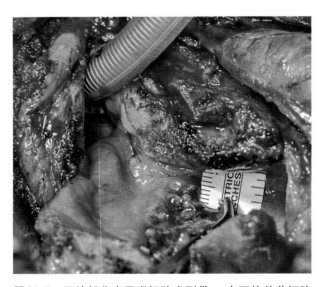

图20.5　开放部分水平喉切除术型Ⅲa+右环杓关节切除术：近切口后缘处，切缘阴性（2mm）

呼吸暂停低通气综合征持续存在，通过睡眠内镜检查发现此因舌根肥大及切除的CAU侧下咽黏膜瓣导致重建声门区双重阻塞所致。术后两次使用CO_2激光对患者舌根和重建声门区进行局部处理，并于术后3个月内拔管。术后3年，患者无瘤生存，无须气管切开即可正常生活，时常进行体育锻炼，体重稳定，偶尔夜间使用C-pap机械通气，期间无吸入性肺炎病史。

20.3　讨　论

OPHL术式旨在通过单次手术治疗实现肿瘤的局部控制，同时保留喉功能，通过保留自然管腔来维持发声、呼吸和吞咽功能，并可避免气管造瘘、胃造瘘或发音假体植入术。2014年，欧洲喉科学学会（ELS）根据喉切除术的范围提出了OPHL术式的合理分型，包括了3种亚型：声门上喉部分切除术（SGL；Ⅰ型），环状软骨上喉部分切除术（SCL；Ⅱ型）和气管上喉部分切除术（STL；Ⅲ型）[1]。

Ⅱ型OPHL是治疗中晚期声门型喉癌患者的最经典术式[2-4]，然而许多声门型或贯声门型喉癌患者并不适合通过环状软骨上喉部分切除术获得肿瘤的安全切除（例如侵及声门下或环状软骨的病例，或因破坏甲状软骨或环甲膜侵及喉外组织而被归类为cT_{4a}期的病例）。对于部分侵犯声门下的中晚期喉癌患者，STL（Ⅲ型OPHL）可最大限度地保留喉功能术式。Ⅲ型OPHL包括4个手术：STL伴环舌骨会厌吻合术±单侧CAU侵犯，STL伴环舌骨吻合术±单侧CAU侵犯。CAU为环状软骨板后方一侧及其对应的杓状软骨，以及同侧完整的喉部神经。

1972年，Italo Serafini首次描述了气管上喉部分切除术式（STPL）[5]。虽然肿瘤控制效果尚可，但该根治性手术的术后喉功能欠佳，故该术式很快被弃用。1996年，Laccourr-eye等[6]报道了经典环状软骨上喉部分切术的改良术式，以便于声门型喉癌侵犯声门前下方病例去除环状软骨环。2005年，Sparano等[7]行喉功能保留手术时，研究了预测声门型喉鳞状细胞癌安全下切缘的术前临床特征。这些研究为"功能性"STL术式的发展揭开了序幕，Rizzotto等[8]则在2006年对此类研究进行了阐述。

Ⅲ型OPHL代表了Serafini技术的"功能性"改进：该术式需要切除完整的声门和声门下组织以及甲状软骨。此外，可最大范围切除包括环状软骨环和靠近第一气管环的半侧环状软骨板。各类Ⅲ型及Ⅱ型OPHL切除声门上组织和后外侧浸润组织（可能包括一侧CAU）的范围也不尽相同。喉功能重建可通过环舌骨会厌吻合术（Ⅲa型OPHL）[9]或环舌骨吻合术（Ⅲb型OPHL）得以实现。对于Ⅲa+CAU型，残余会厌与舌骨均固定于气管，而对于Ⅲb+CAU型，舌根和舌骨固定于气管上。

对于无CAU切除的Ⅲa型和Ⅲb型OPHL，喉功能重建的不同之处在于可避免梨状窝重建的操作，因梨状窝黏膜仍附着于一侧残余的环状软骨板和杓状软骨之上。

疑似存在大于cN1期临床阳性的颈淋巴结患者并非绝对手术禁忌证，但常因存在术后放疗或CRT治疗可能，故不属于OPHL术式的良好适应证。手术操作应包括在切口中行气管切开术。因该术式提示局部晚期喉癌，故应完整切除带状肌以避免任何微小的肿瘤组织残留。我们发现，切除此类结构在吞咽功能上不会对喉功能康复产生不利影响。

除了清扫颈部淋巴结，也应清扫从舌骨到甲状腺峡部（包括Delphian淋巴结）区域的中央区淋巴结，并进行组织学冰冻切片检查。因Delphian淋巴结转移导致阳性反应，尤其在因额外囊性包裹而未致喉气管浸润者，使用Ⅲ型OPHL可对环甲膜、环状软骨环及甲状腺峡部进行块状切除。对于具有声门下受侵和声带固定的声门旁间隙侵犯的患者，鉴

于Ⅵ期患者的隐匿性转移率较高，应行同侧气管食管沟切扫术。因CAU等功能单元被完整切除，即便对同侧复发病例的神经形成损伤，也不会对喉功能造成任何的负面影响。

20.4 建 议

目前，所有喉部分切除患者都缺乏对主要并发症的认识和进行严谨术后康复的能力。

患者的Karnofsky指数不应低于80（即使在困难情况下，患者也能够进行正常活动）。除低于80的Karnofsky指数外，排除标准还包括严重糖尿病、严重慢性阻塞性肺疾病或严重心脏病。即使在历史上，年龄达70岁的高龄患者也是一些喉部分切除术相对手术指征的重要临界值，但根据我们的经验，高龄已不再是排除标准[10]。在缺乏重要合并症、患者有避免气管切开的强烈期望情况下，精准选择患者后，年龄也成为患者基本状况的考虑条件。当然，理想的病例是具有良好肺功能的年轻患者。

虽然喉癌的一些扩散方式无法由Ⅱ型OPHL术式进行安全控制，但仍可使用Ⅲ型OPHL进行成功治疗，近期报道了Ⅲ型OPHL治疗肿瘤的相关适应证[11]。Ⅲ型OPHL的绝对手术禁忌证包括：① 病变延伸至舌根或梨状窝；② 伴有舌骨侵犯的会厌前间隙病变患者，病变累及杓间区、后连合和双侧杓状软骨；③ 广泛的肿瘤喉外侵犯，包括甲状腺、带状肌、颈部皮肤、颈内静脉或颈总动脉；④ 病变累及第一气管环；⑤ N_3期颈淋巴结转移。

正确选择适合此类手术病例的评估方法包括：鉴于累及范围，喉前后区域是否经过理想的"魔法平面"而从杓状软骨声带突和甲状软骨角之间通过，并垂直于甲状软骨，同时在中线处测量TVC边缘距肿瘤声门下侵犯小于或大于10 mm，并以是否存在以杓状软骨为代表的功能区进行测量[12]。

综上所述，① 每种类型肿瘤都不会超越"魔法平面"、且不会影响杓状软骨活动性，即使具有声门下侵犯、或累及环状软骨环、或存在有限的喉前外侧延伸（前cT_2→早期cT_{4a}），如Laccourreye等学者所示，通过应用所谓的环舌骨吻合术可被Ⅲ型OPHL成功治疗[6]；② 声门型肿瘤超越"魔法平面"者，即使经声门检查发现杓状软骨固定（cT_3），但中线处测量TVC边缘的声门下侵犯≤10 mm，与

CAU相比，CAU一个或多个解剖亚区累及的风险较低，且多为局灶性肿瘤自身。Ⅱ型OPHL+ARY通常可达到根治性切除目的，但Ⅲ+CAU型可向下切除达1 cm以上，故外科医师可根据肿瘤实际范围而调整切除范围，使切缘更安全；③ TVC边缘声门下侵犯 > 10 mm的肿瘤亚型病例，在测量处显示"魔法平面"超越中线，即便具有经声门演化和杓状软骨固定（cT_3），后者不仅与甲杓区和环杓区（具有环杓关节［CAJ］和环杓外肌的侵入倾向）的肿瘤演变有关。而且也有明显的声门下侵犯，肿瘤可累及CAJ和环状软骨内侧至外侧，穿透弹性圆锥。在此模式下（后cT_3→早期cT_{4a}），喉外扩散的可能性较大，横向通过环甲膜和向后通过环状软骨后缘。正如Brasnu等报道[13]，CAU一个或多个解剖亚区累及程度高，此种模式等同于T_{4a}。在此情况下，"合理"治疗以喉全切除术为代表，可完整地块状切除所有喉部肌肉组织。在患者明确拒绝喉全切除术情况下，可通过CRT或喉部分切除术行保守治疗。唯一可行的喉部分切除术是Ⅲa型OPHL+CAU，其后下切除限度为第一气管环和后侧黏膜。在此情况下，也可使用非常精准的切除工具，例如在开放式中使用CO_2显微激光切除包括CAU的所有解剖区域。尤其能够非常精准地解剖和分离异常狭窄的解剖区域，在术中最终评估喉外侵犯，并以此来确定是否需要将喉部分切除术更改为喉全切除术。

总之，STL为有效保留喉功能的喉癌手术选项。与部分经选择具有声门下侵犯的声门型/或跨声门型喉癌行化疗相比较，即使以降低发音质量和后遗症（例如软组织狭窄和慢性吸入性肺炎等）的发生

为代价，因其具有预防（更好地识别病灶和降低复发率）和降低喉全切除率的优势，也认为选择Ⅲ型OPHL方法是切实可行的[14]。

Ⅲ型OPHL的引入为保留喉功能的喉癌手术方法提供了新的选项。由于在尝试保留喉功能时，手术切除范围可上下延伸，故可按照模块化手术方法原则进行OPHL。

20.5　避免误区

● 持续轻微吞咽困难和吸入性肺炎仍是STPLs术式的主要并发症，且发音质量明显下降，通常较嘶哑和低沉[15]。

● 老年患者（≥70岁）行CAU切除术可产生明显的不良影响，表现为吞咽功能恢复较差等[16]。

● 因难以评估复发情况，前期放化疗失败患者禁止将其作为挽救性手术方式。

● 行此类手术后，可通过嗓音矫正手术（例如激光和/或喉内注射成形术）处理喉部解剖和/或功能不良者[17, 18]。

● 如需预先使用更为"根治性"的Ⅲ型OPHL，则须考虑伦理因素，当病例更适合行喉全切除术时，应推荐使用非喉功能保留术式。故当冰冻切片显示切缘阳性时，需明确告知患者并将术式更改为喉全切除术，从而排除随后的放化疗选项（目前指南中的ⅡA建议）。

● 因干预的重要性和辅助放疗的必要性，如肿瘤明显超越喉部范围时，则需谨慎考虑是否行OPHL术式。

参考文献

[1] Succo G, Peretti G, Piazza C, et al. Open partial horizontal laryngectomies: a proposal for classification by the working committee on nomenclature of the European Laryngological Society. Eur Arch Otorhinolaryngol. 2014; 271(9):2489–2496

[2] de Vincentiis M, Minni A, Gallo A, Di Nardo A. Supracricoid partial laryngectomies: oncologic and functional results. Head Neck. 1998; 20(6):504–509

[3] Mercante G, Grammatica A, Battaglia P, Cristalli G, Pellini R, Spriano G. Supracricoid partial laryngectomy in the management of T3 laryngeal cancer. Otolaryngol Head Neck Surg. 2013; 149(5):714–720

[4] Crosetti E, Garofalo P, Bosio C, et al. How the operated larynx ages. Acta Otorhinolaryngol Ital. 2014; 34(1):19–28

[5] Serafini I. Reconstructive laryngectomy Rev Laryngol Otol Rhinol (Bord). 1972; 93(1):23–38

[6] Laccourreye O, Brasnu D, Jouffre V, Couloigner V, Naudo P, Laccourreye H. Supra-cricoid partial laryngectomy extended to the anterior arch of the cricoid with tracheo-crico-hyoido-epiglottopexy. Oncologic and functional results Ann Otolaryngol Chir Cervicofac. 1996; 113(1):15–19

[7] Sparano A, Chernock R, Feldman M, Laccourreye O, Brasnu D, Weinstein G. Extending the inferior limits of supracricoid partial laryngectomy: a clinicopathological correlation. Laryngoscope. 2005; 115(2):297–300

[8] Rizzotto G, Succo G, Lucioni M, Pazzaia T. Subtotal laryngectomy with tracheohyoidopexy: a possible alternative to total laryngectomy. Laryngoscope. 2006; 116(10):1907–1917

[9] Succo G, Crosetti E, Bertolin A, et al. Supratracheal partial laryngectomy with tracheohyoidoepiglottopexy (open partial horizontal laryngectomy type IIIa + cricoarytenoid unit): surgical technique illustrated in the anatomy laboratory. Head Neck. 2017; 39(2):392–398

[10] Rizzotto G, Crosetti E, Lucioni M, et al. Oncologic outcomes of supratracheal laryngectomy: critical analysis. Head Neck. 2015; 37(10):1417–1424

[11] Succo G, Bussi M, Presutti L, et al. Supratracheal laryngectomy: current indications and contraindications. Acta Otorhinolaryngol Ital. 2015; 35(3):146–156

[12] Succo G, Crosetti E, Bertolin A, et al. Treatment of T3–T4a laryngeal cancer by open partial horizontal laryngectomies: prognostic impact of different pT subcategories. Head Neck. 2018:(e-pub ahead of print). 10.1002/hed.25176

[13] Brasnu D, Laccourreye H, Dulmet E, Jaubert F. Mobility of the vocal cord and arytenoid in squamous cell carcinoma of the larynx and hypopharynx: an anatomical and clinical comparative study. Ear Nose Throat J. 1990; 69(5):324–330

[14] Schindler A, Fantini M, Pizzorni N, et al. Swallowing, voice, and quality of life after supratracheal laryngectomy: preliminary long-term results. Head Neck. 2015; 37(4):557–566

[15] Schindler A, Pizzorni N, Fantini M, et al. Long-term functional results after open partial horizontal laryngectomy type IIa and type IIIa: a comparison study. Head Neck. 2016; 38(suppl 1):E1427–E1435

[16] Benito J, Holsinger FC, Pérez-Martín A, Garcia D, Weinstein GS, Laccourreye O. Aspiration after supracricoid partial laryngectomy: incidence, risk factors, management, and outcomes. Head Neck. 2011; 33(5):679–685

[17] Lucioni M, Bertolin A, Lionello M, et al. Transoral laser microsurgery for managing laryngeal stenosis after reconstructive partial laryngectomies. Laryngoscope. 2017; 127(2):359–365

[18] Bergamini G, Alicandri-Ciufelli M, Molteni G, et al. Rehabilitation of swallowing with polydimethylsiloxane injections in patients who underwent partial laryngectomy. Head Neck. 2009; 31(8):1022–1030

21 局部晚期声门型喉癌：喉全切除术与发音假体应用

Locally Advanced Glottic Cancer: Total Laryngectomy and Voice Prostheses

Michiel W.M. van den Brekel, Marije J.F. Petersen
成立新 沈 毅 译

摘 要

对于晚期喉癌患者，应充分了解不同的治疗方案（例如放疗、放化疗或喉全切除术），以提高总体生存率与预期生活质量。虽然越来越多的患者选择保留喉功能治疗方案，但T_4期喉癌患者首次行喉全切除术后具有较高的总体生存率。康复对于获得良好的发音功能和生活质量显得尤为重要。

关 键 词

晚期喉癌，喉全切除术，发音假体，咽瘘

21.1 病例介绍

1例66岁男性患者因进行性声音嘶哑3个月，转至位于阿姆斯特丹的荷兰癌症研究所门诊就诊。耳鼻咽喉科医师发现喉部有一处疑似鳞状细胞癌病灶，并经组织活检证实。在荷兰，头颈部肿瘤的治疗集中于头颈部疾病中心，故该病例被转诊至我科。患者既往有吸烟史，但已戒烟10年，适量饮酒。除口服药物治疗糖尿病外，患者其他方面均健康，既往无手术史。成人并存疾病评价指数27条目（ACE-27）评分1分。

视频频闪喉镜检查发现右侧声带有一红色不规则新生物，其黏膜波消失，声带活动轻度减弱（图21.1）。肿瘤局限于声带，故临床分期为T_2N_0期。

虽然临床诊断为相对较小的喉肿瘤，但CT检查显示右侧声带有一体积巨大的肿瘤，越过前连合至左侧声带（图21.2）。肿瘤向甲状软骨的两侧扩张，甲状软骨与带状肌之间的脂肪组织消失。无声门下侵犯，未见可疑淋巴结。肿瘤最大直径为 4.3 cm。

全身麻醉下行直接喉镜检查，发现一非溃疡性肿瘤从前连合延伸至右侧声带前中2/3处及左侧声带前中1/3处。肿瘤累及右侧喉室，并向右侧室带方向发展，经前连合向会厌喉面延伸，声门下未见侵犯。肿瘤分期为$T_{4a}N_0$期跨声门型喉癌。

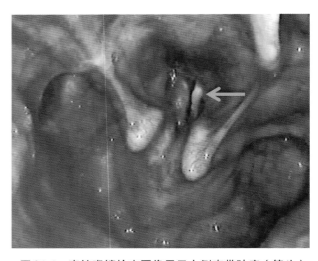

图21.1 直接喉镜检查图像显示右侧声带肿瘤（箭头）

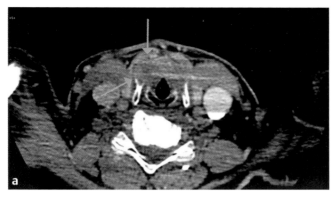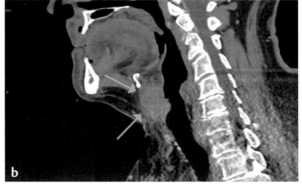

图21.2　a. 术前CT显示右侧甲状腺凸起（箭头）。甲状腺和带状肌之间的脂肪平面消失，并侵犯/移位至声门旁脂肪。b. 冠状面显示声门下侵犯至声带下方15 mm及会厌前脂肪浸润（箭头）

我们在肿瘤多学科联合治疗小组会议上讨论了检查结果，并向患者告知。我们探讨了喉全切除术（TL）加以辅助放疗（RT）、同步放化疗（CRT）和首次放疗3种选项，并告知患者TL+RT方案可获得最高的总体生存率。鉴于TL术后可获得更高的总体生存率，患者选择了TL手术。

两周后，患者行TL及双侧择区性颈淋巴清扫术（Ⅱ～Ⅳ区），术中保留胸锁乳突肌、颈内静脉和副神经。全身麻醉后及围手术期予以头孢唑啉和甲硝唑治疗，采用改良Gluck-Sorenson切口，并在切口下方2 cm处行气管造瘘。从颈阔肌深处进行分离，制作肌皮瓣。先行右侧颈淋巴清扫术，以胸锁乳突肌前缘为参照点，寻找并保留耳大神经。游离胸锁乳突肌，识别肩胛舌骨肌，分离胸锁乳突肌后缘，以显露颈深部肌肉和颈丛。仔细解剖神经、肌肉、颈内静脉、颈总动脉和迷走神经周围所有的脂肪组织，直至喉部，保留颈内静脉、副神经和舌下神经。同法行左侧颈淋巴清扫术，下方有少量乳糜漏，夹闭胸导管后乳糜漏止。随后解剖带状肌及双侧甲状腺上动脉，切断甲状腺峡部，将双侧甲状腺腺叶与喉部分离并保留。

然后将舌骨上方游离，从甲状腺腺叶后缘分离咽缩肌。在第二气管环下方平面内分离气管。取出气管导管，并在气管内放置新的通气管。而后开放喉腔并切除全喉，在确保肿瘤切缘安全情况下尽可能多地保留黏膜。蒸馏水冲洗创面后，关闭切口。

将具有完整第三气管环的气管软骨小心地缝合于皮肤上，并确保软骨被皮肤覆盖。使用Vega穿刺装置，植入一宽度为22.5-Fr、长度为8 mm的Provox Vega发音假体（VP）。咽部保护器、穿刺针

和导丝可确保VP的轻松植入。为防止喉痉挛，行上食道收缩肌及胸锁乳突肌胸骨端切开术，在颈部建立一扁平气孔。插入鼻胃管行鼻饲流质进食。采用Vicryl 3-0可吸收线T形双层缝合咽腔，黏膜创面内翻缝合（Connell型），然后将缝线从一侧穿出，并在缝合线上放置纤维蛋白胶。将甲状腺腺叶缝合于重建的新咽，以形成一扁平气孔。两根引流管通过单独的切口进行留置，并确保引流管未置于咽腔闭合处。分两层缝合皮肤，切口放置HME黏合剂，术后不使用气管套管。患者在ICU病房监护一晚。

患者早期经历简单的术后康复，仅发生轻微的气管造瘘口收缩，故使用了LaryTube硅胶气管套管。术后24小时，患者开始饮水，术后48小时开始进食流质。但术后第7天行钡餐透视检查显示，上方缝合处有造影剂外漏。故停止经口进食，并开始予以抗生素治疗。术后14天二次钡餐透视检查显示吻合口处有瘘道（图21.3）。患者予以保守治疗，不经口进食并佩戴带气囊的气管套管。6天后复查钡餐检查，仅见一小窦道。6天后再次行钡餐检查，结果显示患者完全愈合，能恢复进食和开始发音。几天后，患者可正常进食，并能通过VP发出清晰的声音，予以出院。

组织病理学检查显示中分化鳞状细胞癌侵入软骨并侵犯喉外组织，但无神经周围或血管侵犯生长，切缘阴性，无颈部淋巴结转移。根据TNM-7，患者分期为pT_4N_0。图21.4显示了小肿瘤如何在喉腔中生长，而且大部分肿瘤位于软骨及其他部位。这便解释了为何患者仅有轻微不适，而临床肿瘤分期为T_2期声门型喉癌。患者接受调强放射治疗（IMRT）对喉部进行辅助放疗，在喉部接受33次

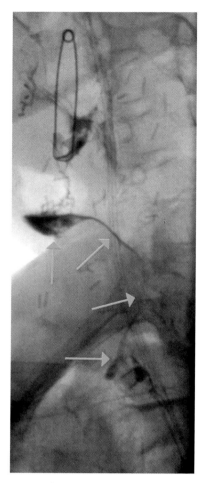

图21.3 咽瘘从皮下向发音假体延伸（箭头）

2 Gy剂量，而在颈部接受46 Gy剂量的选择性放射治疗。

21.1.1 生活质量

患者对放疗耐受性良好，无毒性反应。患者保持经口进食和发音洪亮。自手术后，患者因发音假

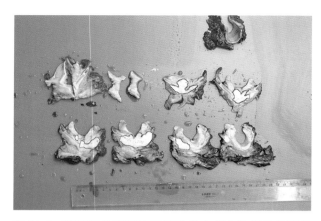

图21.4 喉部切片清楚地显示肿瘤大部分位于软骨而并非黏膜下层

体渗漏而先后经历了5次VP置换术，其假体寿命中位数为46天。因发音假体的使用寿命有限，故向患者提供了ActiValve假体，该假体现仍在患者体内，共计261天。患者使用Provox ExtraBase FlexiDerm黏合剂通常在HME中保持1天（图21.5）。他不能使用自动发音装置，因黏合剂不能承受该装置的压力。

作为我们标准护理的一部分，我们会在患者治疗前和治疗后3个月、6个月及1年后，让患者填写一些生活质量问卷，例如欧洲五维生活质量量表（EQ-5D-5L）[1]、语言障碍指数10问卷（VHI-10）[2]和进食评估问卷调查工具-10（EAT-10）[3]。在EQ-5D（一种健康状况的标准衡量指标）上，患者术前自我健康状况评分为80/100，术后3个月评分增加到100/100。治疗6个月后，患者非常独立，平均每天走2小时。在群体社交中，患者的反应速度及智力仍存在一定问题，但他对自身的发音、身体状况、社交能力感到满意。使用VHI-10问卷对患者发音进行评估，该工具可量化患者对声音

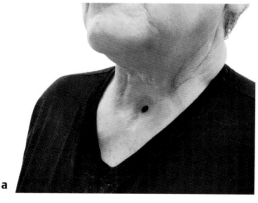
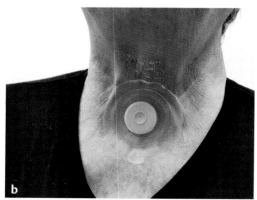

图21.5 患者气管造瘘口无（a）/有（b）黏合剂和湿热交换装置

障碍的感知，分数范围从 0（完全没有问题）到 40（所有方面持续存在有问题）。术前评分为 22/40，术后 3 个月评分降至 3/40。治疗 1 年后，患者健康状况得分为 100/100，而 VHI-10 评分降至 2/40，仅因有时被人提问声音有何问题而得分。治疗前和治疗后 1 年，患者均未在 EAT-10 问卷上报告吞咽问题。

21.2　讨　论

在本病例报告中，我们讨论了一位 66 岁的 $T_4N_0M_0$ 期声门型喉癌患者，该患者进行了 TL 手术和辅助放疗。虽然自 20 世纪 90 年代引入了 CRT 以来，我们发现晚期喉癌的首次手术治疗率有所下降[4, 5]，但其仍是晚期肿瘤的有效治疗方法。事实上，退伍军人事务局（VA）公布的相似生存率结果后来被重新考虑，并显示事实上 T_4 期肿瘤患者进行首次 TL 手术治疗时可获得较高的总体生存率[6]。这一发现得到了 2 项国内研究的证实，在喉癌和下咽癌的不同治疗方法与总体生存率方面进行比较，并与保留喉功能治疗方法相比，T_4 期喉癌患者行喉全切除术后可获得最高的总体生存率[7, 8]。

然而，在喉全切除术和保留喉功能治疗方法之间进行选择，对患者和医生来说都是一项艰巨的任务，并且不仅仅依赖于更高的预期总体生存率，预期功能结果与患者偏好也起着重要的作用。关于这一困难权衡问题的首项研究于 1981 年由 McNeil 等发表，这项研究共调查 37 位健康志愿者在 TL 或首次 RT 后，对生活质量的态度。尽管 TL 手术的总体生存率显得更高（60% vs. 30%～40%），但 20% 志愿者在可能面临该困境时仍然选择 RT[9]。Hamilton 等[10] 在近期进行了一项类似研究，保留喉功能事实上可能不是唯一的考虑因素，尽管在目前治疗中，TL 似乎只是作为挽救性手术而保留。随后研究中，他们比较了头颈部肿瘤患者与头颈部多学科团队的态度。尽管两组患者都偏爱 CRT，但医务人员对 CRT 或 TL 治疗后的功能结果评价与患者不同，强调了患者参与临床决策的重要性[11]。综上所述，患者和医生的价值观可能不同，关于治疗偏好的假设应在充分沟通后才能做出。使用特定的患者决策辅助工具，可提供关于不同治疗方案的简单、易于获取和可信的患者信息，并在未来的共享决策中发挥作用[12]。

21.2.1　术后护理

术后患者钡餐透视检查显示有瘘管，这不是典型的咽瘘（PCF），因其沿咽部从皮下向造瘘口下方延伸。咽瘘发生率为 3%～66%，是 TL 术后最常见并发症[13]。咽瘘发生的预测因素包括术前放（化）疗、肿瘤切除范围、重建类型、下咽肿瘤、营养状况不良以及甲状腺功能减退和糖尿病等伴随疾病[14, 15]。虽然通常认为早期经口进食会增加咽瘘发生率，但以往研究已证实，术后 5 天经口进食是安全的，不会增加瘘管发生率[16, 17]。如咽瘘较局限，早期处理通常可采取保守治疗，不让患者经口进食，并佩戴带气囊的气管套管和鼻饲进食。如此类措施均不成功，应考虑手术修补，例如带蒂肌皮瓣修复。

21.2.2　发声重建

发音重建仍是喉全切除术后的主要挑战之一。在多数西方国家，气管食管发音是首选方法。将 VP 置于气管与食管之间的外科造瘘口中，可使肺部空气转向通过 VP，引起咽食管部分振动，从而发音。其他选项包括使用电子喉或食管发音，虽然不是所有患者都能掌握此类技术。近期一项关于喉全切除术后发音结果的荟萃分析表明，气管食管发音是基于声学和感知结果的首选康复方法[18]。

自 1973 年 Mozolewski 等学者首次报道使用发音装置以来，已经研制出了数种发音假体装置[19]。我们近期分析了我科 2000～2012 年期间行喉全切除术后植入 Provox VP 发音假体并在我科随访的病例，其中 Provox2 和 Provox Vega 发音假体的寿命中位数分别为 64 天和 68 天，而 ActiValve Light 和 ActiValve Strong 假体则分别为 143 天和 191 天[20]。与其他队列研究相比较，尽管更换发音假体的主要指征仍为假体渗漏，但该发音装置的使用寿命似乎正在减少[21]。MD 安德森癌症中心 Lewin 等[22] 的研究也报道了类似结果，发音假体的平均设备寿命为 61 天，其中 ActiValve 假体的寿命最长，为 161 天。在该研究队列中，既往放疗史与较短的设备使用寿命显著相关（59 天 vs. 66 天）[22]。在我们的队列中，挽救性 TL 或用于功能失调的 TL 与较短的设备使用寿命相关。有趣的是，我们也证实设备使用寿命与到医院的驾驶距离之间显著相关。虽然在我们的队列中，驾驶时间的中位数仅为26 min，但每增加15 min的驾驶时间，风险比为0.92（0.90～0.94，$P < 0.001$），其中风险比＜1意味着设备使用寿命更长。在驾驶距离较长的国家验证此类结果将是非常有趣的。

21.3　建　议

- 尽管放化疗是一种有价值的替代方法，但TL仍与T_4期喉癌患者最高总生存率相关。
- 在针对晚期喉癌的不同治疗方法进行选择之后，应充分告知患者总的预期生存率与生活质量。

- 首次植入VP可以尽早恢复发音并实现理想的社会融合。
- 在TL期间，应注意获得足够宽的气管造瘘口，并使其尽可能平坦，以便于使用HME、自动发音装置及黏合剂。

21.4　避免误区

- 与首次TL相比较，咽瘘发生率在挽救性TL或喉功能失调后TL治疗中更高。
- 保守治疗是咽瘘初期治疗的首选方法，如保守治疗不成功，建议使用带蒂肌皮瓣进行手术治疗。

参考文献

[1] EuroQol Group. EuroQol: a new facility for the measurement of health-related quality of life. Health Policy. 1990; 16(3):199–208
[2] Rosen CA, Lee AS, Osborne J, Zullo T, Murry T. Development and validation of the voice handicap index-10. Laryngoscope. 2004; 114(9):1549–1556
[3] Belafsky PC, Mouadeb DA, Rees CJ, et al. Validity and reliability of the Eating Assessment Tool (EAT-10). Ann Otol Rhinol Laryngol. 2008; 117(12):919–924
[4] Wolf GT, Fisher SG, Hong WK, et al; Department of Veterans Affairs Laryngeal Cancer Study Group. Induction chemotherapy plus radiation compared with surgery plus radiation in patients with advanced laryngeal cancer. N Engl J Med. 1991; 324(24):1685–1690
[5] Hoffman HT, Porter K, Karnell LH, et al. Laryngeal cancer in the United States: changes in demographics, patterns of care, and survival. Laryngoscope. 2006; 116(9, pt 2, suppl 111):1–13
[6] Olsen KD. Reexamining the treatment of advanced laryngeal cancer. Head Neck. 2010; 32(1):1–7
[7] Timmermans AJ, van Dijk BA, Overbeek LI, et al. Trends in treatment and survival for advanced laryngeal cancer: a 20-year population-based study in The Netherlands. Head Neck. 2016; 38(suppl 1):E1247–E1255
[8] Petersen JF, Timmermans AJ, van Dijk BAC, et al. Trends in treatment, incidence and survival of hypopharynx cancer: a 20-year population-based study in the Netherlands. Eur Arch Otorhinolaryngol. 2018; 275(1):181–189
[9] McNeil BJ, Weichselbaum R, Pauker SG. Speech and survival: tradeoffs between quality and quantity of life in laryngeal cancer. N Engl J Med. 1981; 305(17):982–987
[10] Hamilton DW, Bins JE, McMeekin P, et al. Quality compared to quantity of life in laryngeal cancer: a time trade-off study. Head Neck. 2015
[11] Hamilton DW, Pedersen A, Blanchford H, et al. A comparison of attitudes to laryngeal cancer treatment outcomes: a time trade-off study. Clin Otolaryngol. 2018; 43(1):117–123
[12] Stacey D, Légaré F, Col NF, et al. Decision aids for people facing health treatment or screening decisions. Cochrane Database Syst Rev. 2014; 1(1):CD001431
[13] Paydarfar JA, Birkmeyer NJ. Complications in head and neck surgery: a meta-analysis of postlaryngectomy pharyngocutaneous fistula. Arch Otolaryngol Head Neck Surg. 2006; 132(1):67–72
[14] Timmermans AJ, Lansaat L, Theunissen EA, Hamming-Vrieze O, Hilgers FJ, van den Brekel MW. Predictive factors for pharyngocutaneous fistulization after total laryngectomy. Ann Otol Rhinol Laryngol. 2014; 123(3):153–161
[15] Patel UA, Moore BA, Wax M, et al. Impact of pharyngeal closure technique on fistula after salvage laryngectomy. JAMA Otolaryngol Head Neck Surg. 2013; 139(11):1156–1162
[16] Medina JE, Khafif A. Early oral feeding following total laryngectomy. Laryngoscope. 2001; 111(3):368–372
[17] Aires FT, Dedivitis RA, Petrarolha SM, Bernardo WM, Cernea CR, Brandão LG. Early oral feeding after total laryngectomy: a systematic review. Head Neck. 2015; 37(10):1532–1535
[18] van Sluis KE, van der Molen L, van Son RJJH, Hilgers FJM, Bhairosing PA, van den Brekel MWM. Objective and subjective voice outcomes after total laryngectomy: a systematic review. Eur Arch Otorhinolaryngol. 2018; 275(1):11–26
[19] Mozolewski E, Zietek E, Jach K. Surgical rehabilitation of voice and speech after laryngectomy. Pol Med Sci Hist Bull. 1973; 15(4):373–377
[20] Petersen JF, Lansaat L, Timmermans AJ, Van der Noort V, Hilgers FJM, van den Brekel MWM. Postlaryngectomy prosthetic voice rehabilitation outcomes in a consecutive cohort of 232 patients over a 13-year period. Head Neck 2018
[21] Op de Coul BM, Hilgers FJ, Balm AJ, Tan IB, van den Hoogen FJ, van Tinteren H. A decade of postlaryngectomy vocal rehabilitation in 318 patients: a single Institution's experience with consistent application of provox indwelling voice prostheses. Arch Otolaryngol Head Neck Surg. 2000; 126(11):1320–1328
[22] Lewin JS, Baumgart LM, Barrow MP, Hutcheson KA. Device life of the tracheoesophageal voice prosthesis revisited. JAMA Otolaryngol Head Neck Surg. 2017; 143:65–71

22

经口入路机器人辅助喉全切除术：按步手术技术
Transoral Robotic Surgical Total Laryngectomy: The Technique Step by Step

Georges Lawson, Abie Mendelsohn, Sebastien Van der Vorst, Marc Remacle, Gilles Delahaut
成立新　沈　毅　译

本研究目的为介绍使用达芬奇外科手术系统开展经口入路机器人辅助喉全切除术（TORS-TL）。我们提供了TORS-TL手术技巧的全面介绍。获得伦理批准后，我们选用了两具新鲜冰冻尸体来显示手术切除步骤。我们采取五步切除法，将其应用于两例患者：一例为声门型喉鳞状细胞癌（SCC）患者，该病例对早期放化疗不敏感，故最终决定施行喉全切除术；另一例患者具有头颈部SCC病史，虽未复发，但其患有严重的喉功能不全，故术后有明显的呼吸及吞咽困难。TORS-TL在两例患者中均获得成功。在两具尸体中手术时间分别为65 min和55 min。虽然步骤完全一致，对于患者其手术时间更长，分别为210 min和235 min。使用达芬奇外科手术系统无术中和术后并发症或手术合并症。经口入路机器人辅助声门上喉部分切除术（TORS-SL）是一种治疗SCC安全、可靠和稳定的术式，可成功用于患者治疗。因此，我们相信本章所呈现的TORS-TL按步手术技术是有效并且可复制的。

达芬奇外科手术系统，喉全切除术，经口径路机器人辅助手术，技术，过程

22.1　简　介

经口入路手术是目前公认治疗喉部病变、喉良性或早期恶性肿瘤的有效方法。使用达芬奇外科手术系统（Intuitive Surgical，Sunnyvale，CA）行经口入路机器人辅助手术（TROS）是一种微创手术，其具有良好的效果，可缩短住院时间[1]。TROS可用于不同的喉部手术，例如声门上喉部分切除术[2]和下咽切除术[3]等，其可行性已获验证并积累了初步结果。该两种术式的结合目前已用于经口入路机器人辅助喉全切除术（TORS-TL）。

22.2　病例和手术方法

我们对两例患者行经口入路喉全切除术。获得伦理批准后，我们首先在医学解剖实验室对两具新鲜冷冻尸体进行了模拟手术。手术均由资深医师按预先设计的五步切除法进行。而后，我们在医院手术室为患者进行手术治疗。两次手术均由同位外科医师完成的。达芬奇外科手术系统是按通行标准在手术室进行安装和准备，术中我们使用与尸体解剖完全一致的五步切除方法。

病例选择：我们对尸体的选择是基于以下考

虑：必须使用新鲜冰冻尸体，以利于最大限度地模拟真实场景。术中使用开口器，以便于暴露术腔和经口入路进入喉部。

我们对患者的选择是基于以下标准：第一，2例患者均无术前麻醉咨询确认的常见手术禁忌证。第二，患者具有适合的张口度，以便于在确保肿瘤安全切缘情况下，能经口入路顺利切除喉部肿瘤。

第1个病例为T_3N_0期声门型喉癌患者，此前曾行保留喉功能的放化疗治疗，且治疗失败。第2个病例既往具有T_3N_1期声门型喉癌病史，其放化疗效果明显，但治疗1年后，患者出现严重的喉功能不全，其呼吸与吞咽功能均受损，故我们决定施行喉全切除术。

手术器械与常规颈部气管切开术中使用的器械相同。

鉴于使用经口入路机器人辅助术式，我们建议（根据GL学习曲线）选择适用于达芬奇外科手术系统的特殊器械、标准的声带切除术器械以及适合的开口器，例如Remacle和Lawson-LARS（Fentex Medical，Neuhausen，德国）或FK-WO（Gyrus ACMI，Tuttlingen，德国）。

五步切除方法总结如下（表22.1）：

（1）颈部暴露：手术始于标准气管切开术，皮肤切口长约4 cm，位于环状软骨和胸骨切迹之间的中点。掀起上方的颈阔肌肌皮瓣后，沿颈部中线分开带状肌，以显露气管和环状软骨。行甲状腺峡部切断，并沿气管外侧壁分离两侧甲状腺腺叶。游离气管前筋膜后，于第三气管间隙横行切断气管，并使气管膜部黏膜的切口位置略高。气管造瘘口下端缝合固定于胸段气管。皮肤切口提供了良好术野，便于解剖气管残端、环状软骨以及切除双侧喉返神经。此时，用两根2-0 Vicryl线缝合气管造瘘口两侧。气管造瘘口处覆盖无菌铺巾。

表 22.1　经口入路机器人辅助喉全切除术的5个步骤

1. 颈部暴露，气管切开和喉部解剖（图22.1）

2. 夹闭喉部动脉，经口入路切除全喉（图22.2）

3. 经口取出喉体（图22.3）

4. 经口缝合重建下咽黏膜，直至舌根（图22.4）

5. 将颈部皮肤缝合于气管切开处，以关闭颈部切口（图22.5）

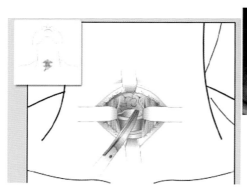
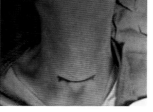
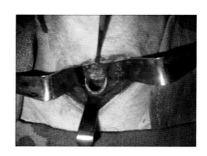
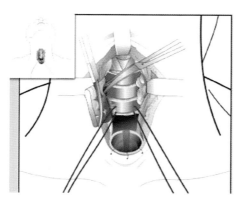
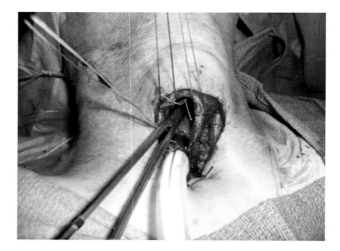

图22.1　气管切开和喉体解剖，以暴露颈部

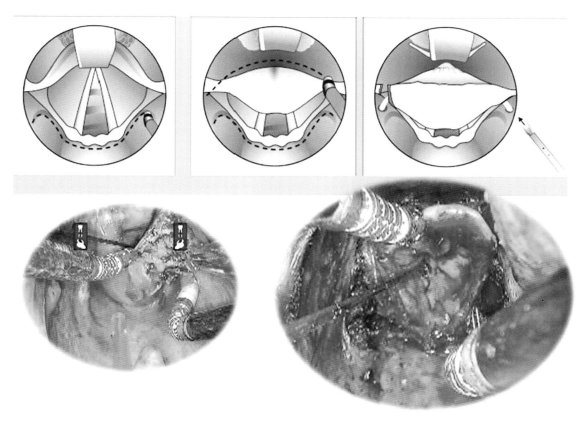

图22.2 夹闭喉部动脉，经口切除全喉

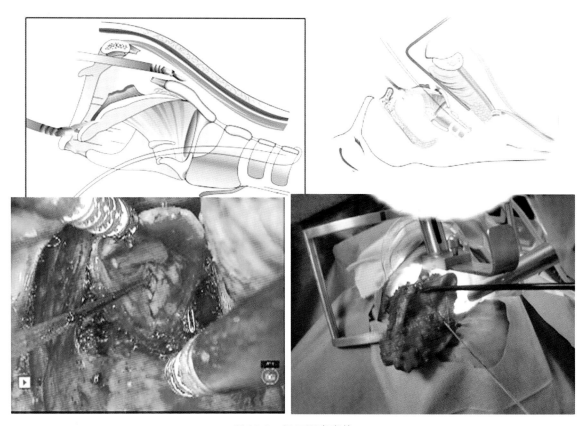

图22.3 经口取出喉体

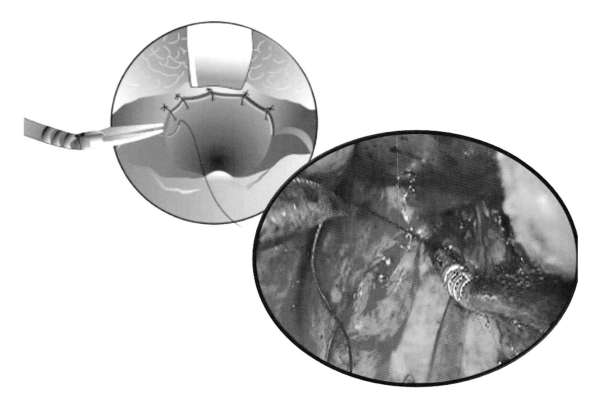

图22.4　经口缝合重建下咽黏膜，直至舌根

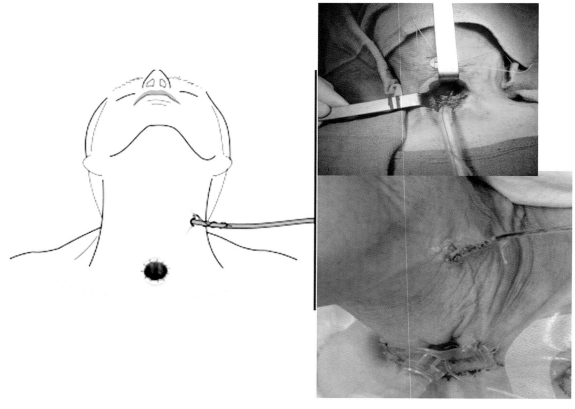

图22.5　将颈部皮肤缝合至气管切开部位，以关闭颈部切口

（2）口内切除：首先在口内放置开口器，挑起会厌以暴露声门。0度内镜下使用5 mm Bovie刀和5 mm Maryland剥离子进行解剖。在良好的牵引及手术视野显露下，沿杓状软骨黏膜的上方做口内切口。剥离子牵开黏膜后，使用Bovie刀将环后及梨状窝内侧黏膜与环状软骨分离。而后，沿会厌舌面向甲状软骨上缘方向切开，牵拉并游离会厌。向外侧及后方延长瓣状切口，当切口穿越甲状舌骨膜时，将会遇到喉上方血管。在血管上留置多枚血管夹并将其分离。向下方继续解剖至甲状软骨处，舌骨始终位于开口器刀片下方。器械沿甲状软骨膜外侧进行引导。当我们解剖至下方时，需将之前留置于气管下方的缝线回收拉紧。该缝线将对甲状软骨的下方产生牵引，并向外侧牵拉以改善术野显露。继续向下方和外侧解剖，直至完全游离。

（3）经口取出喉体：完成解剖后，经口取出喉体。

（4）口内重建：使用5 mm持针器及3-0可吸收缝线将喉黏膜与舌根缝合。根据我们的经验，因黏膜广泛保留，咽部切开可在水平方向进行缝合。切口缝合后，将纤维蛋白胶涂于切口之上。此时，唾液旁路引流管和首次气管食管发音假体的放置步骤可依据外科医师个人习惯而行。最后取出开口器。

（5）颈部缝合：在皮肤向上回缩情况下，可通过向外侧牵拉沿舌根肌肉组织的缝线以加固咽部切开处。带状肌复位至咽部切开处。在气管切开口的上方留置1根细引流管。将上方皮瓣复位，采用可吸收缝线行气管造瘘术。术后，气管插管被喉套管所取代。

22.3 讨 论

正如我们之前所述[4]，经口入路喉全切除术较传统方法有诸多优点。首先，直视下操作可最大限度地保留黏膜，关闭水平咽部切口。理想的咽部切口缝合一直存在争议。为减少咽部突起和咽憩室的形成[5]，Davis等提出T形缝合咽部切口，以改善喉全切除术后的吞咽功能[6]。然而，咽部切口缝合目前常采用垂直线性缝合关闭的方式进行，以尽量减少技术误差，并减少T形缝合时缝线转角处的血供。然而，其日常应用却未解除Davis等的担忧。保留黏膜的TORS切口可显著改善咽部缺损的大小，这缓解了线性水平缝合切口对缺血的担忧，同时降低了咽部突起和咽憩室形成的可能性。

TORS入路也无须行颈动脉鞘剥离。咽瘘是喉切除术后最常见的并发症[7]，因感染性内容物导致颈动脉壁变得薄弱，从而导致颈动脉破裂，因此瘘管侧向挤压最为令人担忧[8]。避免在咽部和颈动脉间形成组织平面，从而可避免自然侧向瘘管形成。尽管无论采取何种术式，治疗后放疗等高危因素可继续导致咽瘘发生，然而TORS-TL事实上可通过限制相关的发病率来改善此类常见并发症的治疗和预后[9]。但如果同时行颈淋巴清扫术，则去除了颈动脉的保护机制。

正如TORS经验所示，头颈外科微创手术方法减少了患者的住院时间，加快了康复速度[1]。

22.4 结 论

TORS-SL治疗SCC是一种安全、可靠和顺利的手术方式，并且在我们的病例中已被证实是成功的。因此，我们认为TORS-SL按步手术技术是有效和可重复的。在喉全切除术中应用TORS将遵循示范模式，以减少患者康复的压力与支出。为了证明TORS-TL的有效性，需收集大量临床经验。除可行性论证外，我们最初的TOR-TL经验仅限于统计分析。截至目前，我们已对TOR-TL进行了肿瘤学和功能适应证的检验。本文目的为分享成功手术案例和临床经验，以便收集确切数据，促进该手术技术的进步。

参考文献

[1] O'Malley BW, Jr, Weinstein GS, Snyder W, Hockstein NG. Transoral robotic surgery (TORS) for base of tongue neoplasms. Laryngoscope. 2006; 116(8):1465–1472

[2] Alon EE, Kasperbauer JL, Olsen KD, Moore EJ. Feasibility of transoral robotic-assisted supraglottic laryngectomy. Head Neck. 2012; 34(2):225–229

[3] Park YM, Kim WS, Byeon HK, De Virgilio A, Jung JS, Kim SH. Feasibility of transoral robotic hypopharyngectomy for

early-stage hypopharyngeal carcinoma. Oral Oncol. 2010; 46(8):597–602

[4] Lawson G, Mendelsohn AH, Van Der Vorst S, Bachy V, Remacle M. Transoral robotic surgery total laryngectomy. Laryngoscope. 2013; 123(1):193–196

[5] Deschler DG, Blevins NH, Ellison DE. Postlaryngectomy dysphagia caused by an anterior neopharyngeal diverticulum. Otolaryngol Head Neck Surg. 1996; 115(1):167–169

[6] Davis RK, Vincent ME, Shapshay SM, Strong MS. The anatomy and complications of "T" versus vertical closure of the hypopharynx after laryngectomy. Laryngoscope. 1982; 92(1):16–22

[7] Paydarfar JA, Birkmeyer NJ. Complications in head and neck surgery: a meta-analysis of postlaryngectomy pharyngocutaneous fistula. Arch Otolaryngol Head Neck Surg. 2006; 132(1):67–72

[8] Boscolo-Rizzo P, De Cillis G, Marchiori C, Carpenè S, Da Mosto MC. Multivariate analysis of risk factors for pharyngocutaneous fistula after total laryngectomy. Eur Arch Otorhinolaryngol. 2008; 265(8):929–936

[9] Remacle M, Matar N, Lawson G, Bachy V. Laryngeal advanced retractor system: a new retractor for transoral robotic surgery. Otolaryngol Head Neck Surg. 2011; 145(4):694–696

23 局部晚期声门上型喉癌：保喉策略
Locally Advanced Supraglottic Cancer: Organ-Preservation Protocol

Roberta Granata, Lisa Licitra
成立新　沈　毅　译

————— 摘　要 —————

我们介绍1例T_2N_1期（Ⅲ期）声门上型喉癌病例，在使用诱导化疗（顺铂+紫杉醇）治疗后，单独行放射治疗（RT）。局限性喉癌患者的治疗目标为：治愈肿瘤，保留喉功能，最大限度地提高患者生活质量。通常，具有相同疗效的首次治疗方案包括病情许可而行保留喉功能手术，高危因素下行RT或放化疗治疗，或者作为替代方案而将化疗和放疗相结合。选择适宜治疗方案旨在最大限度地保留患者的器官功能、生活质量和整体状态。在此情况下，最佳方案的选择需由经验丰富的多学科团队进行初步评估、反馈评价、支持治疗以及治疗期间和治疗后的康复。除肿瘤恶性程度之外，治疗前喉功能、慢性疾病合并情况和患者期望是首次选择手术或非手术治疗方法的关键因素。

————— 关　键　词 —————

声门上型肿瘤，器官功能保留，多学科团队，诱导化疗，放射治疗

23.1　病例介绍

一位67岁白种人男性患者有左侧颈淋巴结肿大而就诊。血液病专家将其诊断为意义未明单克隆丙种球蛋白病（MGUS）伴免疫球蛋白Mκ（IgMκ）血症，随后行颈淋巴结切除术，病理组织学检查报告显示鳞状细胞癌（G2）。患者有吸烟史45年，并有酗酒和慢性肝病（1级脂肪变性）病史。

咨询期间，患者尚健康，其左侧颈部有横行手术瘢痕，触及3 cm大小新生淋巴结。直接喉镜检查发现会厌舌面有外生型病变，累及左侧舌会厌外侧襞，并侵犯右侧会厌皱襞，但无声带固定。

我们行MRI检查，结果显示病变侵犯左侧舌会厌外侧襞和会厌舌面，但未侵及舌根、杓状会厌襞和梨状窝，左侧颌下淋巴结为23×19 mm大小。

因其既往吸烟史及可能与原发疾病相关的继发合并症，我们采用PET扫描检查确认疾病分期，证实肿瘤有局部扩散，但无明显转移性病灶。根据美国癌症联合委员会（AJCC）第七版指南，我们确定为$cT_2N_1M_0$ Ⅲ期肿瘤（图23.1）。

我们在多学科门诊对该患者进行检查。鉴于肿瘤的侵犯范围，我们排除了外科保守治疗方法，向患者提出了保留喉功能治疗方案。患者开始使用紫杉醇和顺铂进行为期3周的化疗，持续3个周期。

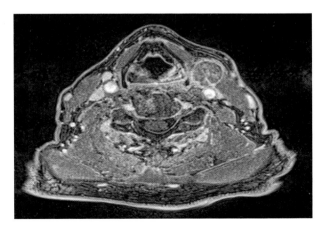

图23.1　MRI检查诊断声门上型喉癌伴左侧颈部转移

除首个疗程结束后发生了Ⅱ度中性粒细胞减少症外，患者治疗耐受性良好，无其他不良反应。

根据实体瘤疗效评价标准（RECIST）[1]，我们在2个周期化疗结束后复查MRI，检查发现肿瘤体积减小了70%，声带运动得以维持。在保喉（LP）试验中，对诱导化疗的敏感性超过50%、并伴有声带固定可作为评估患者能否行放射治疗的标准，从而可保留喉功能（图23.2）。

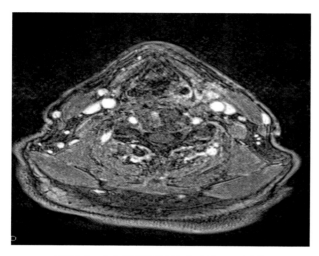

图23.2　2个周期诱导化疗后的MRI图像

在第3周期化疗结束后，患者开始行单独放疗，接受了调强放疗（IMRT），总剂量为69.96 Gy，分33次照射喉部肿瘤和颈部淋巴结（左侧Ⅱ级）；尤其是喉声门上区和左颈Level Ⅱ、Ⅲ区淋巴结照射33次，共61.05 Gy；而喉部和双侧颈部结照射33次，共54.45 Gy。

患者对放射治疗耐受良好，期间出现2级放射性黏膜炎和轻度吞咽困难。放射治疗于2015年9月结束。3年后患者仍健在，无瘤生存，且无任何晚期症状，例如吞咽和发音困难。2018年1月，患者诊断放射后甲状腺功能减退症，开始行替代治疗。

23.2　讨　论

化疗在喉癌保留喉功能治疗中的作用于1991年被首次报道[2]。在该项研究中，诱导化疗后行放射治疗被证实是一种有效替代喉全切除术的治疗策略，在晚期喉癌患者治疗中具有较高的保喉率、局部肿瘤控制率和长期生存率[2]。总体有效率为77%，完全缓解率为26%，部分缓解率为51%[2]。

在本研究中，手术治疗和诱导化疗后放射治疗具有相同生存率。在此情况下，将诱导化疗的敏感性作为放射治疗有效病例的选择依据，该疗法可保留喉功能但对生存率无明显影响。

之后的保留喉功能研究比较了诱导化疗、化疗和单独放疗的疗效。在肿瘤放射治疗组（RTOG）91-11中，患有Ⅲ期或Ⅳ期声门型或声门上型喉鳞状细胞癌患者被随机分配行顺铂/5-氟尿嘧啶（PF）诱导化疗+放疗（对照组）、顺铂+放疗或单独放疗治疗。免于喉切除术而存活（LFS）是该方案的主要目的[3]。

该研究结论为诱导化疗+放疗与顺铂+放疗具有相似的喉功能保存率。与化疗组或单独放疗组相比较，顺铂+放疗组的局部肿瘤控制率和喉功能保存率有显著改善。

随后研究结果显示，与保留喉功能相比，多西他赛、顺铂和5-氟尿嘧啶（TPF）是最佳的诱导化疗方案[4]。

另一项临床Ⅲ期研究招募了喉癌和下咽癌患者，将PF与TPF诱导化疗进行比较，证实了TPF诱导化疗方案的敏感率显著提高（80% vs. 59%），从而选择更多患者行明确的放射治疗，结果显示喉功能保留率有显著提高（3年估值，70% vs. 57.5%）[4]。但TPF方案对其他结果无影响，两组肿瘤局部复发率、晚期挽救性手术、肿瘤转移及总体生存率均相同。但因研究的样本量过小而无法进行逐一分析。

TREMPLIN（顺铂+放疗、诱导性化疗后西妥昔单抗联合放疗用于保留喉功能治疗）随机Ⅱ期临床试验评估了该保留喉功能治疗方案的顺序可行性，以降低放化疗的毒性反应[5]。共有153名患有喉癌或下咽癌（$T_2 \sim T_3$和$N_0 \sim N_3$期）手术病例，接受3个周期的TPF诱导化疗后，将敏感病例随机分配到西妥昔单抗治疗组或顺铂+放疗治疗组。主要观察点为治疗3个月后的喉功能保留率，其预期概率为80%。该TREMPLIN研究未达到预先指定的喉功能保留率指标，这与随机分配前的患者高失访率（24%）、TPF明显毒性反应和肿瘤低敏感率相关。此外，西妥昔单抗+放疗方案已被证实其毒性反应与顺铂+放疗方案一致，可导致3～4级急性放射性黏膜炎，但前者其皮肤毒性反应更强。使用西妥昔单抗治疗的患者出现了较多不良反应，提示对于喉癌患者，表皮生长因子受体抑制剂＋放疗方案的肿瘤局部控制效果可能逊于顺铂＋放疗方案。该可行性研究表明，诱导TPF后，西妥昔单抗＋放疗方案和顺铂＋放疗方案均难以给药。此外，在GORTEC 2000～2001[5]，喉功能保留率并不优于TPF的观察效果，其次为放射治疗。

2009年，一个共识小组召开会议以审查所有临床试验的结果。专家们提议在保留喉功能的临床研究中采取一种新的综合研究观察点：喉与食管无功能障碍生存；此外，他们强调了多学科团队为患者个体选择治疗方案的重要性。

鉴于保留喉功能研究的结果解释所带来的挑战，我们重新分析了RTOG 91-11研究的最新结果。

我们使用了RTOG 91-11研究（表1）[3]所提供的数据，我们注意到患者10年后生存率在数值上总是高于辅助化疗：诱导化疗和辅助化疗疗效分别为总体生存率38.8% vs. 27.5%，喉功能保留率28.9% vs. 23.5%，无喉生存率9.9% vs. 4%[7]。

总之，RTOG 91-11结果未能为同步放化疗的优越性提供依据，这表明序贯治疗事实上可能更有效，可提高保留喉功能患者与无喉患者的长期生存率[7]。

基于该数据，我们采用了最合理的保留喉功能治疗方案。由于存在合并症而无法全剂量使用TPF，故我们对使用紫杉醇和顺铂的诱导化疗方案进行个性化选择。

参考文献

[1] Eisenhauer EA, Therasse P, Bogaerts J, et al. New response evaluation criteria in solid tumours: revised RECIST guideline (version 1.1). Eur J Cancer. 2009; 45(2):228-247

[2] Karp DD, Vaughan CW, Carter R, et al. Larynx preservation using induction chemotherapy plus radiation therapy as an alternative to laryngectomy in advanced head and neck cancer. A long-term follow-up report. Am J Clin Oncol. 1991; 14(4):273-279

[3] Forastiere AA, Zhang Q, Weber RS, et al. Long-term results of RTOG 91-11: a comparison of three nonsurgical treatment strategies to preserve the larynx in patients with locally advanced larynx cancer. J Clin Oncol. 2013; 31(7):845-852

[4] Pointreau Y, Garaud P, Chapet S, et al. Randomized trial of induction chemotherapy with cisplatin and 5-fluorouracil with or without docetaxel for larynx preservation. J Natl Cancer Inst. 2009; 101(7):498-506

[5] Lefebvre JL, Pointreau Y, Rolland F, et al. Induction chemotherapy followed by either chemoradiotherapy or bioradiotherapy for larynx preservation: the TREMPLIN randomized phase II study. J Clin Oncol. 2013; 31(7):853-859

[6] Lefebvre JL, Ang KK; Larynx Preservation Consensus Panel. Larynx preservation clinical trial design: key issues and recommendations—a consensus panel summary. Head Neck. 2009; 31(4):429-441

[7] Licitra L, Bonomo P, Sanguineti G, et al. A different view on larynx preservation evidence-based treatment recommendations. J Clin Oncol. 2018; 36(13):1376-1377

24 首次放疗后的挽救性手术：经口激光显微手术

Salvage Surgery after Primary Radiotherapy: Transoral Laser Microsurgery

Mohssen Ansarin, Augusto Cattaneo, Francesco Chu
成立新 沈 毅 译

—— 摘 要 ——

　　放射治疗（RT）是广泛用于早期喉癌治疗的主要方法。对于放疗后残留或复发性喉癌，应考虑不同的挽救性治疗方法：喉全切除术，开放式喉部分切除术和经口激光显微手术（TLM）。TLM是早中期喉癌的一线治疗方法，也可用于经选择的放疗后挽救性手术病例。应在仔细的临床和影像学检查基础上选择挽救性手术病例。临床检查包括详细的喉镜检查和喉部MRI或CT检查，即使对于可疑的浅表病变也应如此。TLM对于复发性喉癌的选择标准异常严格。尤为重要的是必须良好地暴露喉部以便于充分观察前连合。不建议行局部的声带切除术（例如Ⅰ型、Ⅱ型或Ⅲ型），而通常建议行侧位喉部分切除术（Ⅳ型和Ⅴ型），即便对于明显的浅表病变亦是如此，因为放疗后不易辨别肿瘤的真实边界。本章节中，我们介绍了2例临床病例，均因患有喉癌并在放疗失败后，行TLM挽救性手术。

—— 关 键 词 ——

经口激光显微手术，挽救性手术，显微喉镜，放射衰竭

24.1 病例介绍

24.1.1 病例1

　　一位77岁男性患者因持续性声音嘶哑就诊。患者无吸烟病史，主诉声音粗哑，8个月前，因被诊断为cT_{1a}期喉鳞状细胞癌（SCC）而行放射治疗（66 Gy）。临床记录显示该患者有2型糖尿病、严重的肾衰竭和高血压病。行视频喉镜检查提示左声带肉瘤样病灶累及喉室，喉部运动轻度受限。颈部触诊未触及肿大淋巴结。

　　对喉部病变进行活检，最终病理组织学检查结果为SCC。

　　患者行颈胸部CT检查，显示左声带和前连合（AC）处肿块增强，病变侵犯左侧喉室，但未侵及左侧声门旁间隙（PGS）。体检未触及颈部淋巴结肿大。未发现可疑肺部病变。喉癌分期为$yT_2N_0M_0$（图24.1a）。

　　使用激光安全气管导管（Laser-Flex 气管导管；Mallinckrodt Inc.，St Louis，MO）为患者行气管插管；30°和70°视向角硬质内镜下行直接喉镜检查，发现病变累及左侧声带，累及前连合和右侧声带，肿瘤向上侵犯，累及左侧室带前中1/3处（图24.1b）。

　　插入较大口径支撑喉镜暴露喉部，行CO_2激光Ⅴ型左侧半喉切除术。肿瘤整块切除范围包括左侧声带、左侧室带、前连合和右侧声带前中2/3。暴露甲状软骨内膜以完全去除声门旁间隙。两侧杓状软骨均被保留。在此过程中，使用25 W CO_2激光（Martin，Tuttlingen，Germany）超脉冲模式，输出功率为0.8～3.4 W，光束宽度150 μm。标本于10%福尔马林缓冲液固定24小时后，包埋石蜡。行5 μm厚度切片，用苏木精和伊红染色。切缘采用墨汁染色法。最终病理组织检查结果为低分化喉鳞状细胞癌，浸润至甲状软骨周围皮下结缔组织，深切平面

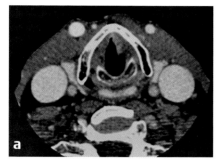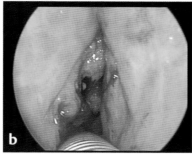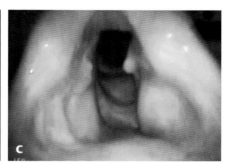

图24.1　a. CT 图像。b. 术中评估。c. 术后评估

切缘邻近肿瘤（＜1 mm），但所有切缘均无肿瘤浸润。经多学科团队讨论后，对患者进行密切随访，在为期41个月的随访中未见肿瘤复发（图24.1c）。

24.1.2　病例2

一位72岁男性患者因持续性轻度发音困难转诊至我科。患者无吸烟及用药病史。1994年，因右侧声带 cT$_{1a}$ 期鳞状细胞癌行放射治疗（66 Gy）。放疗3年后，因右侧声带原位癌，行 I 型声带切除术。门诊喉镜检查示轻度喉水肿。I-scan 检查发现右侧喉室有4 mm大小的黏膜下病变。颈部未触及肿大淋巴结（图24.2a）。

CT检查发现声门上区轻度不对称，右侧喉室有4 mm大小黏膜下病变。声门旁间隙未发现病变，无喉软骨侵犯征象，也未见异常淋巴结（图24.2b）。

患者在全身麻醉下行直接喉镜检查。使用激光安全气管导管（Laser-Flex 气管导管；Mallinckrodt Inc.）行气管插管，30°和70°视向角硬质内镜显示右侧声带表面和喉室底部有微小黏膜下病变。术中活检冰冻切片证实为SCC（图24.2c）。用大口径支撑喉镜暴露声带和前连合，行 IV 型右侧半喉切除术，肿瘤整体切除范围包括右侧声带和室带。暴露

甲状软骨内膜，以完整切除声门旁间隙。切除标本处理方法与病例1相同，最终病理结果为原位SCC，切缘阴性。患者术后随访，现无肿瘤复发。

24.2　讨　论

放疗（RT）被广泛用作早期喉癌的主要治疗方法。据报道，首次放疗肿瘤5年局部控制率（LC）在 T$_1$ 期为84%～95%，T$_2$ 期为50%～85%；对于早期声门上型喉癌，T$_1$ 期LC达100%，T$_2$ 期LC为86%[1-3]。

如放疗后喉癌残存或复发，则应考虑采取不同的挽救性治疗方法。喉全切除术（TL）依然是不适合行保留喉功能手术（CLS）的晚期喉癌复发患者的治疗金标准和最常用疗法。虽然开放性喉部分切除术（OPHLs）具有较高的肿瘤局部控制率，但因术后并发症（例如咽瘘和吸入性肺炎）、不可预测的喉功能预后康复和住院时间较长等风险，故不建议在无适应证的患者中使用[4]。

TLM是早中期喉癌的常规外科治疗方法[5]。对经选择的病例，TLM也被报道用于放疗后复发病例的挽救性手术治疗[6-10]。Shah等报道，对于复发病

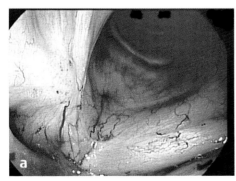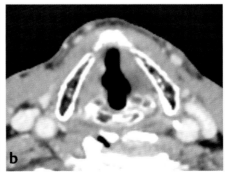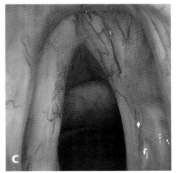

图 24.2　a. 术前评估。b. CT 图像。c. 术中评估

例，如果肿瘤T分期高于原发肿瘤，则应避免进行保留喉功能手术[11]。众所周知，放疗后复发通常认为与初始肿瘤分期相关，因其诊断基于临床影像学，而缺乏肿瘤病理学检查的支持。肿瘤复发时，组织炎症（水肿或红斑）和喉部纤维化改变不利于肿瘤侵犯的评估[12]。应在仔细进行临床和影像学检查的基础之上选择挽救性手术病例。首先行视频纤维喉镜检查（使用白光，I-scan扫描或窄带成像），以评估肿瘤局部侵犯、杓状软骨或声带运动以及受影响的喉部亚区。

为排除是否累及声门旁间隙和/或会厌前间隙（PES）、喉支架受侵（前连合和环杓关节区域）以及评估淋巴结状况，术前需行喉部影像学检查（CT或MRI）[13]。需要强调的是，内镜和影像学检查对于喉癌复发的诊断准确率为38%，其中10%的肿瘤被过度诊断，而52%的肿瘤被漏诊[12]。由于该限制，笔者报道与早期$rT_1 \sim rT_2$期肿瘤相比较，晚期$rT_3 \sim rT_4$期肿瘤复发的LC较低[14]。

喉癌复发病例行TLM的选择标准极为严格。关键在于良好暴露喉部，尤其是前连合处。仅20%病例复发表明喉癌具有单一的同心生长方式，多灶性癌巢（分离的癌细胞和神经周围浸润性病灶）更为常见，但在门诊喉镜检查时不易被诊断[7]。全身麻醉下，术中使用带视向角的硬质内镜行内镜检查，可对肿瘤进行更为详细的评估。TLM可用于治疗rT_1期和rT_2期肿瘤，而声门旁间隙或会厌前间隙广泛受侵、杓状软骨固定和喉骨性支架受侵是TLM的绝对禁忌证。

24.3　建　议

- 门诊行具有白光和窄带成像或I-scan的喉镜检查可更好地观察喉癌放疗后的黏膜变化。
- 即使在浅表可疑病变情况下，也须行CT或MRI检查，应重点评估前连合、声门旁间隙、声门下区和喉软骨。
- 术中所有喉部亚区的良好暴露是TLM的必要条件，如病变累及前连合但前连合无法暴露情况下，不宜行TLM，因其为非根治性手术。
- 不推荐行局限的声带切除术（例如Ⅰ型、Ⅱ型或Ⅲ型）。通常推荐行半喉切除术（Ⅳ型和Ⅴ型），即使对于表面浅表病变亦是如此，因放疗后难以明确肿瘤的真正界限。

24.4　避免误区

- 因存在潜在的肿瘤黏膜下生长风险，声带或杓状软骨活动受限不应被低估。
- 累及前连合的病变可能为ycT_4期喉癌，故应该重视肿瘤分期。

参考文献

[1] Hartl DM, Ferlito A, Brasnu DF, et al. Evidence-based review of treatment options for patients with glottic cancer. Head Neck. 2011; 33(11):1638–1648

[2] Mendenhall WM, Parsons JT, Mancuso AA, Stringer SP, Cassisi NJ. Radiotherapy for squamous cell carcinoma of the supraglottic larynx: an alternative to surgery. Head Neck. 1996; 18(1):24–35

[3] Hinerman RW, Mendenhall WM, Amdur RJ, Stringer SP, Villaret DB, Robbins KT. Carcinoma of the supraglottic larynx: treatment results with radiotherapy alone or with planned neck dissection. Head Neck. 2002; 24(5):456–467

[4] Laccourreye O, Weinstein G, Naudo P, Cauchois R, Laccourreye H, Brasnu D. Supracricoid partial laryngectomy after failed laryngeal radiation therapy. Laryngoscope. 1996; 106(4):495–498

[5] Forastiere AA, Ismaila N, Lewin JS, et al. Use of larynx-preservation strategies in the treatment of laryngeal cancer: American Society of Clinical Oncology Clinical Practice Guideline Update. J Clin Oncol. 201 8; 36(11):1143–1169

[6] Fink DS, Sibley H, Kunduk M, et al. Functional outcomes after salvage transoral laser microsurgery for laryngeal squamous cell carcinoma. Otolaryngol Head Neck Surg. 2016; 155(4):606–611

[7] Chen MM, Holsinger FC, Laccourreye O. Salvage conservation laryngeal surgery after radiation therapy failure. Otolaryngol Clin North Am. 2015; 48(4):667–675

[8] Steiner W, Vogt P, Ambrosch P, Kron M. Transoral carbon dioxide laser microsurgery for recurrent glottic carcinoma after radiotherapy. Head Neck. 2004; 26(6):477–484

[9] Del Bon F, Piazza C, Mangili S, Redaelli De Zinis LO, Nicolai P, Peretti G. Transoral laser surgery for recurrent glottic cancer after radiotherapy: oncologic and functional outcomes. Acta Otorhinolaryngol Ital. 2012; 32(4):229–237

[10] Ansarin M, Planicka M, Rotundo S, et al. Endoscopic carbon dioxide laser surgery for glottic cancer recurrence after radiotherapy: oncological results. Arch Otolaryngol Head Neck Surg. 2007; 133(12):1193–1197

[11] Shah JP, Loree TR, Kowalski L. Conservation surgery for radiation-failure carcinoma of the glottic larynx. Head Neck. 1990; 12(4):326–331

[12] Zbären P, Nuyens M, Curschmann J, Stauffer E. Histologic characteristics and tumor spread of recurrent glottic car-

cinoma: analysis on whole-organ sections and comparison with tumor spread of primary glottic carcinomas. Head Neck. 2007; 29(1):26–32

[13] Preda L, Conte G, Bonello L, et al. Diagnostic accuracy of surface coil MRI in assessing cartilaginous invasion in laryngeal tumours: do we need contrast-agent administra-

tion? Eur Radiol. 2017; 27(11):4690–4698

[14] Meulemans J, Delaere P, Nuyts S, Clement PM, Hermans R, Vander Poorten V. Salvage transoral laser microsurgery for radiorecurrent laryngeal cancer: indications, limits, and outcomes. Curr Otorhinolaryngol Rep. 2017; 5(1):83–91

25 放疗后挽救性手术：环状软骨上喉部分切除术
Salvage Surgery after Radiotherapy: Supracricoid Laryngectomy

Sandro J. Stoeckli
裴世杰　沈志森　译

摘　要

为避免喉全切除术的后遗症，喉功能保留手术越来越多地用于放疗后复发喉癌的挽救性手术治疗，包括经口激光喉显微手术和开放性喉部分切除术。环状软骨上喉部分切除及环舌骨会厌吻合术或环舌骨吻合术已证实在肿瘤治疗学上是合理的，并且能够达到令人满意的发音和吞咽功能疗效。其成功的关键为正确选择病例与肿瘤类型、丰富的手术技巧经验以及具有专业的言语和吞咽功能治疗专家协助指导康复。既往文献显示，对于正确选择的病例，环状软骨上喉部分切除术作为放疗失败后的挽救性手术具有良好的肿瘤治疗疗效。但术前必须告知患者，术中可因肿瘤范围超出预期或术后吞咽功能未康复而转为喉全切除术。

关　键　词

环状软骨上喉部分切除术，CHEP，喉癌，复发，挽救性手术，喉部分切除术

25.1　病例介绍

一位71岁高加索男性患者主诉声音嘶哑持续3个月，不伴疼痛，吞咽正常，也无呼吸困难。患者10年前戒烟，以往每年吸烟约40包，2年前患心肌梗死，此后一直服用阿司匹林。

就诊时，患者总体健康状况良好，但声音嘶哑较重。喉镜检查显示双侧声带前方有外生性病变，并累及前连合（图25.1）。肿瘤未侵犯声门上或声门下。频闪喉镜检查发现右侧声带活动受限，且声带黏膜波完全消失。

喉高分辨率CT检查显示肿瘤累及双侧声韧带前方，并侵犯前连合（图25.2）。

肿瘤分期为$cT_{2c}N_0$。因双侧声带受侵，患者行喉部首次放射治疗。然而，肿瘤在放疗后1年内复发，并且复发肿瘤的范围几乎与治疗前完全相同。喉内镜检查未发现肿瘤侵犯声门下，CT未见喉外扩散，故癌症分期为$rT_{2r}N_0$期。因前连合处侵犯较

深以及喉内镜显露不充分，经口激光喉显微手术（TLM）不适用于该患者。患者总体健康状况良好，肺功能正常。在与患者及其家属以及多学科肿瘤委

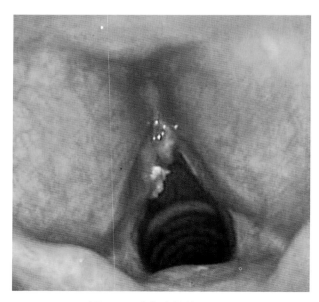

图25.1　喉部喉镜检查图像

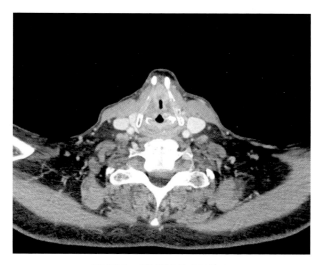

图25.2 喉部轴位CT检查

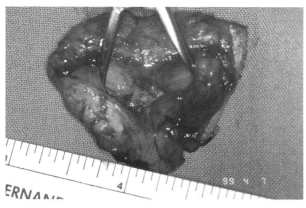

图25.3 喉部切除标本

员会进行深入讨论后，患者选择行环状软骨上喉部分切除术（SCPL），并同意当术中发现喉部肿瘤范围远超预期时，改行喉全切除术。手术开始时，先行经皮穿刺内镜胃造瘘术（PEG）。环状软骨上喉部分切除及环舌骨会厌吻合术（CHEP）手术过程顺利，术中环状软骨边缘组织的冰冻切片显示切缘干净（图25.3）。患者术后无并发症，术后4周拔管，术后5个月拔除胃造瘘管，延长吞咽康复时间。患者发音良好，但声音嘶哑。现患者术后3年，无肿瘤复发，病情平稳。

25.2 讨 论

过去几十年间，喉功能保留方法被越来越多地应用于喉癌治疗。在世界多数国家，喉全切除术作为患者首次治疗的病例数急剧减少。随着放疗技术的进步和辅助化疗的引入，非手术治疗方法在

喉癌治疗中的应用逐年增加。经口激光喉显微手术（TLM）的广泛应用与开放性喉部分切除手术的改良均导致了喉全切除手术量的减少。以上各项治疗方案最终目标旨在获得与喉全切除术相同的良好肿瘤控制效果，并能同时保留喉功能。

对于首次放疗或联合放化疗后喉癌残留或复发病例，其治疗方法包括喉全切除术、开放式喉部分切除术和经口激光喉显微手术[1]。目前在多数医疗机构，放疗后复发性喉癌的主要治疗方法仍然是喉全切除术。与头颈部其他疾病相比较，喉癌的挽救性手术预后相对较好，总体生存率大于60%[2]。由于放疗后慢性炎症、水肿和纤维化，复发性喉癌的诊断和治疗依然具有挑战性。肿瘤的复发范围难以明确，甚至可获得确切结果的组织活检也显得非常困难。最近报道了保留喉功能手术治疗放疗后复发性癌症，并取得了较好疗效。在美国国家癌症数据库726名喉癌挽救性手术病例中，对保留喉功能手术与喉全切除术进行了比较，所有患者在放疗前均为T_1或T_2期病变，略超过7%患者需行挽救性手术，其中24%病例行喉全切除术、35.1%病例行开放式喉部分切除术、40.9%病例行TLM手术。在该选定的病例队列中，开放式喉部分切除术或TLM保留喉功能手术其预后均与喉全切除术相同。在意大利71名首次放疗后喉癌复发的病例队列中，31%患者行TLM手术，21%患者行开放式喉部分切除术，48%患者行喉全切除术，3个治疗组的组间无瘤生存率无统计学差异[4]。在一项系统性评估TLM手术治疗放疗后复发性喉癌的荟萃分析中，首次TLM治疗24个月后的局部肿瘤控制均值为56.9%，重复TLM治疗为63.8%，复发性喉癌的喉功能保留率均值为72.3%[5]，笔者结论为TLM用于放疗后复发性喉癌是一种适宜的肿瘤治疗方法，适用于经选择的早期（$rT_{1/2}$期）喉癌患者。总之，经选择的早期复发性喉癌病例可使用喉功能保留手术，对病变范围清晰明确且喉腔暴露良好的病例行TLM手术或开放性喉部分切除术。

环状软骨上喉次全切除术（SCPL）是一种开放式喉部分切除术，包括切除喉大部并用环状软骨与舌骨重建喉腔。在保留舌骨上部分会厌情况下，采用环舌骨会厌吻合术（CHEP）重建喉腔，如会厌完整切除则使用环舌骨吻合术（CHP）进行重建。SCPL术式由Majer和Rieder于1959年首次提出，在

法国和其他欧洲国家取得进一步发展，该术式主要用于声门型和声门上型喉癌的首次治疗，可避免喉全切除术的气管永久造瘘[6]。该技术在肿瘤学上也被证实是可行的，即便是晚期（T_3期）喉癌也可使用，并且在吞咽和发音功能方面疗效显著[7-9]。

近年来，SCPL术式也被报道用于首次放疗后复发性喉癌患者治疗。与喉全切除术相比较，SCPL优点为可避免气管永久造瘘并可保留发音功能。SCPL术式仅适用于特定的喉癌患者，声门下侵犯至环状软骨水平、侵犯舌骨、杓状软骨固定和喉外组织受侵均为手术禁忌证。从患者角度而言，不能坚持进行术后吞咽和发音功能康复以及呼吸功能受损均为SCPL术式的缺陷。Sperry等对96例接受SCPL手术治疗的原发性（54例）和复发性（42例）喉癌患者进行评估[10]，在42例复发性喉癌病例中，rT_1期23例、rT_2期12例、rT_3期6例以及rT_4期1例。5年肿瘤局部控制率对保留喉功能者为89%，而对于复发后行喉全切除术者为100%。在SCPL治疗放疗后复发性喉癌的系统性回顾和荟萃分析中显示了良好疗效[11]，但研究仅包括了肿瘤分期为rT_2期和rT_3期患者。在11项研究中，全部251例患者的肿瘤局部控制率、无瘤生存率和总体生存率分别为92%、80%和79%。平均喉功能保留率为85.2%，平均拔管率为92.1%，平均吞咽功能良好率为96.5%，平均经皮穿刺内镜胃造瘘管（PEG）率为3.5%，平均吸入性肺炎发病率为6.4%。仅有2例患者因慢性吸入性肺炎而需行喉全切除术。笔者结论为SCPL术式是治疗放疗后复发性喉癌的有效选择方案，具有较好的肿瘤控制和喉功能保留效果。适应证包括内镜暴露困难和/或侵犯前连合的rT_1期和rT_2期病变、声带运动受限的rT_2期病变，以及局限性侵犯声门旁间隙与会厌前间隙并且无喉外侵犯的rT_3期病变。

对于SCPL术式患者最主要的关注点为功能性疗效，尤其是吞咽功能。吞咽是严重影响患者生活质量的基本功能。吸入性肺炎是一种可潜在危及生命的并发症。因对功能恢复的担忧和对并发症的恐惧，部分放疗后复发性喉癌患者不愿行SCPL手术。在对82例SCPL治疗放疗后复发病例和未治疗

病例比较中，其拔管率、吞咽和发音功能等术后并发症和功能结果并无统计学差异[12]。另一项对27例患者进行类似比较的研究也证实了此类良好结果[13]。与此相反，文献中也有研究报道了较高的手术并发症率、长期的吞咽康复和频繁发作的吸入性肺炎[14-19]。总之，多数研究者认为SCPL在肿瘤治疗学上是合理的，对于放疗后复发性喉癌的治疗，尤其在并发症预防和喉功能保留等方面，SCPL术式是一个相对较好的选项。选择适宜病例并把握正确手术适应证是取得成功的关键。

25.3　建　议

- 选择适宜病例：肺功能正常，身体状态和认知功能良好，均有利于进行长期吞咽康复。反之，则需选择喉全切除术。
- 选择适宜适应证：适应证包括不适合行TLM术式的$rT_{1\sim2}$期病变伴或不伴前连合侵犯、rT_2期病变伴声带运动受限、rT_3期病变伴声门旁间隙和会厌前间隙局限受侵。杓状软骨固定、喉外组织受侵和声门下侵犯是其禁忌证。
- SCPL术后的吞咽康复需有专业且经验丰富的言语和吞咽治疗专家团队进行指导。
- 术前考虑行PEG代替鼻胃管留置。
- 务必考虑术中发现肿瘤侵犯范围超预期的可能，并使患者知情同意术中改行喉全切除术。采用冰冻切片以确保切缘安全，尤其是环状软骨切缘。
- 理想的舌骨和环状软骨对吻合切口闭合和功能恢复至关重要。

25.4　避免误区

- 术前影像检查需小心谨慎。因放疗后改变，影像成像可能导致对肿瘤侵犯范围的低估。
- 术后吞咽功能的康复失败可导致再次行喉全切除术，应该使患者意识到该点。
- 杓状软骨与环状软骨环固定失败可导致发音质量欠佳与误吸。

参考文献

[1] Fried M, Ferlito A, eds. Part V. Neoplasms of the larynx. In: The Management of Recurrent Laryngeal Cancer. The Lar-

ynx. 3rd ed. San Diego, CA: Plural Publishing Inc.; 2009

[2] Goodwin WJ, Jr. Salvage surgery for patients with recurrent squamous cell carcinoma of the upper aerodigestive tract: when do the ends justify the means? Laryngoscope. 2000; 110(3, pt 2, suppl 93):1–18

[3] Cheraghlou S, Kuo P, Mehra S, Yarbrough WG, Judson BL. Salvage surgery after radiation failure in T1/T2 larynx cancer: outcomes following total versus conservation surgery. Otolaryngol Head Neck Surg. 2018; 158(3):497–504

[4] Piazza C, Peretti G, Cattaneo A, Garrubba F, De Zinis LO, Nicolai P. Salvage surgery after radiotherapy for laryngeal cancer: from endoscopic resections to open-neck partial and total laryngectomies. Arch Otolaryngol Head Neck Surg. 2007; 133(10):1037–1043

[5] Ramakrishnan Y, Drinnan M, Kwong FN, et al. Oncologic outcomes of transoral laser microsurgery for radiorecurrent laryngeal carcinoma: a systematic review and meta-analysis of English-language literature. Head Neck. 2014; 36(2):280–285

[6] Majer EH, Rieder W. Technique de laryngectomie permettant de conserver la perméabilité respiratoire:la crico-hyoido-pexie. Ann Otolaryngol Chir Cervicofac. 1959; 76:677–683

[7] Mannelli G, Lazio MS, Luparello P, Gallo O. Conservative treatment for advanced T3–T4 laryngeal cancer: meta-analysis of key oncological outcomes. Eur Arch Otorhinolaryngol. 2018; 275(1):27–38

[8] Gallo A, Manciocco V, Simonelli M, Pagliuca G, D'Arcangelo E, de Vincentiis M. Supracricoid partial laryngectomy in the treatment of laryngeal cancer: univariate and multivariate analysis of prognostic factors. Arch Otolaryngol Head Neck Surg. 2005; 131(7):620–625

[9] Dufour X, Hans S, De Mones E, Brasnu D, Ménard M, Laccourreye O. Local control after supracricoid partial laryngectomy for "advanced" endolaryngeal squamous cell carcinoma classified as T3. Arch Otolaryngol Head Neck Surg. 2004; 130(9):1092–1099

[10] Sperry SM, Rassekh CH, Laccourreye O, Weinstein GS. Supracricoid partial laryngectomy for primary and recurrent laryngeal cancer. JAMA Otolaryngol Head Neck Surg. 2013; 139(11):1226–1235

[11] De Virgilio A, Pellini R, Mercante G, et al. Supracricoid partial laryngectomy for radiorecurrent laryngeal cancer: a systematic review of the literature and meta-analysis. Eur Arch Otorhinolaryngol. 2018

[12] Pellini R, Manciocco V, Spriano G. Functional outcome of supracricoid partial laryngectomy with cricohyoidopexy: radiation failure vs previously untreated cases. Arch Otolaryngol Head Neck Surg. 2006; 132(11):1221–1225

[13] Bussu F, Galli J, Valenza V, et al. Evaluation of swallowing function after supracricoid laryngectomy as a primary or salvage procedure. Dysphagia. 2015; 30(6):686–694

[14] Pellini R, Pichi B, Ruscito P, et al. Supracricoid partial laryngectomies after radiation failure: a multi-institutional series. Head Neck. 2008; 30(3):372–379

[15] León X, López M, García J, Viza I, Orús C, Quer M. Supracricoid laryngectomy as salvage surgery after failure of radiation therapy. Eur Arch Otorhinolaryngol. 2007; 264(7):809–814

[16] Laccourreye O, Weinstein G, Naudo P, Cauchois R, Laccourreye H, Brasnu D. Supracricoid partial laryngectomy after failed laryngeal radiation therapy. Laryngoscope. 1996; 106(4):495–498

[17] Marchese-Ragona R, Marioni G, Chiarello G, Staffieri A, Pastore A. Supracricoid laryngectomy with cricohyoidopexy for recurrence of early-stage glottic carcinoma after irradiation. Long-term oncological and functional results. Acta Otolaryngol. 2005; 125(1):91–95

[18] Sewnaik A, Hakkesteegt MM, Meeuwis CA, de Gier HH, Kerrebijn JD. Supracricoid partial laryngectomy with cricohyoidoepiglottopexy for recurrent laryngeal cancer. Ann Otol Rhinol Laryngol. 2006; 115(6):419–424

[19] Makeieff M, Venegoni D, Mercante G, Crampette L, Guerrier B. Supracricoid partial laryngectomies after failure of radiation therapy. Laryngoscope. 2005; 115(2):353–357

26 放疗后挽救性手术：喉全切除术
Salvage Surgery after Radiotherapy: Total Laryngectomy

Fabio Ferreli, Giuseppe Mercante, Giuseppe Spriano
裘世杰 沈志森 译

— 摘 要 —

　　放射治疗在$cT_{1\sim2}$期和经选择的部分cT_3期喉癌中应用广泛。与头颈部的其他疾病相比较，放（化）疗后喉癌复发为外科挽救性手术的选择提供了多种选项，但必须考虑各种因素。喉癌复发的诊断和分期仍是一项具有挑战性的任务。区分诸如水肿、纤维化、软组织和软骨坏死等放疗后反应与喉癌复发是一项艰巨的临床和放疗难题。喉癌在原发部位（T）比颈部淋巴结（N）或远处组织（M）更易复发。放疗后复发性喉癌侵袭性更强，因其更易浸润至周围组织、分化程度较低、并具有典型的多灶性和淋巴管与神经周围组织浸润性生长方式。故在多数情况下，对于保留喉功能手术失败的复发晚期喉癌病例，挽救性喉全切除术（STL）是唯一选项。挽救性喉全切除术在手术操作难度上比原发性喉癌手术更高，并可导致更多的手术并发症，例如血肿、水肿、切口裂开、皮下脓肿和组织坏死，从而导致咽瘘（PCF）的发生。如瘘口换药后不能自愈，则需行二期手术治疗以修复咽瘘。许多外科手术方法和策略可用于治疗咽瘘，从未放疗区域获取带蒂或游离皮瓣修复是最常用方法之一。

关 键 词

挽救性喉全切除术，放疗失败，复发性喉癌，咽瘘

26.1　病例介绍

　　一位66岁已戒烟男性患者确诊喉鳞状细胞癌，肿瘤累及右侧声带和同侧声门上区，并侵犯后连合和右侧杓状软骨。行MRI检查，确认肿瘤侵犯至后方，累及后连合和右侧杓状软骨，伴有同侧杓状软骨的骨质硬化，声门旁间隙及前连合受侵，甲状软骨膜未累及，病变与环杓关节相近，甲杓间隙消失，未发现肿瘤声门下侵犯（图26.1）。喉癌分期为cT_3N_0-G_2。经肿瘤多学科治疗小组评估后，行放射治疗（RT）。放疗前2周，患者出现严重的急性呼吸困难，行紧急气管切开术。患者行调强放射治疗（IMRT），肿瘤总照射剂量为70 Gy，气管切口周围区域为63 Gy，双侧颈部（Level Ⅱ～Ⅴ区）为58 Gy。放疗后4个月，MRI检查显示右侧声门和声门上区出现肿瘤复发病灶，侵犯声门旁间隙，但未侵犯甲状软骨，肿瘤累及后连合，向对侧浸润至左侧声门旁间隙，病变也向前、向后和向下侵犯声门下（图26.2a～b）。肿瘤分期重新确定为$yrcT_{4a}N_0$

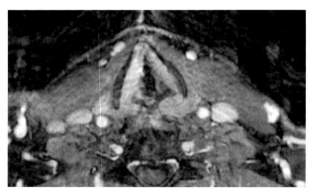

图26.1　轴位MRI检查显示右侧声带肿瘤，累及同侧声门旁间隙、杓状软骨和后连合

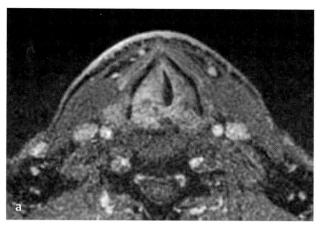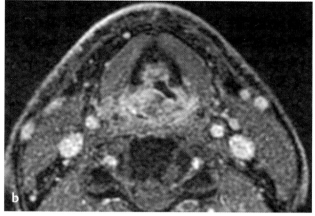

图26.2 放射治疗4个月后的轴位MRI检查图像，显示右侧声门平面有一肿瘤残留病灶，并浸润至声门旁间隙（a），病变累及后连合，右杓状软骨被肿瘤完全浸润，无法辨认。肿瘤向声门下区前后方侵犯（b）

期。纤维喉镜下活检结果证实喉癌复发，故计划行挽救性喉全切除术。行双侧颈淋巴结清扫、喉全切除术，并使用游离颞顶筋膜瓣加固咽腔，以预防咽瘘（PCF）等并发症。

26.2 外科操作

患者取平卧位，头部后仰，从气管切开口处插管，在全身麻醉下进行手术。术前留置鼻饲管（NGFT）。

制作传统的"U"形皮肤切口，包括双侧弧形的颈部正中切口，并与之前的气管切开口连续。该切口可充分暴露双侧颈部器官，可用于双侧择区性颈淋巴清扫术（Level Ⅱ～Ⅳ区）。完成颈部解剖后，在气管两侧分离双侧甲状腺腺叶，切断甲状腺峡部。对于该患者，考虑无肿瘤向前侵犯可能，但如肿瘤累及一侧甲状腺腺叶，则需将甲状腺腺叶连同喉体一并予以切除。在甲状舌骨膜水平分离并结扎喉上动脉与静脉，在甲状软骨后缘处暴露并切断咽下缩肌，故已轮廓化甲状软骨，因此可松解喉体。保留舌骨，切开会厌前间隙，在舌骨下缘处切开甲状舌骨膜，以便进入会厌谷。鉴于之前行气管切开术且肿瘤侵犯声门下，故喉体切除下方限于第三气管环水平进行。将环状软骨处黏膜切开并分离环状软骨至后方。喉体最终通过咽切开术从食管前壁处分离切除（图26.3）。T形缝合修复咽腔。在咽下缩肌处进行第二层缝合加固。最后行气管造瘘术。取游离颞顶筋膜瓣，直接置于咽腔缝合处，以加固咽腔壁（图26.4a～b）。

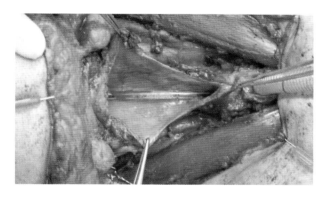

图26.3 喉全切除术行一期修复前的咽部缺损情况

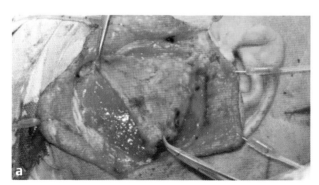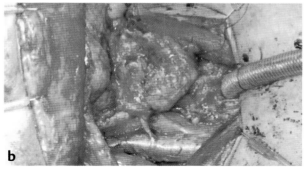

图26.4 获取颞部筋膜游离瓣并修复咽部缺损。基于颞浅动脉和颞浅静脉，掀起颞肌筋膜瓣（a）。颞肌筋膜瓣作为移植物置于咽部并予以缝合（b）

双侧颈部和右侧颞部均放置负压引流管。患者术后恢复良好，引流管于术后3天内拔除，患者术后3周开始进食流质，住院时间为30天。

最终病理检查报告显示为yrpT$_{4a}$N$_0$期喉鳞状细胞癌（G$_1$），切缘阴性。

术后未见局部与其他并发症，患者无任何咽腔狭窄症状。

26.3　讨　论

自从美国退伍军人事务部喉癌研究小组的研究报道[1]以及肿瘤学放射治疗研究91-11[2]发布以来，晚期喉癌的主要治疗方法已从最初的手术治疗转向联合使用放（化）疗治疗。使用基于顺铂的同步放化疗方案已成为晚期喉癌病例保留喉功能的首选治疗方案，对于多数患者而言可提高其治愈率和生活质量[3]。尽管保留喉功能治疗策略有所改进，但仍有患者因治疗失败而需行挽救性手术。事实上，在不保留喉功能的晚期喉癌患者手术治疗中，约有30%患者的原发肿瘤发生残留或局部复发[1]。因此，STL手术是目前治疗复发性喉癌或非手术方法治疗后喉癌残留患者的最常用方法。保留发音和吞咽功能的保喉手术（开放式喉部分切除术或内镜喉显微手术）已成为rT$_{1\sim2}$期喉癌或喉癌首次复发病例的治疗方法，部分经选择的rT$_3$期喉癌患者也适用此类手术，并已被纳入以往文献研究中[4-6]。放疗后复发的喉肿瘤更具有侵袭性，因其具有高度浸润周围组织的倾向、病灶分化程度较低，并具有典型的多灶性和淋巴管与神经周围组织浸润性生长方式[7]。基于以上原因，STL仍是放（化）疗后晚期复发性喉癌或残存喉癌的标准治疗方法。在肿瘤预后方面，Sandulache等学者通过单因素及多因素分析证实，仅STL期间的淋巴结状态以及首次非手术治疗结束至STL（无瘤生存）之间的时间与总体生存率和复发时间相关[8]。

择区性颈淋巴结清扫术在STL中的作用仍不明确。虽然有些学者已报道择区性颈淋巴结清扫术改善了患者生存率[8, 10, 11]，但其他学者尚未证实择区性颈淋巴结清扫术具有任何益处[8, 12, 13]。Sandulache等对201名术前无颈淋巴结转移依据患者的研究中，发现有13例患者在STL和颈淋巴结清扫术后出现局部肿瘤复发（95例患者中有13例

复发；占14%），相比之下，在未行颈淋巴结清扫患者中，有15例患者在STL后出现肿瘤局部复发（106例患者中有15例；占14%；P=NS）。因此，学者们并未发现择区性颈淋巴结清扫术具有任何明显的益处。

挽救性手术在操作上较首次手术更为困难，并且并发症发生率更高，例如血肿、水肿、切口裂开、皮下脓肿、组织坏死以及随后发生的咽瘘。近期一项综述研究显示，其总体并发症发生率为67.5%，其中咽瘘是最常见的STL并发症，发生率为28.9%[14]。

涎腺瘘可发生于放（化）疗后行挽救性手术的喉咽癌患者中。放疗和化疗的靶细胞是肿瘤细胞，尽管目前采用了先进技术，但周围健康组织同样也受到照射。照射损伤组织必须进行修复。在修复过程中，受损组织可能被正常功能组织所取代，而另一方面，组织创伤修复机制可能导致正常组织被纤维化组织所取代，组织变得顺应性差、挛缩或萎缩，导致功能改变并出现显著症状。手术是再次损伤，而之前照射区域组织将无法愈合。放化疗后，有一时间窗口（通常为治疗结束后4～6周至后续随访4～5个月），在该时间窗内可行挽救性手术，期间涎腺瘘发生率较低，甚至不发生。术后因缺氧和缺血，放疗后的正常组织如再次经历手术创伤可能无法自愈，从而导致一系列并发症，例如切口裂开和随后发生的咽瘘。Basheeth等证实，在放疗后1年内行STL和双侧颈淋巴结清扫术为涎腺瘘发生的重要危险因素[15]。其他外科医师报道的并发症包括切口感染、咽腔狭窄、气道狭窄和气管食管瘘[14]。鉴于发病率增加和住院时间延长，故在术前咨询期间了解此类情况显得尤为重要。

最常使用的重建方法为带蒂胸大肌肌皮瓣（PMMFs）和游离肌皮瓣（FFF），例如前臂桡侧皮瓣和股前外侧皮瓣。

Guimares等近期报道一项综述研究分析了预防性使用PMMF对降低咽瘘发病率的疗效，包括了12项回顾性观察研究（共742例患者，其中PMMF组253例，对照组489例）。咽瘘发生率为30.9%，而使用PMMF将咽瘘发生风险降低至约22%，证实了选择性使用PMMF以及血运丰富的带蒂组织能更安全地关闭咽腔[16]。通常在缝合咽腔时获取肌皮瓣，从而减少手术时间。作为邻近带蒂肌皮瓣，PMMF不需要另一重建团队或微血管吻合经验。其他优点

包括减少手术时间、降低医疗成本与资源、较低失败率和富余的供体组织。然而，PMMF 也有其缺点：降低颈部活动度，使用皮瓣时需要旋转血管蒂以及皮瓣较厚，这可能导致吞咽功能下降。Nguyen 和 Thuot 在近期一项研究中证明，与 PMMF 重建相比较，FFF 重建在吞咽功能方面可获得更好的功能效果，且术后并发症发生率相似[17]。PMMF 具有潜在术后供体部位病变可能，例如肩部功能障碍、咽部肌肉组织存在而导致喉切除术后发音功能下降，以及肌瓣组织臃肿而导致美观降低与颈部切口难以缝合。相比之下，FFF 因灵活多变的植入方式而呈现出更高的相对移动自由度。鉴于以上情况，我们使用了颞顶筋膜瓣，而 Higgins 等曾报道将其运用于 12 例患者[18]。这是一个十分有趣的游离皮瓣，具有许多优点。该皮瓣薄而柔韧，大小适合，但蒂的长度有限。其固有的薄而柔韧的性质使其拥有丰富的血管网，并且血管网邻近新建咽部的缝线，故可促进新生血管形成。最后，与 PMMF 或前臂桡侧皮瓣相比较，该皮瓣的获取与供区病变无明显的相关性。经典的经颈 STL 术需行广泛手术暴露以便进行颈部解剖。常见皮瓣为位于皮肤上皮的"U"形皮瓣，包括皮肤、皮下脂肪组织和颈阔肌。近期，我们研究团队提出了使用颈侧微创入路，以减少颈部获取前部肌皮瓣（AMC）时的创伤[19-21]。该颈侧入路对于挽救性喉全切除术，以及多数需行喉咽环周切除术的具有挑战性的病例是切实可行的[21]。在最新一项研究中，因咽部黏膜不足而难以直接缝合，胸大肌肌皮瓣被用于修复消化道的环周缺损。尽管如此，所有的手术步骤（颈淋巴结清扫、咽喉切除与重建）均通过长约 8 cm 的颈侧切口进行。AMC 皮瓣具有保留健康组织的优点。保留的舌骨及其肌肉有助于覆盖并保护缝合部位组织。另一优点为颈侧切口美观性更佳，可避免经典喉全切除术所形成的颈部挛缩。该手术方法适用于无甲状软骨外膜和/或舌骨或其肌群侵犯的喉及下咽肿瘤，可作为前期和/或挽救性手术。今后需要后续研究来明确与其他技术相比较，该手术方法在减少咽瘘方面的优势。

26.4　建　议

- 在计划行挽救性手术治疗时，必须考虑肿瘤的初发范围。

- 行开放式保留喉功能手术后，例如垂直或水平喉部分切除术（欧洲喉科学会分型的Ⅰ型、Ⅱ型或Ⅲ型），由于喉癌的扩散解剖边界改变，故采取较为激进的手术方式（例如喉全切除术）也是合理的。

- 在放（化）疗后需行挽救性喉全切除术的情况下，可使用非照射区域的血管化皮瓣（带蒂或游离皮瓣）以防止局部并发症，例如术后咽瘘。

26.5　避免误区

- 虽然使用了内镜和现代影像学技术，但放（化）疗后喉部的临床和放射学评估仍具有挑战性，因此难以确定喉癌的肿瘤分期。

- 放（化）疗后复发或残留的喉癌与原发肿瘤相比较，具有局部浸润更加难以预测的特点。

- 挽救性喉全切除术的术后局部并发症（例如咽瘘、手术切口感染和出血）发生率较高，尤其在放（化）疗后。

参考文献

[1] Wolf GT, Fisher SG, Hong WK, et al; Department of Veterans Affairs Laryngeal Cancer Study Group. Induction chemotherapy plus radiation compared with surgery plus radiation in patients with advanced laryngeal cancer. N Engl J Med. 1991; 324(24):1685–1690

[2] Weber RS, Berkey BA, Forastiere A, et al. Outcome of salvage total laryngectomy following organ preservation therapy: the Radiation Therapy Oncology Group trial 91–11. Arch Otolaryngol Head Neck Surg. 2003; 129(1):44–49

[3] Forastiere AA, Goepfert H, Maor M, et al. Concurrent chemotherapy and radiotherapy for organ preservation in advanced laryngeal cancer. N Engl J Med. 2003;

349(22):2091–2098

[4] Spriano G, Piantanida R, Maffioli M. Salvage surgery after unsuccessful radiotherapy of cancer of the larynx Acta Otorhinolaryngol Ital. 1989; 9(2):161–168

[5] Spriano G, Pellini R, Romano G, Muscatello L, Roselli R. Supracricoid partial laryngectomy as salvage surgery after radiation failure. Head Neck. 2002; 24(8):759–765

[6] Pellini R, Pichi B, Ruscito P, et al. Supracricoid partial laryngectomies after radiation failure: a multi-institutional series. Head Neck. 2008; 30(3):372–379

[7] Zbären P, Nuyens M, Curschmann J, Stauffer E. Histologic

characteristics and tumor spread of recurrent glottic carcinoma: analysis on whole-organ sections and comparison with tumor spread of primary glottic carcinomas Head Neck. 2007; 29:26-32

[8] Sandulache VC, Vandelaar LJ, Skinner HD, et al. Salvage total laryngectomy after external-beam radiotherapy: a 20-year experience. Head Neck. 2016; 38(suppl 1):E1962-E1968

[9] Hilly O, Gil Z, Goldhaber D, et al. Elective neck dissection during salvage total laryngectomy: a beneficial prognostic effect in locally advanced recurrent tumours. Clin Otolaryngol. 2015; 40(1):9-15

[10] Hilly O, Stern S, Horowitz E, Leshno M, Feinmesser R. Is there a role for elective neck dissection with salvage laryngectomy? A decision-analysis model. Laryngoscope. 2013; 123(11):2706-2711

[11] Koss SL, Russell MD, Leem TH, Schiff BA, Smith RV. Occult nodal disease in patients with failed laryngeal preservation undergoing surgical salvage. Laryngoscope. 2014; 124(2):421-428

[12] Basheeth N. Elective neck dissection for N0 neck during salvage total laryngectomy. JAMA Otolaryngol Head Neck Surg. 2013; 139(8):790-796

[13] Pezier TF, Nixon IJ, Scotton W, et al; Should elective neck dissection be routinely performed in patients undergoing salvage total laryngectomy? J Laryngol Otol. 2014; 128(3):279-283

[14] Hasan Z, Dwivedi RC, Gunaratne DA, Virk SA, Palme CE, Riffat F. Systematic review and meta-analysis of the com-

plications of salvage total laryngectomy Eur J Surg Oncol. 2017; 43(1):42-51

[15] Basheeth N, O'Leary G, Sheahan P. Pharyngocutaneous fistula after salvage laryngectomy: impact of interval between radiotherapy and surgery, and performance of bilateral neck dissection. Head Neck. 2014; 36(4):580-584

[16] Guimarães AV, Aires FT, Dedivitis RA, et al. Efficacy of pectoralis major muscle flap for pharyngocutaneous fistula prevention in salvage total laryngectomy: a systematic review. Head Neck. 2016; 38(suppl 1):E2317-E2321

[17] Nguyen S, Thuot F. Functional outcomes of fasciocutaneous free flap and pectoralis major flap for salvage total laryngectomy. Head Neck. 2017; 39(9):1797-1805

[18] Higgins KM, Ashford B, Erovic BM, Yoo J, Enepekides DJ. Temporoparietal fascia free flap for pharyngeal coverage after salvage total laryngectomy. Laryngoscope. 2012; 122(3):523-527

[19] Spriano G, Mercante G, Pellini R, Ferreli F. Total laryngectomy: a new lateral cervical approach. Clin Otolaryngol. 2017; 43(2):784-785

[20] Spriano G, Mercante G, Cristalli G, Pellini R, Ferreli F. Lateral cervical approach for supracricoid partial laryngectomy. Am J Otolaryngol. 2017; 38(5):598-602

[21] Spriano G, Mercante G, Manciocco V, Cristalli G, Sanguineti G, Ferreli F. A new lateral cervical approach for salvage total laryngo-pharyngectomy. Acta Otorhinolaryngol Ital. 2017

27

避免咽瘘的策略：胸大肌皮瓣在挽救性喉全切除术中的应用

Strategy for Avoiding Pharyngocutaneous Fistula: Pectoralis Muscle Flap for Salvage Total Laryngectomy

Pankaj Chaturvedi, Manish Mair
袁世杰　沈志森　译

自从美国退伍军人事务部喉癌研究组和肿瘤放射治疗试验结果发表以来，喉癌主要治疗模式发生改变，导致保留喉功能治疗方案（OPP）的应用超过喉全切除术。OPP治疗失败则需行挽救性喉全切除术。挽救性喉全切除术的术后并发症发生率高于一期手术，可能由于组织纤维化和闭塞性动脉炎所致。据报道，主要和次要并发症发生率在52%～59%。咽瘘（PCF）是其中最常见的并发症。此类并发症增加了住院时间、治疗成本及咽部狭窄的远期发生率，并显著影响患者的生活质量。确切证据表明，挽救性喉全切除术后使用血管化组织瓣修复缺损可减少并发症发生。血管化组织瓣可为邻近皮瓣、带蒂皮瓣或游离皮瓣，但位于照射野内基于胸锁乳突肌或舌骨下肌群的邻近皮瓣则不适合用于此类手术。此类皮瓣可用于覆盖或插入式皮瓣。覆盖皮瓣置于首次修复术野上方，而插入式皮瓣则主要用于修补咽部残存黏膜的缺失。使用带蒂肌皮瓣以外的其他方法，例如良好的营养支持、唾液分流管、开始经口进食时间，以及避免不必要的颈部解剖，均有助于降低并发症的发生。在本章中，我们讨论了避免咽瘘的多种策略方法，并特别推荐在挽救性喉全切除术中使用胸大肌肌皮瓣进行重建。

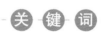

保留喉功能治疗方案，挽救性喉全切除术，并发症，血管化皮瓣，咽瘘

27.1　病例介绍

一位无合并症的63岁退休农民，在过去4个月内出现进行性声音嘶哑，其甲状腺功能正常，无呼吸困难病史。患者吸食比迪烟（一种印度烟草），20年来每天吸1包烟，也在社交场合饮酒。就诊时，患者行美国东部肿瘤协作小组（ECOG）评分良好，但声音发生变化，音频范围窄。口腔检查和颈部触诊均未发现异常。行Hopkins内镜检查发现左侧声带及室带全程均有溃疡状浸润性病变，病变侵及前连合并到达同侧构状软骨，但无声门下侵犯，左侧声带运动受限。为进行更深入评估，行CT检查，

结果显示左侧声带有浸润性不规则病变，呈强化不均匀，病变浸润至前连合处，向后方侵及同侧构状软骨，但无侵犯右侧声带、声门旁间隙和会厌前间隙征象，所有软骨均无侵犯。行显微喉镜检查，发现病变累及前连合处，故声带难以完全显露。病理组织学检查证实为喉鳞状细胞癌。患者诊断为T_2N_0期声门型喉癌。因显微喉镜检查显露欠佳，故患者被评定为不适合行激光切除手术。患者行根治性放射治疗，共35次，总放射剂量70 Gy。但其经历了1.5年无瘤生存后，再次出现声嘶并逐渐加重，无呼吸困难。行Hopkins内镜检查，发现病变位于左侧声带，与放疗前的侵犯范围相似。在直接喉镜检

查中，确认了病变范围，并发现有声门下侵犯（图27.1）。放疗后出现左侧声带固定，及右侧声带水肿。经组织活检证实为复发性喉癌。PET-CT检查显示前连合处18氟脱氧葡萄糖（FDG）浓聚，同时前连合病变伴有左侧甲状腺和甲状软骨板受侵（图27.2）。因肿瘤侵犯声门下，所以任何形式的保留喉功能手术均不可取。患者行喉全切除术，使用残余黏膜关闭喉腔。挽救性喉全切除术其基本步骤与常规喉全切除术相似，但该病例使用了胸大肌肌皮瓣用于覆盖和加固缝合的黏膜（图27.3）。患者经历了平稳和满意的术后康复期。术后第10天患者进食流质饮食，术后第12天取出鼻胃管。最终病理组织学报告如图27.4所示。

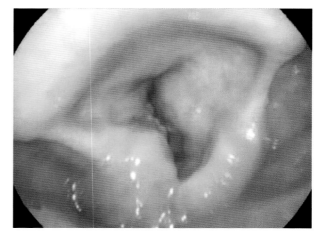

图27.1　纤维喉镜检查发现放射状病灶

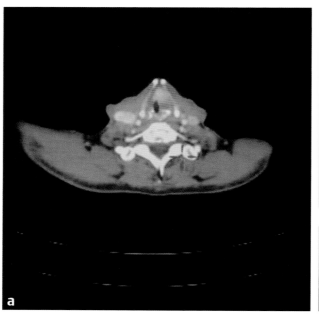
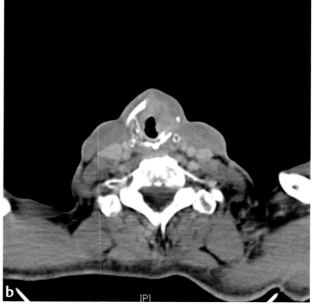

图27.2　a、b.根治性放射治疗后的喉部轴位 PET-CECT 扫描图像

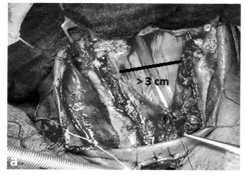
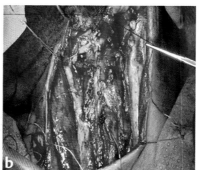
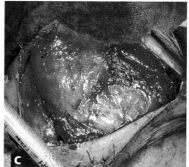

图27.3　a.足够咽部残余黏膜用于一期修复。b.原发性咽部黏膜缝合。c.将PMMF覆盖于咽部残存黏膜，行一期修复

组织病理学报告
低分化鳞状细胞癌
肿瘤大小：3 cm × 2 cm
单灶性肿瘤
侵及甲状腺软骨
甲状腺无侵及
最近的切缘是前部软组织：0.7 cm
无周围神经浸润或淋巴管栓塞
双侧颈部淋巴结：均为反应性

图27.4　喉切除标本的组织病理学报告

27.2　讨　论

喉癌的治疗已从手术转向保留喉功能方法（OPP）。该模式转变发生于退伍军人事务部喉癌研究小组[1]和肿瘤放射治疗试验（RTOG）91-11[2]结果发表之后。研究证实OPP具有与手术治疗相似的生存率结果，但与喉全切除术相比，OPP治疗后的复发率有明显增加。随着OPP治疗失败，挽救性喉全切除术比率相应升高。Stankovic等[3]研究表明，与原发喉癌手术相比较，挽救性喉全切除术其生存率较低。除肿瘤复发之外，在IV期喉软骨坏死（Chandler分期）[4]患者出现全身衰竭情况下，也可考虑行挽救性喉全切除术。据报道，主要和次要并发症发生率在52%～59%[5]。在同一研究中，单纯放疗后咽瘘（PCF）发生率为15%，联合放化疗治疗后则为30%。Hasan等报道的荟萃分析包括50项研究和3 292例患者，其总体并发症发生率为67.5%，其中28.9%的病例出现咽瘘[6]。此类并发症导致住院时间延长，增加了治疗费用及再次手术率。因此，讨论各类可降低并发症发生率的预防方法显得尤为重要。

咽瘘形成的诱发因素包括基础性疾病、术前术后血红蛋白及白蛋白水平较低、肿瘤部位和分期、同期颈淋巴结清扫、甲状腺功能减退等。基于VA试验[1]，对于声门型喉癌、声带固定、软骨受侵、T₄期病变和IV期肿瘤放化疗后行挽救性喉全切除术者，其咽瘘发生率较高。美国退伍军人事务部喉癌研究组报道挽救性喉全切除术的咽瘘发生率为36%。在RTOG 91-11试验中，接受新辅助化疗（NACT）病例随后分别行放疗、同步放化疗（CCRT）及单纯放疗，其发生咽瘘的概率分别为28%、16%和31%[2]。80%患者在治疗完成2年内需行挽救性喉全切除术。在TAX324试验对喉癌的

回顾性分析研究中，两药联用组（多西他赛和顺铂[TP]）较三药联用组（多西他赛、顺铂和氟尿嘧啶[TPF]），其挽救性喉全切除术的发生率无显著性差异（分别为20%和11%）[7]。

27.2.1　降低咽瘘发生率

放疗后组织纤维化和闭塞性动脉炎是增加挽救性喉全切除术并发症概率和严重程度的主要因素[8]。咽腔狭窄是后续影响患者吞咽和发音功能的长期后遗症。应用血管化组织瓣以降低咽瘘发生率已被广泛研究。皮瓣可为插入式或外植覆盖创面。当有足够剩余的咽部黏膜用于直接闭合创面时，可使用外植覆盖的组织瓣。Hui等在1996年一项研究中报道，咽部宽度为1.5 cm的松弛黏膜或2.5 cm的残余伸展黏膜足以进行直接缝合[9]。插入式组织瓣主要用于加固咽部不富余的剩余黏膜。然而即使有足够的剩余咽部黏膜可用，一些研究机构认为插入式组织瓣仍优于外植覆盖式皮瓣。图27.5所示为胸大肌肌皮瓣的体表标记。

Paleri等[10]在一项入组了591例患者的系统性综述中指出，在挽救性喉全切除术中使用取自照射野外的血管化组织瓣具有明显益处。因此，基于胸锁乳突肌或舌骨下肌群的邻近皮瓣因其在放疗照射野内，故不适合用于挽救性手术[11,12]。Sayles和Grant[13]在一项荟萃分析中报道了相似结果，咽腔一期直接缝合其咽瘘发生率为27.6%，而使用皮瓣加固缝合后的咽瘘发生率则显著降低（10.3%）。一项由来自8个机构共359例患者组成的多中心回顾性研究也显示，使用非照射区血管化组织瓣减少了咽瘘的发生率和持续时间[14]。使用胸大肌肌皮瓣其咽瘘发生率（15%）较插入式游离皮瓣（25%）或一期直接缝合（35%）低。

带血管蒂皮瓣可为胸大肌肌皮瓣（PMMF）或游离皮瓣。与此类皮瓣相比较，Chao等回顾了36项研究，其中301例患者使用PMMF进行重建，605例使用了游离皮瓣。汇总数据分析显示，与使用游离皮瓣相比较，PMMF重建的咽瘘发生率较高（24.7% vs. 8.9%），需行再次手术的发生率较高（11.3% vs. 5.5%），且术后气管食管发音的重建率较低（17.5% vs. 52.1%），但两者的咽腔狭窄率或吞咽功能无明显差异[15]。然而，使用游离皮瓣需要具备显微外科专业知识、基础设备和更长的手术

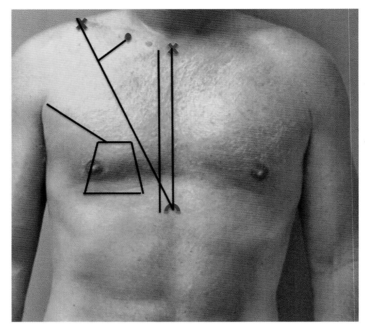

宽度

上-12 cm-X

中-9 cm-Y

下-9 cm-Z

X=BOT 处的黏膜宽度

Y=中间部分的黏膜宽度

Z=下方的黏膜宽度

图 27.5　胸肌间置肌皮瓣标记

时间，并且皮瓣失败的风险也更高。PMMF 具有制作皮瓣更简便的优点，且可与咽腔一期缝合同时进行，所以减少了手术总体时间，并且大量肌肉覆盖颈部大血管可有效预防血管破裂和损伤。从长期功能性疗效比较 PMMF 和游离瓣用于挽救性喉全切除术后的重建效果，相较于游离皮瓣，PMMF 术后需行食管扩张的比例更高（25% vs. 9%），高达 38.7% 的患者经口进食受限，而游离瓣修复患者仅 15.2% 出现类似情况，但两组的并发症发生率相似。亚组分析显示，与插入式 PMMC 相比较，使用外植覆盖的 PMMF 患者其咽瘘和切口裂开的数量较少[16]。我们报道的病例均有大于 3 cm 的足够剩余黏膜，在外植覆盖 PMMF 情况下进行了一期缝合。

另一问题是术后开始经口进食的时间。Hay 等[17]在一项荟萃分析中纳入 4 项随机对照试验和 3 项非随机对照试验，以比较术后早期与晚期进食患者。该研究显示，术后早期进食与晚期进食其并发症发生率无明显差异。然而，纳入研究的人群异质性较高，一些研究纳入了放疗后病例，而另一些研究则排除此类病例。此外，4 项随机对照研究中有 3 项未阐明随机对照方法。故经口进食时间选择对咽瘘的影响仍是一个存在争议的问题。

据推测，使用唾液腺分流管可进一步降低咽瘘发生率。唾液腺分流管可协助唾液绕过吻合口进入食道，然而，一些外科医师认为分流管可导致咽瘘发生，因持续正压和缝线刺激。结果显示，使用唾液腺分流管的患者中，其咽瘘发生率低于未放置分流管患者（8.3% vs. 24.6%）[18]，但在多个变量分析中咽瘘发生率无显著差异。Bondi 等[19]和 Punthakee 等[20]学者也报道了较低的咽瘘发生率，但因样本量较小，未进行多个变量分析，故使用唾液腺分流管以降低咽瘘发生率需行进一步的研究。

27.2.2　颈淋巴结清扫术对咽瘘发生率的影响

任何外科手术其主要目的均为获得良好的肿瘤控制率和最少的并发症。Paydarfar 和 Birkmeyer[21] 的一项荟萃分析显示，颈淋巴结清扫术是增加术后咽瘘发生率的一个重要因素。其他一些学者也报道，如未行淋巴结清扫术，在不影响患者肿瘤预后的情况下，可降低并发症发生率[22, 23]。就疾病控制而言，近期的 PETNECK 试验[24]表明，PET-CT 引导的监测具有与颈淋巴结清扫术相同的生存率疗效，并且手术次数更少、成本获益更好，但该试验中多数患者患有原发性口咽癌，且人乳头瘤病毒呈阳性，故其在喉癌挽救性治疗中的意义需行随机对照试验以进一步明确。除以上干预措施之外，尤为重要的是为患者提供足够营养支持，并在需要时通过补充甲状腺素来纠正任何甲状腺激素失衡。

27.3 建　议

- 高龄、吸烟、慢性阻塞性肺疾病（COPD）、下咽癌以及较高的肿瘤 T 分期具有较高的并发症率。
- 除了咽瘘，其他并发症包括切口感染、咽部狭窄、出血和吞咽困难。
- 使用带蒂皮瓣组织已经被证实可降低咽瘘发生率，但需行随机对照试验以进一步明确。
- 在挽救性喉全切除病例中，须小心处理放疗后组织。
- 保留剩余黏膜周围的咽缩肌是重要的，可将其作为第二层用于黏膜缝合。

- 在选择带蒂组织瓣是插入式还是外植覆盖式时，剩余黏膜的宽度是至关重要因素。

27.4 避免误区

- PET-CECT 在挽救性喉全切除术中是必不可少的，因其可使我们了解肿瘤的深部侵犯情况，并可排除远处转移。
- PET-CECT 检查时间很重要，因其可能在保留喉功能治疗后 8 至 12 周显示假阳性结果。
- 许多方法有助于降低手术并发症率，故术者必须具备足够的能力来处理此类并发症。

参考文献

[1] Wolf GT, Fisher SG, Hong WK, et al; Department of Veterans Affairs Laryngeal Cancer Study Group. Induction chemotherapy plus radiation compared with surgery plus radiation in patients with advanced laryngeal cancer. N Engl J Med. 1991; 324(24):1685–1690

[2] Forastiere AA, Zhang Q, Weber RS, et al. Long-term results of RTOG 91–11: a comparison of three nonsurgical treatment strategies to preserve the larynx in patients with locally advanced larynx cancer. J Clin Oncol. 2013; 31(7):845–852

[3] Stankovic M, Milisavljevic D, Zivic M, Stojanov D, Stankovic P. Primary and salvage total laryngectomy. Influential factors, complications, and survival. J BUON. 2015; 20(2):527–539

[4] Chandler JR. Radiation fibrosis and necrosis of the larynx. Ann Otol Rhinol Laryngol. 1979; 88(4, pt 1):509–514

[5] Weber RS, Berkey BA, Forastiere A, et al. Outcome of salvage total laryngectomy following organ preservation therapy: the Radiation Therapy Oncology Group trial 91–11. Arch Otolaryngol Head Neck Surg. 2003; 129(1):44–49

[6] Hasan Z, Dwivedi RC, Gunaratne DA, Virk SA, Palme CE, Riffat F. Systematic review and meta-analysis of the complications of salvage total laryngectomy. Eur J Surg Oncol. 2017; 43(1):42–51

[7] Posner MR, Norris CM, Wirth LJ, et al; TAX 324 Study Group. Sequential therapy for the locally advanced larynx and hypopharynx cancer subgroup in TAX 324: survival, surgery, and organ preservation. Ann Oncol. 2009; 20(5):921–927

[8] Teknos TN, Myers LL. Surgical reconstruction after chemotherapy or radiation. Problems and solutions. Hematol Oncol Clin North Am. 1999; 13(4):679–687

[9] Hui Y, Wei WI, Yuen PW, Lam LK, Ho WK. Primary closure of pharyngeal remnant after total laryngectomy and partial pharyngectomy: how much residual mucosa is sufficient? Laryngoscope. 1996; 106(4):490–494

[10] Paleri V, Drinnan M, van den Brekel MWM, et al. Vascularized tissue to reduce fistula following salvage total laryngectomy: a systematic review. Laryngoscope. 2014; 124(8):1848–1853

[11] Albirmawy OA. Prevention of postlaryngectomy pharyngocutaneous fistula using a sternocleidomastoid muscle collar flap. J Laryngol Otol. 2007; 121(3):253–257

[12] Kadota H, Fukushima J, Kamizono K, et al. A minimally invasive method to prevent postlaryngectomy major pharyngocutaneous fistula using infrahyoid myofascial flap. J Plast Reconstr Aesthet Surg. 2013; 66(7):906–911

[13] Sayles M, Grant DG. Preventing pharyngo-cutaneous fistula in total laryngectomy: a systematic review and meta-analysis. Laryngoscope. 2014; 124(5):1150–1163

[14] Patel UA, Moore BA, Wax M, et al. Impact of pharyngeal closure technique on fistula after salvage laryngectomy. JAMA Otolaryngol Head Neck Surg. 2013; 139(11):1156–1162

[15] Chao JW, Spector JA, Taylor EM, et al. Pectoralis major myocutaneous flap versus free fasciocutaneous flap for reconstruction of partial hypopharyngeal defects: what should we be doing? J Reconstr Microsurg. 2015; 31(3):198–204

[16] Nguyen S, Thuot F. Functional outcomes of fasciocutaneous free flap and pectoralis major flap for salvage total laryngectomy. Head Neck. 2017; 39(9):1797–1805

[17] Hay A, Pitkin L, Gurusamy K. Early versus delayed oral feeding in patients following total laryngectomy. Adv Otolaryngol. 2014; 2014

[18] Hone RWA, Rahman E, Wong G, et al. Do salivary bypass tubes lower the incidence of pharyngocutaneous fistula following total laryngectomy? A retrospective analysis of predictive factors using multivariate analysis. Eur Arch Otorhinolaryngol. 2017; 274(4):1983–1991

[19] Bondi S, Giordano L, Limardo P, Bussi M. Role of Montgomery salivary stent placement during pharyngolaryngectomy, to prevent pharyngocutaneous fistula in high-risk patients. J Laryngol Otol. 2013; 127(1):54–57

[20] Punthakee X, Zaghi S, Nabili V, Knott PD, Blackwell KE. Effects of salivary bypass tubes on fistula and stricture formation. JAMA Facial Plast Surg. 2013; 15(3):219–225

[21] Paydarfar JA, Birkmeyer NJ. Complications in head and neck surgery: a meta-analysis of postlaryngectomy pharyngocutaneous fistula. Arch Otolaryngol Head Neck Surg. 2006; 132(1):67–72

[22] Basheeth N, O'Leary G, Sheahan P. Elective neck dissection

for no neck during salvage total laryngectomy: findings, complications, and oncological outcome. JAMA Otolaryngol Head Neck Surg. 2013; 139(8):790–796

[23] Dagan R, Morris CG, Kirwan JM, et al. Elective neck dissection during salvage surgery for locally recurrent head and neck squamous cell carcinoma after radiotherapy with elective nodal irradiation. Laryngoscope. 2010; 120(5):945–952

[24] Mehanna H, Wong WL, McConkey CC, et al. PET-CT surveillance versus neck dissection in advanced head and neck cancer N Engl J Med. 2016; 374(15):1444–1454

28

晚期喉癌重建：胸大肌肌皮瓣
Reconstruction for Advanced Cancer: Pectoralis Major Myocutaneous Flap

Genival B. de Carvalho, José G. Vartanian, Luiz P. Kowalski
裘世杰　沈志森　译

在许多头颈外科手术机构，胸大肌肌皮瓣依然是主要的修复方法，尤其在缺乏专业的手术重建团队和昂贵的器械来完成游离皮瓣时。即使在常规开展游离皮瓣修复的头颈外科手术机构，胸大肌筋膜或胸大肌肌皮瓣也可与游离皮瓣联合使用，以重建较大的三维外科缺损区，保护具有破裂风险的重要血管，并控制或预防涎腺瘘。因此，使用胸大肌皮瓣的修复重建技术必须成为开展外科手术的每位头颈外科医师的医疗技术的一部分。

头颈部重建，胸大肌肌皮瓣，带蒂皮瓣，并发症，挽救性手术

28.1　简　介

自从 1979 年 Ariyan[1] 报道首例患者以来，胸大肌肌皮瓣（PMMF）因其技术简单、用途广泛、邻近头颈区域，以及可将血供良好的组织修复放疗照射区域，现已成为头颈部肿瘤术中重建较大缺损的最常用方法之一[2]。即使在开展游离皮瓣的头颈诊疗中心，PMMF 也可与游离皮瓣联用以修复较大缺损，保护具有破裂风险的重要血管，避免或减少咽瘘的发生率和严重程度，尤其对于放疗或放化疗后行挽救性手术的患者[3]。

28.2　外科技术

在本单位中，我们根据需要重建的缺损来划定皮肤供区。在多数情况下，我们使用岛状皮瓣，通过低位皮肤切口部分保留胸大肌的上部，并减少上肢功能的损伤，同时可在将来必要时使用胸三角皮瓣。切开皮肤后，向侧方掀起皮瓣以保留肌肉筋

膜，并减少出血。在皮瓣下缘沿胸大肌纤维表面切开分离，以便于识别在胸大肌和胸小肌肌纤维之间通过的血管蒂。PMMF 穿过锁骨上或锁骨下隧道旋转至颈部，并经锁骨下隧道可使皮瓣远端上限增加 2～3 cm。我们建议沿血管蒂径路切开部分锁骨下肌，以降低血管蒂的受压风险[4]。对于肥胖和胸大肌肥大患者，PMMF 可能不适合通过锁骨下路径旋转至颈部。

28.3　晚期喉癌治疗的主要适应证

PMMF 广泛应用于晚期喉癌手术患者的修复重建。PMMF 可用于重建咽的部分或全部缺损及皮肤缺损，保护具有破裂和暴露高风险的大血管，以及预防喉挽救性手术一期缝合或放疗（伴或不伴化疗）后的咽瘘发生。

28.3.1　重建咽部缺损

关于全喉全下咽切除术后缺损重建，PMMF 一

直是具有游离皮瓣修复技术医疗机构的第二选择，其主要用于临床情况较差患者[5]。在 Chan 等的研究中，202 例晚期喉癌或下咽癌手术患者行全咽重建：92 例患者行 PMMF 重建，24 例患者行游离股前外侧皮瓣（ALT）重建，24 例患者行游离空肠皮瓣重建。咽瘘发生率在 PMMF 组为 23.9%，ALT 组为 12.5%，游离空肠组仅为 2.3%。晚期狭窄在 PMMF 组为 27.2%，ALT 组为 12.5%，游离空肠组为 2.3%。使用肌皮瓣或筋膜皮瓣重建黏膜缺损具有较高的咽瘘和晚期狭窄发生率。反之，在侵犯至舌根的全喉全下咽切除术中，采用游离空肠可能难以重建[6]。

在全喉全下咽切除术后重建中，PMMF 可在游离空肠皮瓣难以修复的情况下使用，可将 PMMF 缝合于椎前筋膜，比将 PMMF 用作管状皮瓣时具有更低的并发症发生率。Carvalho 等评估了 69 例全咽重建患者的疗效，共有 45 例患者采用 PMMF 修复，其中 29 例患者 PMMF 缝合至椎前筋膜的肌肉进行重建，16 例患者使用 PMMF 管状皮瓣重建咽腔。在该亚组患者中，术后近期并发症的发生率在椎前筋膜缝合组为 51.7%，而在管状皮瓣组为 62.5%；最常见的术后近期并发症在椎前筋膜缝合组为术区感染（37.9%），在管状皮瓣组则为咽瘘形成（50%）；最常见的晚期并发症在椎前筋膜缝合组为咽腔狭窄（21.4%），而在管状皮瓣组有 37.5% 的患者发生了咽腔狭窄。

28.3.2　预防咽瘘

咽瘘为喉全切除术或全喉全下咽切除术后最常见的并发症之一，尤其在放疗或放化疗失败后的挽救性手术患者中。文献所报道的咽瘘发生率为 14% ～ 57%[8, 9]。本团队一项初步（未发表）研究分析了 69 例晚期喉癌或下咽癌放化疗后患者的手术并发症，在 18 例原发部位治疗失败的患者亚组中，其咽瘘发生率为 55%。旋转胸大肌肌皮瓣以覆盖和加固一期缝合的黏膜可显著降低咽瘘发生率，即使仅采用筋膜肌皮瓣也可取得该疗效[10]。在一项系统综述中，挽救性喉咽切除术患者使用 PMMF 可将咽瘘风险降低 22%[11]。然而，另一项纳入 64 例患者的小型回顾性研究报道，使用胸大肌肌皮瓣后咽瘘发生率未见明显降低（17.6% vs. 13.3%，$P=0.74$）[12]。

使用唾液腺分流管也是预防涎腺瘘和咽腔狭窄的策略之一。在一项前瞻性队列研究中，105 例患者行前臂游离皮瓣重建或唾液分流，作者将该组患者与一项回顾性队列研究的患者进行比较，该队列研究患者行 PMMF 或前臂游离皮瓣修复，但未行常规唾液分流术。该项研究发现，唾液分流治疗组的咽瘘和咽腔狭窄率均有显著降低：分别为 26% vs. 7%（$P < 0.001$）和 18% vs. 3%（$P=0.001$）。

28.4　并发症

PMMF 是一种安全和易于操作的皮瓣。在一项有 437 例患者入组的回顾性队列研究中，PMMF 锁骨下穿行的并发症发生率低于 PMMF 锁骨上穿行：分别为 33.8% 和 38.2%（$P=0.796$）。该文献回顾研究表明，皮瓣部分坏死率为 4% ～ 29%，总体坏死率为 0 ～ 5.9%，瘘管发生率为 5% ～ 29%[3]。除此类并发症之外，另一项具有 211 例 PMPF 重建患者的研究显示，24% 患者有术区感染，7% 患者有血肿形成[14]。其他潜在并发症包括肩关节屈曲受限和抗弯强度降低[15]。

28.5　功能性结果

在一项具有 126 例行挽救性喉全切除术及重建术患者的回顾性分析中，有 93 例使用 PMMF，33 例为游离皮瓣。采用游离皮瓣修复的患者具有更好的功能性结果，85% 患者可正常进食，而 PMMF 组为 61%（$P < 0.05$）[16]。Mahalingam 等报道的系统综述评估了喉咽切除术后患者的生活质量和功能性疗效，研究发现采取游离空肠修复的患者较经气管食管修复的患者，其吞咽功能更佳[17]。此外，PMMF 组患者的发音障碍和肩部运动障碍发生率均有显著增加[12]。

28.6　临床病例

28.6.1　胸大肌肌皮瓣在全喉全下咽切除术后重建中的应用

病例 1

一例 68 岁男性患者，其美国东部肿瘤协作小组（ECOG）评分 3 分，为跨声门型喉鳞状细胞癌，$cT_{4a}N_{2b}M_0$ 期，侵犯至舌根和左侧咽侧壁。患者 4 个月前行气管造瘘术，并进行了扩大至舌根、咽侧壁和颈部皮肤的全喉全下咽切除、气管造瘘，以及双侧颈淋巴结清扫（Level Ⅱ～Ⅴ和Ⅵ区）和全甲状腺切除术。由于切除范围扩大至舌根和咽侧壁，PMMF被用于重建术区缺损，以便于更好修复舌根和咽侧壁的切除区域。治疗小组计划将岛状皮瓣延伸至乳晕下方，以利于更好地修复缺损（图28.1）。图28.2显示了PMMF缝合至椎前筋膜处。

28.6.2　使用胸大肌肌皮瓣修复咽瘘和重建颈部皮肤缺损

病例2

一位56岁男性患者，ECOG评分2分，被诊断为跨声门型喉鳞状细胞癌，cT$_{4a}$N$_0$M$_0$期，侵犯颈部皮肤和气管造瘘口，持续3个月。患者进行了喉全切除术和咽部分切除术，扩大至颈部皮肤和气管造瘘口，并行双侧颈淋巴结清扫（Level Ⅱ～Ⅳ和Ⅵ区）和全甲状腺切除术。先用咽部剩余黏膜缝合咽腔，使用PMMF以降低咽瘘发生风险，并修复颈部皮肤缺损。图28.3显示了颈部切口设计，包括切除颈部皮肤和气管造瘘。图28.4显示了切除后的术腔缺损，而图28.5显示了PMMF重建的最终结果。

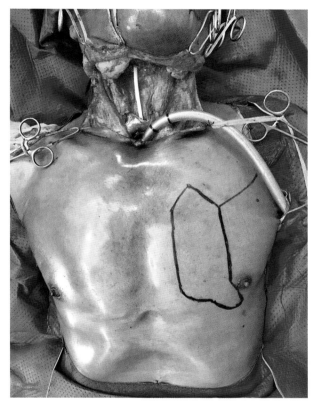

图28.1　外科小组计划将岛状皮瓣延伸至乳晕下方，以利于更好地修复缺损

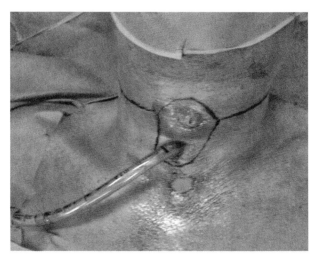

图28.3　颈部切口设计，包括切除颈部皮肤和气管造口

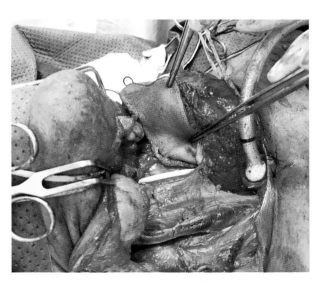

图28.2　将胸大肌肌皮瓣与椎前筋膜缝合

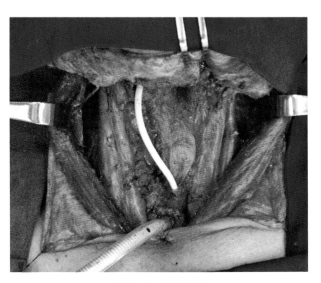

图28.4　术腔缺损

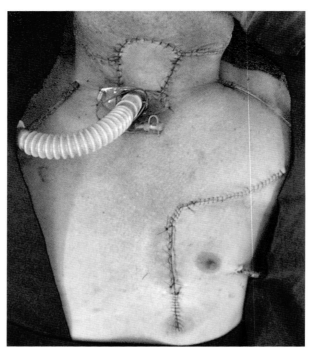

图28.5　胸大肌肌皮瓣重建

参考文献

[1] Ariyan S. The pectoralis major myocutaneous flap. A versatile flap for reconstruction in the head and neck. Plast Reconstr Surg. 1979; 63(1):73–81

[2] Zhang X, Li MJ, Fang QG, Sun CF. A comparison between the pectoralis major myocutaneous flap and the free anterolateral thigh perforator flap for reconstruction in head and neck cancer patients: assessment of the quality of life. J Craniofac Surg. 2014; 25(3):868–871

[3] Vartanian JG, Carvalho AL, Carvalho SM, Mizobe L, Magrin J, Kowalski LP. Pectoralis major and other myofascial/myocutaneous flaps in head and neck cancer reconstruction: experience with 437 cases at a single institution. Head Neck. 2004; 26(12):1018–1023

[4] de Azevedo JF. Modified pectoralis major myocutaneous flap with partial preservation of the muscle: a study of 55 cases. Head Neck Surg. 1986; 8(5):327–331

[5] You YS, Chung CH, Chang YJ, Kim KH, Jung SW, Rho YS. Analysis of 120 pectoralis major flaps for head and neck reconstruction. Arch Plast Surg. 2012; 39(5):522–527

[6] Chan YW, Ng RW, Liu LH, Chung HP, Wei WI. Reconstruction of circumferential pharyngeal defects after tumour resection: reference or preference. J Plast Reconstr Aesthet Surg. 2011; 64(8):1022–1028

[7] Carvalho AL, Miguel VER, Santos CR, Magrin J, Filho JG, Kowalski LP. Total pharyngeal reconstruction: review of 69 cases. Rev Col Bras Cir. 1999; 26(2):85–89

[8] Stoeckli SJ, Pawlik AB, Lipp M, Huber A, Schmid S. Salvage surgery after failure of nonsurgical therapy for carcinoma of the larynx and hypopharynx. Arch Otolaryngol Head Neck Surg. 2000; 126(12):1473–1477

[9] Schwartz SR, Yueh B, Maynard C, Daley J, Henderson W, Khuri SF. Predictors of wound complications after laryn-

gectomy: a study of over 2000 patients. Otolaryngol Head Neck Surg. 2004; 131(1):61–68

[10] Gilbert MR, Sturm JJ, Gooding WE, Johnson JT, Kim S. Pectoralis major myofascial onlay and myocutaneous flaps and pharyngocutaneous fistula in salvage laryngectomy. Laryngoscope. 2014; 124(12):2680–2686

[11] Guimarães AV, Aires FT, Dedivitis RA, et al. Efficacy of pectoralis major muscle flap for pharyngocutaneous fistula prevention in salvage total laryngectomy: A systematic review. Head Neck. 2016; 38(suppl 1):E2317–E2321

[12] Sittitrai P, Srivanitchapoom C, Reunmakkaew D. Prevention of pharyngocutaneous fistula in salvage total laryngectomy: role of the pectoralis major flap and peri-operative management. J Laryngol Otol. 2018; 132(3):246–251

[13] Piazza C, Bon FD, Paderno A, et al. Fasciocutaneous free flaps for reconstruction of hypopharyngeal defects. Laryngoscope. 2017; 127(12):2731–2737

[14] Shah JP, Haribhakti V, Loree TR, Sutaria P. Complications of the pectoralis major myocutaneous flap in head and neck reconstruction. Am J Surg. 1990; 160(4):352–355

[15] Moukarbel RV, Fung K, Franklin JH, et al. Neck and shoulder disability following reconstruction with the pectoralis major pedicled flap. Laryngoscope. 2010; 120(6):1129–1134

[16] Nguyen S, Thuot F. Functional outcomes of fasciocutaneous free flap and pectoralis major flap for salvage total laryngectomy. Head Neck. 2017; 39(9):1797–1805

[17] Mahalingam S, Srinivasan R, Spielmann P. Quality-of-life and functional outcomes following pharyngolaryngectomy: a systematic review of literature. Clin Otolaryngol. 2016; 41(1):25–43

29

晚期喉癌重建：锁骨上岛状皮瓣
Reconstruction for Advanced Cancer: Supraclavicular Island Flap

Leandro L. de Matos, Helio R. Nogueira Alves, Claudio R. Cernea
曹 炳 沈 毅 译

锁骨上岛状皮瓣（SCIF）是非常通用的头颈部缺损重建选项，可用于皮肤（主要为面部下 1/3，例如颧骨、腮腺、耳郭和颈部）、黏膜（口腔、口咽和下咽）和颈侧缺损的重建，以及颅底修复（尤其是侧区和后区）。在本章中，我们介绍 1 例复发性喉鳞状细胞癌患者。该患者在挽救性喉全切除术后，使用 SCIF 重建了环周缺损，并取得了良好效果。本章也介绍了皮瓣的手术技巧与难点。SCIF 可快速获取并在同一重建过程中使用，故无须更改患者体位。据文献报道，SCIF 与其他皮瓣相比较，其成功率相似，并可安全用于各类具有并发症的患者。本组研究结果显示，皮瓣平均获取时间为 50 min，47 例患者中有 7 例皮瓣部分坏死，占 14.9%；4 例患者需行手术清创和一期缝合；其中 3 例咽瘘，均发生于 4 例下咽重建术后，经保守治疗后愈合。术后随访 6 个月，患者均表现良好的功能效果。

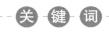

喉部肿瘤，咽部肿瘤，挽救性治疗，手术皮瓣，外科重建术

29.1 病例介绍

一位 64 岁高加索男性患者，此前曾行化疗（3 年前）作为 III 期（$T_3N_0M_0$）跨声门型喉鳞状细胞癌（SCC）的保留喉功能治疗方案。治疗 2 年后，患者出现肿瘤局部复发，行挽救性喉全切除及一期缝合术。病理组织学检查显示左侧声带有 1.9 cm 大小的 2 级 rpT_{4a}（IVa 期）喉鳞状细胞癌，侵犯至声门上区、双侧梨状窝和甲状软骨。当时未行辅助治疗。之后患者出现咽部肿瘤复发（图 29.1），并行咽部环周切除术，包括两个气管环（图 29.2），病理组织学检查显示 7.0 cm 大小的 2 级 rpT_{4a} rpN_0（IVa 期）鳞状细胞癌，包括咽部黏膜、颈前甲状腺区域皮肤、食管黏膜和左侧颈总动脉。使用 8 cm × 24 cm 大小的锁骨上岛状皮瓣（SCIF）修复咽部缺损（图 29.3 和图 29.4）。患者因供体部位并发症住院 30 天，术后第 6 天出现颈部血肿，并行

二次手术以处理供区血肿。

患者开始进食流质饮食，并在术后 45 天逐渐恢复至正常饮食。术后 70 天取出鼻饲管。随后进行了二次放疗和 1 个周期的顺铂化疗（因肾毒性而中止）。图 29.5 显示了术后 6 个月咽部恢复和影像学检查结果。不幸的是，术后 8 个月即二次放疗结束后仅 3 个月，患者再次复发，3 个月后死亡。

29.2 讨 论

SCIF 是非常通用的头颈部缺损重建方法。其最初用于治疗烧伤瘢痕挛缩，现在广泛用于肿瘤切除术后的缺损重建。SCIF 主要用于重建皮肤缺损（主要为面部下 1/3，例如颧骨、腮腺、耳郭和颈部）、黏膜（口腔、口咽和下咽）和颈侧缺损，以及颅底修复（尤其是侧区和后区）。笔者认为，以上应用是基于 SCIF 能够在此类部位适应得更好，因为

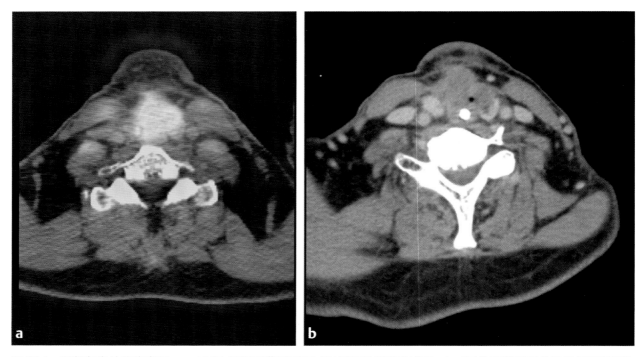

图 29.1　咽部复发的临床表现。a. 18氟-脱氧葡萄糖 PET-CT 显示代谢活动增强。b. CT 检查发现环状肿瘤侵犯咽部和颈段食管

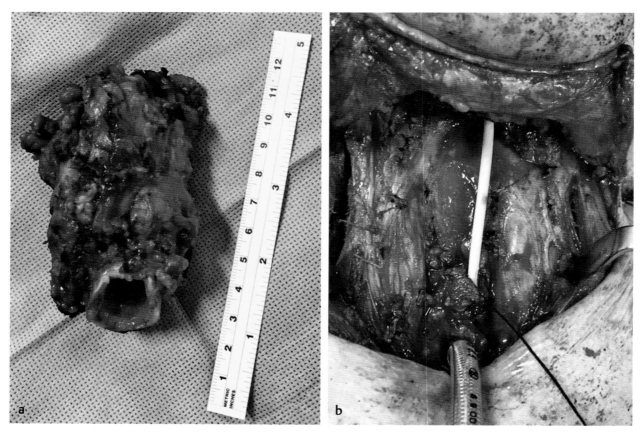

图 29.2　手术标本和术腔缺损。a. 咽部环周切除并包含两环气管的标本。b. 咽部环周缺损（颈部食管在气管后方修复）

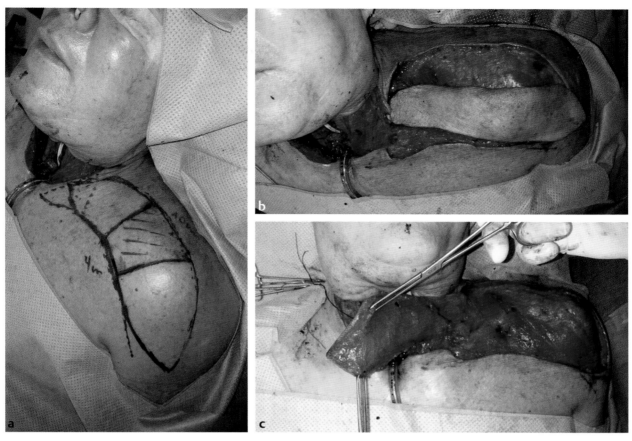

图 29.3　锁骨上皮瓣的制作。a. 以胸锁乳突肌后缘、锁骨内上缘与颈外静脉间的三角区域为基础设计皮瓣。而后在斜方肌前缘与三角肌前平行线之间制作梭状岛状皮瓣，并足以达到缺损上限。必要时，可分离肩胛舌骨肌，以扩大皮瓣覆盖范围。同样，颈外静脉也可切开和结扎，因其为锁骨上静脉引流的次要途径。b. 在筋膜下平面从外向内抬高皮瓣，直至锁骨上窝。在此过程中，三角肌部分穿支被烧灼，但不会影响皮瓣的血供。c. 通常在分离颈浅筋膜后，结束分离血管蒂（如需额外长度情况下，可分离肩胛舌骨肌）

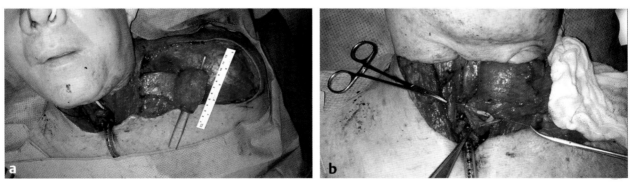

图 29.4　皮瓣设计和咽部重建。a. 皮瓣远端段卷成管状以重建环周缺损，其近端深部上皮化以形成隧道。b. 缝合食管残端与锁骨上岛状皮瓣

SCIF 是薄皮瓣，故不适合于需要大量组织重建的部位。值得注意的是，这是本章作者的观点，是基于其个人经验，文献中已明确报道 SCIF 可用于其他部位的修复重建[1]。

SCIF 可快速制备、易于获取，可在一期重建修复中使用，故无须更改患者体位。该皮瓣含有无毛发的皮肤区域。供区通常可行一期缝合，且未发现功能障碍后遗症[2]。

既往文献[3]报道，与其他皮瓣相比较，SCIF 具有相似的成功率，并可安全用于各类并发症患

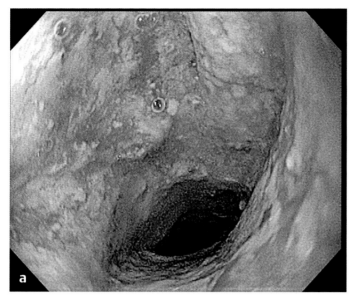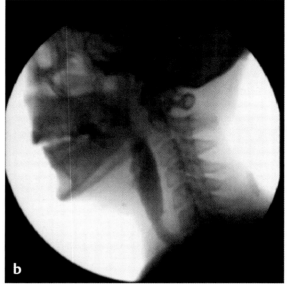

图29.5 重建术后6个月检查所见。a. 鼻咽部内镜检查图像。b. 食管视频透视检查显示进食固体食物时,新建咽腔管径良好,未见狭窄

者,包括肥胖、营养不良、糖尿病、放射治疗和吸烟者。SCIF也可用于挽救性手术重建,但在开始取瓣之前必须确保血管蒂的完整性,可通过血管造影或磁共振血流成像来确诊[4]。

我院于2012年发表研究[5]报道了47例头颈部重建病例(4例下咽、19例口内和24例皮肤缺损重建)。皮瓣平均取瓣时间为50 min,切取时未损伤血管蒂。所有病例的供区均行一期缝合处理,其中5例为保守治疗。有7例病例皮瓣部分坏死(14.9%):其中4例(3例口内和1例皮肤缺损)行手术清创及一期缝合;3例咽瘘均发生于下咽重建术后,经保守治疗后愈合。重建术后随访6个月,所有患者均有功能性反应,这与其他研究报道相似[3, 6-9],对于总体皮瓣失败的报道是精确的,且常与技术问题相关[3]。

29.3 建 议

当解剖至锁骨上窝时,必须小心分离颈浅筋膜以避免损伤锁骨上血管蒂,通常此时可完成解剖。如需更长的血管蒂,可分离肩胛舌骨肌肉。较少情况下行血管蒂轮廓化。

须确保皮下隧道具有足够宽度,以避免皮瓣受压。此外,应注意避免在术后数周内(尤其在前21天)压迫皮瓣,以避免影响其血供。建议使用缝线固定气管造瘘口内的气管套管,而非绳子固定。勿使用颈部绷带包扎。患者术后保持去枕平卧位,勿垫枕头。

缝合皮瓣基底时应十分小心,通常残留皮肤置于颈部。为更好地放置血管蒂基底部,可在靠近皮瓣基底与其前后方连线的三角形区域内,应始终小心避免损害皮瓣血供。

29.4 避免误区

在清扫颈部Level Ⅳ区和Ⅴ区时使用该皮瓣时,必须特别小心,因该两个区域正是颈横动脉及其分支的分布区域。该术式和既往的放射治疗不是该皮瓣的使用禁忌证[10],但建议保留从颈横动脉到SCIF的分支。Alves[5]在2012年报道了SCIF在9例改良根治性颈淋巴清扫术患者中的应用,无皮瓣坏死或相应并发症。一些学者[3, 8, 11, 12]建议保留沿锁骨上血管的筋膜,借此可保护皮瓣的血供。

参考文献

[1] Chen WL, Zhang DM, Yang ZH, et al. Extended supracla-
vicular fasciocutaneous island flap based on the trans-

verse cervical artery for head and neck reconstruction after cancer ablation. J Oral Maxillofac Surg. 2010; 68(10):2422–2430

[2] Herr MW, Bonanno A, Montalbano LA, Deschler DG, Emerick KS. Shoulder function following reconstruction with the supraclavicular artery island flap. Laryngoscope. 2014; 124(11):2478–2483

[3] Chiu ES, Liu PH, Friedlander PL. Supraclavicular artery island flap for head and neck oncologic reconstruction: indications, complications, and outcomes. Plast Reconstr Surg. 2009; 124(1):115–123

[4] Adams AS, Wright MJ, Johnston S, et al. The use of multislice CT angiography preoperative study for supraclavicular artery island flap harvesting. Ann Plast Surg. 2012; 69(3):312–315

[5] Alves HR, Ishida LC, Ishida LH, et al. A clinical experience of the supraclavicular flap used to reconstruct head and neck defects in late-stage cancer patients. J Plast Reconstr Aesthet Surg. 2012; 65(10):1350–1356

[6] Wu H, Chen WL, Yang ZH. Functional reconstruction with an extended supraclavicular fasciocutaneous island flap following ablation of advanced oropharyngeal cancer. J Craniofac Surg. 2012; 23(6):1668–1671

[7] Chiu ES, Liu PH, Baratelli R, Lee MY, Chaffin AE, Friedlander PL. Circumferential pharyngoesophageal reconstruction with a supraclavicular artery island flap. Plast Reconstr Surg. 2010; 125(1):161–166

[8] Sandu K, Monnier P, Pasche P. Supraclavicular flap in head and neck reconstruction: experience in 50 consecutive patients. Eur Arch Otorhinolaryngol. 2012; 269(4):1261–1267

[9] Nthumba PM. The supraclavicular artery flap: a versatile flap for neck and orofacial reconstruction. J Oral Maxillofac Surg. 2012; 70(8):1997–2004

[10] Razdan SN, Albornoz CR, Ro T, et al. Safety of the supraclavicular artery island flap in the setting of neck dissection and radiation therapy. J Reconstr Microsurg. 2015; 31(5):378–383

[11] Di Benedetto G, Aquinati A, Pierangeli M, Scalise A, Bertani A. From the "charretera" to the supraclavicular fascial island flap: revisitation and further evolution of a controversial flap. Plast Reconstr Surg. 2005; 115(1):70–76

[12] Vinh VQ, Van Anh T, Ogawa R, Hyakusoku H. Anatomical and clinical studies of the supraclavicular flap: analysis of 103 flaps used to reconstruct neck scar contractures. Plast Reconstr Surg. 2009; 123(5):1471–1480

30 晚期喉癌重建：背阔肌肌皮瓣

Reconstruction for Advanced Cancer: Latissimus Dorsi
Myocutaneous Flap

S. van Weert, C. René Leemans
曹炳 沈毅 译

摘 要

　　带蒂背阔肌肌皮瓣是一种多功能皮瓣，由于其薄、旋转弧度大和可用于大面积的组织缺陷修复，所以适用于头颈部的重建。该皮瓣手术操作简单，已报道的并发症率相对较低。当咽部创面不能行一期缝合时，该皮瓣可作为游离组织移植的替代物。本章报道1例晚期喉癌患者行背阔肌肌皮瓣修复重建，介绍了其病史、背景和使用（相对）适应证。详细阐述手术操作技术，并介绍特定情况的处理方法，例如了解血管区域和血管蒂走行与分支的必要性。皮瓣位置设计相对于肌肉不应太靠后，以确保皮瓣具有良好的血供。须将分支缝合于下方的前锯肌，使得皮瓣足以到达头颈部区域。最后，本章着重介绍了应用背阔肌肌皮瓣行咽部重建术的重要技巧和误区，以便取得最佳疗效。

关 键 词

咽切除术，背阔肌，解剖学，外科技术，血管区域

30.1 病例介绍

　　一位70岁男性患者在过去5个月中，出现进行性声音嘶哑和吞咽困难。患者有反复呼吸道感染和吞咽时咳嗽病史，提示其有误吸。既往病史有短暂性脑缺血发作和高胆固醇血症，因此患者使用了抗凝剂和他汀类药物。患者目前吸烟，年均吸烟55包，无嗜酒史。

　　体检时，患者声音嘶哑，咳嗽频繁。直接喉镜检查显示喉部有一处较大溃疡病变，位于左侧声门上区，并侵及左侧下咽，左侧声带固定，有唾液经过声门的证据。颈部无明显肿大的淋巴结。

　　喉部MRI检查显示左侧声门上区肿瘤，累及左侧梨状窝，软骨明显侵犯（图30.1）。

　　同侧颈部发现Level Ⅱ区和Ⅲ区颈部淋巴结肿大，并对其进行了超声引导下细针穿刺细胞学检查。

　　在全身麻醉下行喉组织活检检查，以确切评估肿瘤范围。肿瘤从左侧声带侵犯到喉部会厌和声门

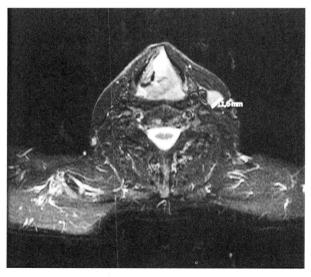

图30.1　T2加权轴位MRI图像，显示从喉部到左侧下咽的病变范围

区，病变在不侵犯咽后壁情况下，侵及左侧下咽内侧壁。检查的同时行组织活检。

病理组织学检查结果为喉中分化鳞状细胞癌。细胞学检查显示同侧颈部 Level Ⅱ 区和Ⅲ区有2个肿瘤阳性淋巴结。患者分期为 $pT_{4a}N_{2b}$ 期声门上型喉癌。

因肿瘤范围和喉功能不良，头颈多学科治疗小组建议行喉全切除及咽部分切除术，并行左侧择区性颈淋巴清扫术（Level Ⅱ～Ⅳ区）。建议采用背阔肌肌皮瓣（LD）修复咽部缺损。

患者进行了以上手术，包括左侧甲状腺切除术。术中行环咽肌切断术并安装一发音钮。使用背阔肌肌皮瓣以缝合咽部。

制作皮瓣时，患者行右侧卧位。通过前臂悬吊以暴露腋窝区域。病人置于特殊软垫上，以避免髂嵴承受过大压力。通过测量术区缺损至胸肩交界处的距离，以评估到达修复部位的所需长度，并以此来设计皮瓣外形。如图30.2中白色虚线所示，肌肉的外侧缘从腋窝中点延伸至髂后嵴。

皮瓣设计应包含第二血管体，以确保良好灌注（图30.3）。

岛状皮瓣的尺寸根据手术缺损区域的大小进行确定。切口建议从腋窝中点开始，向下直至皮瓣外侧缘。切开皮瓣前缘时，可识别背阔肌外侧边缘。一旦确定背阔肌和皮肤的连接处，便可通过向后解剖从下方结构中将背阔肌移位。暴露前锯肌，并在

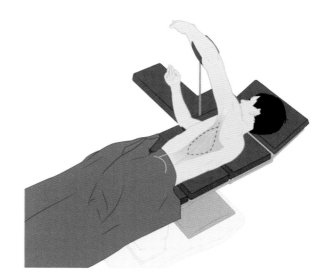

图30.2 患者的术中体位。外侧卧位，同侧上臂外展抬起并固定于前臂水平的外侧位。注意白色虚线所示为背阔肌肌肉外侧边界和髂嵴。黑色虚线所示为皮瓣的设计

此肌肉间的平面进行解剖。在分离皮瓣远端和切断近端肌肉后，在背阔肌内侧插入处进行分离，以便于头部运动。在该区域识别并结扎多条肋间动脉。将肌肉上移，以便于仔细识别组成血管蒂的胸背血管。结扎并分离前锯肌分支及胸背神经，以便于游离皮瓣。当肌肉完全游离而仅附着于血管蒂时，将其通过腋窝和皮下隧道转至受体区域（图30.4）。

注意皮下隧道应具有足够的宽度，以避免血管蒂受压。皮瓣修剪至适合尺寸，以适合咽部缺损。

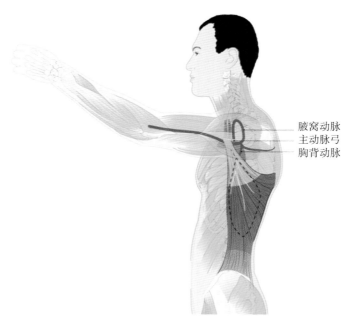

腋窝动脉
主动脉弓
胸背动脉

图30.3 背阔肌及其血供和体表标志。胸背动脉供应皮瓣（虚线）。注意：将分支缝合至前锯肌会形成更宽的旋转弧。血管体（黄绿色-蓝色）表示穿行密度（黄色和绿色为好，蓝色为差）。皮瓣覆盖于第一和第二血管体上

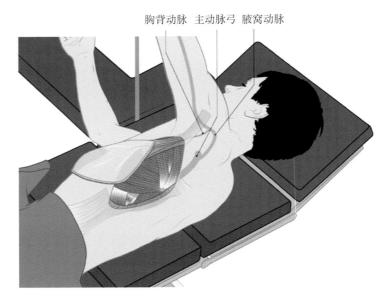

胸背动脉　主动脉弓　腋窝动脉

图30.4　背阔肌肌皮瓣已制作，准备经腋窝转至受区部位。转瓣可在胸内和皮下进行

使用半永久性缝线将皮瓣连续缝合于缺损处，以确保咽部重建处严密缝合。供区皮下留置2根负压引流管后，行一期无张力缝合。皮钉缝合皮肤。

患者术后7天内未经口进食。之后行食管吞钡检查，未见瘘管征象。患者开始平稳地经口进食，并且有了清晰的发音钮发声，于术后12天出院。

30.2　讨　论

对于治疗前喉功能不良的晚期喉癌患者，目前普遍认为喉全切除术优于保留喉功能方案[1, 2]。一旦确定行喉全切除术时，术者应当评估能否在一期缝合咽腔情况下，患者便可获得尚好的功能性结果。

我们已经介绍了多种咽部分切除术后的重建技术，每种方法都有其优缺点。

在本章介绍的病例中，咽部分切除术是必要的，可留下足够的咽黏膜用于组织移植。根据Hui等报道，具有2.5 cm宽度的残留咽部黏膜被认为足以进行一期缝合，切除1/3至3/4之后，需行部分重建[3, 4]。应选择带蒂皮瓣或游离皮瓣。对于游离皮瓣移植，手术团队需具备显微血管手术的经验，并且手术时间通常较长。然而，对于狭窄等功能性结果，游离皮瓣重建患者的疗效似乎更佳[5]。咽部重建时最常使用的游离组织瓣有前臂游离皮瓣（RFFF）、股前外侧皮瓣（ALT）和游离空肠移植。

后者方法的缺点包括额外的腹部手术，相对较高的并发症率，而且与皮肤修复重建相比较，在吞咽功能和假体发音等方面往往不能取得最佳疗效[4]。

一旦选择带蒂皮瓣，术者应考虑重建所需皮瓣的体积、形状、供体部位发病率以及外观美容。背阔肌肌皮瓣相对禁忌证为腋窝手术或放疗史（虽然有报道腋窝淋巴结清扫术后可成功使用背阔肌肌皮瓣进行重建[6]），或用于胸大肌肌皮瓣（PM）的心脏植入装置。胸大肌肌皮瓣缺点为与传统皮瓣相比较，该皮瓣组织体积相对较大，以及可能导致女性患者乳房畸形。此外，可用于咽部重建的带蒂皮瓣为锁骨上岛状皮瓣（SCAIF）[7]。

虽然Iginio Tansini被公认首次报道了使用带蒂背阔肌肌皮瓣重建乳腺，但后人回顾其1906年报道的工作，事实上该皮瓣是一种复合肩胛肌皮瓣[8]。Moore和Harkins在1953年首次报道乳腺重建采用真正的带蒂背阔肌肌皮瓣[9]。1978年，Quillen等[10]首次报道在头颈部手术中使用带蒂背阔肌肌皮瓣。Quillen等描述了一种岛状皮瓣，具有蒂长和皮瓣大的优点，所以非常适合用于头颈部大面积缺损。

其血管蒂由胸背动脉和静脉组成，胸背动脉起源于肩胛下动脉，而肩胛下动脉又起源于腋窝动脉（图30.3）。胸背神经沿着血管蒂走行，需将其分离以便于进行适当的运动。供应前锯肌的分支在数量上存在一些已知变异[11]。

为评估皮瓣移植的可靠性，尤为重要的是需要注意背阔肌肌肉的三个血管体或区域；如肩胛骨越靠后，则皮瓣的存活能力就越不可靠。理想状态下，皮瓣被设计于第二血管体上，以确保具有良好的灌注以及可达头颈部区域的旋转弧度。皮瓣最大面积为宽度 10 cm 和长度 15 cm，可一期缝合[11]。

为避免形成皮下积液，需要放置两根皮下负压引流管，并考虑缝合供区部位[12, 13]。

背阔肌肌皮瓣非常可靠，且并发症少。例如，Waston 等报道了因胸大肌下方的皮下隧道过于狭窄并压迫血管蒂，从而导致皮瓣完全坏死。为了到达咽部高度，1 个皮下隧道便已足够，并尽量减少对胸背和胸肩峰血管蒂的可能损伤。另一需要避免的错误是将皮瓣设计得太远，从而导致皮瓣灌注不够[14, 15]。因此，出色的旋转幅度、较大的面积、易于制备以及适宜的皮瓣厚度使其成为头颈部重建中最适合的带蒂皮瓣之一。

30.3 建　议

- 当患者不适合行游离组织移植时，可考虑使用带蒂背阔肌肌皮瓣进行咽部重建。
- 带蒂背阔肌肌皮瓣尺寸大、易于制备、皮瓣薄且并发症率相对较低。
- 应注意背阔肌肌肉的血管体，以确保皮瓣具有良好的灌注。
- 将动脉分支与前锯肌分开，以确保胸背血管蒂的无张力活动。
- 应使用多根皮下负压引流管对供区部位进行负压引流，以防止形成皮下积液。褥式缝合可有助于此。

30.4 避免误区

- 既往腋窝部位手术或放疗病史是带蒂背阔肌肌皮瓣的相对禁忌证。
- 需要考虑到因患者从仰卧位到侧卧位，再到仰卧位的定位和重新定位而增加手术时间，并与麻醉团队进行简要交流。
- 不要制备过窄的皮下隧道来转移至受区部位，以免损伤皮瓣血管蒂。

参考文献

[1] Lefebvre JL. Larynx preservation. Curr Opin Oncol. 2012; 24(3):218–222

[2] Forastiere AA, Ismaila N, Lewin JS, et al. Use of larynx-preservation strategies in the treatment of laryngeal cancer: American Society of Clinical Oncology Clinical Practice Guideline Update. J Clin Oncol. 2018; 36(11):1143–1169

[3] Hui Y, Wei WI, Yuen PW, Lam LK, Ho WK. Primary closure of pharyngeal remnant after total laryngectomy and partial pharyngectomy: how much residual mucosa is sufficient? Laryngoscope. 1996; 106(4):490–494

[4] de Bree R, Rinaldo A, Genden EM, et al. Modern reconstruction techniques for oral and pharyngeal defects after tumor resection. Eur Arch Otorhinolaryngol. 2008; 265(1):1–9

[5] Piazza C, Bon FD, Paderno A, et al. Fasciocutaneous free flaps for reconstruction of hypopharyngeal defects. Laryngoscope. 2017; 127(12):2731–2737

[6] Hartmann CE, Branford OA, Malhotra A, Chana JS. Survival of a pedicled latissimus dorsi flap in breast reconstruction without a thoracodorsal pedicle. J Plast Reconstr Aesthet Surg. 2013; 66(7):996–998

[7] Giordano L, Di Santo D, Occhini A, et al. Supraclavicular artery island flap (SCAIF): a rising opportunity for head and neck reconstruction. Eur Arch Otorhinolaryngol. 2016; 273(12):4403–4412

[8] Ribuffo D, Cigna E, Gerald GL, et al. Iginio Tansini revisited. Eur Rev Med Pharmacol Sci. 2015; 19(13):2477–2481

[9] Moore HG, Jr, Harkins HN. The use of a latissimus dorsi pedicle flap graft in radical mastectomy. Surg Gynecol Obstet. 1953; 96(4):430–432

[10] Quillen CG, Shearin JC, Jr, Georgiade NG. Use of the latissimus dorsi myocutaneous island flap for reconstruction in the head and neck area: case report. Plast Reconstr Surg. 1978; 62(1):113–117

[11] Godat DM, Sanger JR, Lifchez SD, et al. Detailed neurovascular anatomy of the serratus anterior muscle: implications for a functional muscle flap with multiple independent force vectors. Plast Reconstr Surg. 2004; 114(1):21–29, discussion 30–31

[12] Lee J, Bae Y, Jung JH, et al. Effects of quilting suture interval on donor site seromas after breast reconstruction with latissimus dorsi muscle flap: a randomized trial. Clin Breast Cancer. 2016; 16(6):e159–e164

[13] Daltrey I, Thomson H, Hussien M, Krishna K, Rayter Z, Winters ZE. Randomized clinical trial of the effect of quilting latissimus dorsi flap donor site on seroma formation. Br J Surg. 2006; 93(7):825–830

[14] Urken ML, Cheney ML, Blackwell KE, Harris JR, Hadlock TA, Futra N. Atlas of Regional and Free Flaps for Head and Neck Reconstruction. 2nd ed. Baltimore, MD: Lippincott Williams & Wilkins; 2012:336

[15] Watson JS, Robertson GA, Lendrum J, Stranc MF, Pohl MJ. Pharyngeal reconstruction using the latissimus dorsi myocutaneous flap. Br J Plast Surg. 1982; 35(4):401–407

31 胃上提
Gastric Pull-Up

Sundeep Alapati, Jatin P. Shah
李　群　沈志森　译

摘　要

胃上提术在20世纪60年代被引入，主要用于修复咽食管环周缺损。该术式在20世纪70、80年代得到推广和完善。正是在此期间，涌现了大量病例报道，证明了该术式的安全性和可靠性。该手术的经典适应证是全喉全下咽切除术和/或颈段食管切除术后咽部环周缺损的重建。该手术分三步完成。首先，经颈部切除喉部和咽食管区域以及上胸段食管。其次，胃和下段食管分别在腹腔内和经腹腔移位。最后，将胃转位至颈部，而后行咽胃吻合术以恢复消化道的连续性。该手术方法优点为仅需一期吻合便能立即重建内衬黏膜的消化道，而其主要缺点为在三个独立的空腔内手术容易产生并发症。近期，随着显微血管游离皮瓣重建术的发展，胃上提术的热度有所下降。然而，对于全喉全下咽颈段食管切除及术后重建，胃上提仍然是一个较好的选择。

关　键　词

胃上提术，全喉全下咽切除术，颈段食管切除术

31.1　历　史

下咽癌和颈段食管切除术后的上消化道重建一直存在挑战。在20世纪上半叶，主要通过使用Trotter（1912）和Wookey（1940）报道的邻近皮瓣进行重建[1]。采用带蒂管状皮瓣的分阶段重建是咽部重建的又一飞跃，需要6～8个月完成重建。一些病例在重建完成时肿瘤又已复发。分阶段重建需要延长住院时间，在此期间，患者依赖鼻饲进食。Bakamjian等推行的胸三角皮瓣是一项重大进步，仅使用两期手术便完成重建[2]。在1960年，Ong和Lee报道了咽食管切除术后行咽胃吻合的手术经验[3]。之后，Le Quesne和Ranger，以及之后的Harrison和Thompson均改良了此项技术，即在不开胸情况下，经食管裂孔将胃拉出，由此胃转位术和胃上提术便诞生了[4-7]。该术式在一期便完成了消化道重建，从而减少了因分阶段手术而增加的

发病率。患者能在术后2周内，进行正常饮食（图31.1）。在1981年，Spiro与纪念医院的同事报道了含有120例患者的病例队列研究，其在颈段食管切除或下咽环周切除后，行胃转位重建[8,9]。该研究

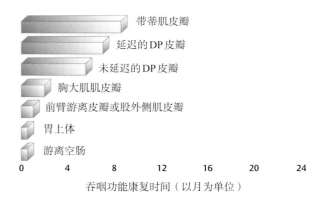

图31.1　各类咽部重建术后，患者吞咽功能完成康复所需的时间（引自Shah JP, Patel SG, Singh B. Head and Neck Surgery and Oncology. Philadelphia, PA: Elsevier; 2012）

证实，对于仔细选择的病例，该术式是安全和高度可靠的。然而，该手术的术后并发症率较高。使用腹腔镜和胸腔镜食管胃入路来移位胃和食管的外科技术的改进并未降低并发症率[10]。

31.2 适应证

胃上提术的经典适应证是喉全切除术和/或颈段食管切除术后咽环周缺损的重建[11, 12]。并且，该术式被进一步改良用于重建成人和儿童下咽及颈段食管的非肿瘤性疾病。此类适应证包括腐蚀性误咽所致的食管严重狭窄、食管瘘、食管感染及食管闭锁等治疗。胃上提术的优点为仅需一期黏膜吻合，便可立即使用消化道其他部位组织重建衬有黏膜的消化道。然而，近年来胃上提术的使用率下降，究其原因为在三个独立的脏器间隙中行手术易发生并发症，以及游离组织瓣移植重建的有效性和可靠性高[13-15]。但对于全喉全下咽颈部食管切除及术后的重建，胃上提术仍是最佳选择[11, 12]。

31.3 禁忌证

① 累及胸段食管上部且穿透气管壁膜部的肿瘤不适合行胃上提手术。② 影像学证实纵隔淋巴结转移。③ 既往有胃手术史（例如胃部分切除术），胃或食管中存在其他病理改变（例如食管静脉曲张、消化性溃疡或胃肿瘤），致使胃不适于转位。④ 有纵隔手术史的患者不是能安全分离和移位胸段食管上部的理想人选。

31.4 术前准备

术前评估应包括头部、颈部和纵隔腔的增强CT或MRI检查。此外，还应包括上消化道钡透造影以评估胃转位的可行性。任何异常都应进一步检查，如不适用胃转位，应寻找替代的重建方法。食管镜检查、气管支气管镜检查和上消化道内镜检查均是必不可少的检查，需行组织活检来明确病理诊断。术前需要咨询胸外科医师。

术前进行彻底的肠道准备，手术前一天需住院并予以静脉补液。在讨论手术风险、获益、替代方案以及可能的手术并发症和后遗症后，必须取得详

尽的患者知情同意。主要为手术和麻醉并发症，包括食管瘘、纵隔炎和气胸风险。应告知患者术后后遗症包括倾倒综合征、胃出口梗阻和胃食管反流。应讨论术后甲状腺及甲状旁腺功能减退症的可能，并让患者意识到甲状腺素和钙替代物的必要性。以往，术中和术后的死亡风险很高，应告知患者目前的死亡风险很小但仍有一定概率发生。

31.5 手术步骤

患者仰卧位于手术台上，颈部后仰。头颈部和胸部手术团队同时开始手术。使手术高效进行，并最大限度地减少总手术时间。但是，如对原发肿瘤的切除可能性存有疑问，亦即侵犯椎前筋膜、颈动脉或胸段气管，那么腹部和纵隔部的手术操作应延迟，直至头颈外科医师做出决定。可通过让两位外科医师站于手术台两边以避免手术台周围的过度拥挤。对于头颈手术，床头区域可供助手医师使用。使用聚维酮碘对患者的上唇至耻骨间皮肤进行消毒，用单独洞巾隔离颈部和腹部手术区域[16-20]。

31.5.1 颈胸解剖

首选颈中线区横形切口，并与气管永久造瘘口上方至少距离3 cm（图31.2），或者沿胸锁乳突肌前缘制作U形切口，切口下方止于气管造瘘口。理想情况下，气管永久造瘘口应位于胸骨上切记处。

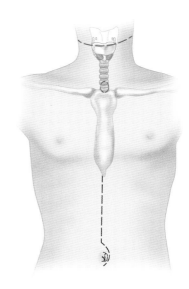

图31.2 颈部和腹部切口的轮廓（引自Shah JP, Patel SG, Singh B. Head and Neck Surgery and Oncology. Philadelphia, PA: Elsevier; 2012）

必要时，皮肤切口可向气管造瘘口下方，沿胸前壁中线向胸骨柄上端延伸。对于远端气管侵犯而需行胸骨后气管切除者，该延伸便于切除胸骨柄。对于肥胖患者，正常胸廓入口不足以将胃转入颈部，切除胸骨柄也有利于通过胸廓入口进行胃转位。

31.5.2 全喉全下咽切除与上胸段食管移位

经颈阔肌增加皮肤切口深度，掀起上下皮瓣。切开胸锁乳突肌前缘的颈深筋膜。这有助于在需要时行单侧或双侧颈部解剖。在临床淋巴结转移阴性区域，行双侧 Level Ⅱ～Ⅳ区颈淋巴结清扫术。对有淋巴结转移记录的患者，颈部淋巴结清扫程度取决于转移淋巴结的范围和位置。颈部清扫完成后，应集中注意力于颈部中央区。在颈部下方胸骨上切迹处分离带状肌。结扎进入气管食管沟（TE）的甲状腺中静脉。进入椎前平面，并确定肿瘤的可切除性。

对于单侧肿瘤患者，行同侧甲状腺腺叶切除术，主要旨在更好地清除气管食管沟淋巴结。对于甲状腺平面周围的病变，行全甲状腺切除术。暴露甲状腺峡部，从气管前平面分离，若计划行甲状腺腺叶切除术，则切断峡部。手术至该步骤时，要仔细寻找甲状旁腺，并且应尽可能多地保留4个甲状旁腺及其完整血供。甲状旁腺向外侧进行分离。

然后，通过在胸骨上切迹处切除直径为2 cm的圆形皮肤，制作气管永久造瘘口。斜形切断气管，

将气管远端缝合至圆形开口的皮缘，以形成永久性气管造瘘口。柔性气管导管由远端气管插入，麻醉从经口气管导管换至该导管。从气管造口术后的食管中轻柔剥离气管膜部，以形成一解剖平面。

将注意力集中于中央区的舌骨上方。用电刀从舌骨上缘分离舌骨上肌群。注意舌下神经和舌动脉，通常其邻近舌骨大角。位于甲状舌骨膜外侧的神经血管束内含有喉上动脉和喉上神经，需小心分离、切断并结扎。经会厌谷进入咽腔。直视下环形分离残余的咽部黏膜和肌肉壁。标本上方已完全与口咽部分离，现可行胸段食管上方的牵引（图31.3）。

直视下使用较长器械间断地环形分离胸段食管上段（图31.4）。应尽可能在TE平面远端进行非常

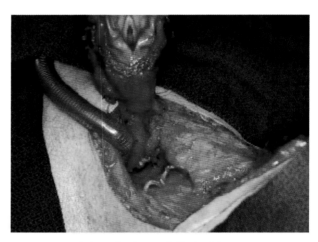

图31.3 活动喉可牵引颈段食管（引自 Shah JP, Patel SG, Singh B. Head and Neck Surgery and Oncology. Philadelphia, PA: Elsevier; 2012）

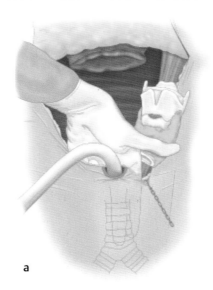

a

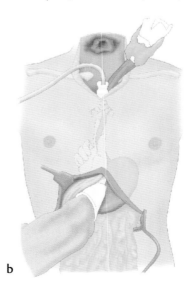

b

图31.4 a. 通过纵隔进行指征剥离，激活上段胸段食管。b. 后纵隔到达隆突（引自 Shah JP, Patel SG, Singh B. Head and Neck Surgery and Oncology. Philadelphia, PA: Elsevier; 2012）

细致和轻柔的解剖，应注意避免使气管膜部穿孔。麻醉医师协助行气管内导管气囊放气，以缓解气管膜部上方的张力。气管食管沟平面的粗暴分离易造成气管膜部撕裂，且难以修复。难以触及的区域应采用血管钳钳夹止血。食管上段血供主要来自肋间血管和椎前血管的分支。在解剖过程中，此类血管可根据需要进行钳夹和分离。

将气管膜部从食管处分离后，可使用 Deaver 牵开器牵开气管，以便于直接观察胸段食管的上部。此时可采用类似方法将食管向外和向后移位。须避免盲目分离。在食管周围分离，以避免进入胸腔。然而，外科医师应对该潜在的并发症保持高度警惕。如进入胸腔，应提醒麻醉医师并启动气道正压通气。

31.5.3　胃和胸段食管下方的移位

从剑突至脐部行上腹部正中切口。在腹部中线处分离腹直肌鞘，进入腹膜，使用自动牵开器暴露腹腔。触摸肝脏和腹腔淋巴结以寻找疾病依据。可分离肝左叶三角韧带，以便于肝脏回缩及更好地暴露胃部。

通过分离胃结肠韧带和胃脾韧带，行胃移位。依次分离并结扎胃短动脉、胃左动脉和胃网膜左动脉。移位胃的血供来自胃右动脉和胃网膜右动脉，须小心保留。必须结扎胃网膜动脉通向胃结肠韧带的各个分支。

因患者将在全食管切除术中行双侧迷走神经切断术，故必须行幽门引流术，例如幽门括约肌切开术或幽门括约肌切除术。幽门括约肌切除术是最理想的，因其可在不压迫胃十二指肠连接处管腔情况下进行引流。幽门括约肌的楔形部分被移位至幽门黏膜，须小心以免黏膜穿孔。然而也可考虑幽门括约肌切开术或幽门成形术。

现可在心脏与食管交界处包裹 Penrose 引流管，以允许胃向心端收缩和暴露膈肌裂孔。以半圆形方式切开食管裂孔，而后手动扩张，以助于分离远端食管。如果无足够空间便于解剖，那么也可分离膈脚。现可在轻柔解剖和血管钳辅助下，行食管远端环周松解。该术域可能难以进行照明，故应使用柔性光纤光源。用 Harrington 牵开器可轻柔地暴露心脏前方。牵开心脏可能导致低血压，故应间歇性松开牵开器。胃和胸段食管向上移位直至隆突为

止。在移位最后阶段，从胃向颈部松解食管将是有益的，反之亦然。食管的该"导轨"特性将帮助识别其最后几个附着部位，从而允许将其分离（图31.4）。

31.5.4　颈部移位和吻合

一旦胸段食管完全移位，可将其转至颈部。当胸外科医师从腹部经胸部向胃和远端食管移位时，颈部组织受到牵拉。不能强行收拉食管，因为食管容易撕裂，将食管上端从颈部拉出，而下半部与胃留于腹部。胸段食管被轻柔送至颈部，而后是胃近心端。Babcock 钳可置于贲门，以便将胃底转至颈部。应注意的是，必须完全送至胃底，以实现咽部黏膜的无张力吻合。

分离心脏与食管连接处后，便可取出标本（图31.5）。贲门横切处用胃肠吻合器缝合，或锐性分离后进行双层缝合。推荐缝合方式为使用铬吸收线间断内翻缝合，而第二层浆膜使用 3-0 丝线缝合。然后在胃底上缘行胃切开术，切口应平行于浆膜的血管，黏膜应仔细检查，胃切开处应至少有三指宽度。之后行胃咽吻合，可使用 2-0 铬制吸收线进行单层间断缝合。后部缝线吻合至椎前筋膜，以保持胃在适当位置而避免缝线牵引。该操作可确保胃留置于颈部，并允许无张力吻合（图 31.6）。鼻胃管经胃进入十二指肠近端，可通过触诊确认其位置，且应在进行前部吻合之前完成。而后检查颈部和腹部是否有出血，控制好出血。用大剂量抗生素溶液冲洗术区，双侧颈部各留置一根引流管，并牢固缝合于皮肤上。颈部采用双层缝合方式，其中颈阔肌采用 3-0 Vicryl 线或铬吸收线缝合，而皮肤采用 5-0 Monocryl 线缝合。腹部采用常规方法缝合。

31.5.5　术后护理

术后必须行胸部摄片检查，以排除气胸。在术后气胸情况下，应留置胸腔闭式引流管以引流胸膜腔。应定期进行胸片检查，以监测肺部扩张。一旦明确肺扩张，便可移除胸腔引流管。

颈部引流管应连接于壁式负压吸引装置上。一旦引流量降至最低限度，便可去除引流管。气管套管可用于减少气管造口缝合处的渗出和结痂。脱垂的胃部可偶尔向前推移气管膜部，导致功能性气道阻塞。

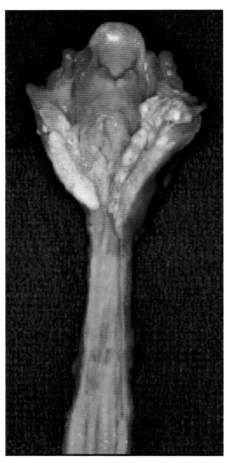

图31.5　颈段食管局部晚期癌，延伸至环状肌后区域（引自Shah JP, Patel SG, Singh B. Head and Neck Surgery and Oncology. Philadelphia, PA: Elsevier; 2012）

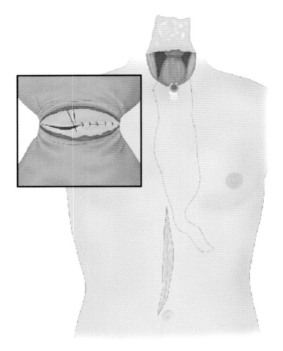

图31.6　胃与咽吻合（引自Shah JP, Patel SG, Singh B. Head and Neck Surgery and Oncology. Philadelphia, PA: Elsevier; 2012）

31.6　并发症

文献报道了较高的术后死亡率（5%～20%），咽胃吻合口瘘发生率为22%，而并发症总体发生率为26%～55%[8]。如前所述，早期报道的死亡率相对较高。在1981年，一项大样本量回顾性研究发现院内死亡率为31%[13]。而在1991年，对纪念医院120例患者进行了疗效回顾性研究，报道的住院期间死亡率为11%[8]。在主要和次要并发症发生率方面也呈现了类似的下降趋势[13]。最大的和最新的系列病例报道了吻合口漏的发生率分别为9%和13%[8, 13, 14]。文献报道了胃坏死的可怕并发症，为0～24%，而继发于胃坏死的死亡率为28%[24]。外科医师应对吻合口瘘保持高度警惕性。胃黏膜对射线敏感，在胃转位后行放射治疗的患者中出现了晚期出血并发症[8, 9]。

总而言之，胃上提重建术是一种安全的手术，只需一期吻合便可完成消化道重建，且无须显微手术专业知识[16]。

鼻胃管也会附着于负压引流管，直至蠕动恢复。一旦明确肠鸣音，便可开始鼻饲进食。在切口愈合良好情况下，可在术后第7日至第14日之间开始经口进食。先行食管吞钡造影检查以排除吻合口瘘。对有放疗史的患者，需谨慎等待1周后再开始进食。在没有环咽肌情况下，反流很常见。患者进食时应保持直立位以缓解该情况。一旦患者开始经口进食，应开始抗反流治疗方案。一些患者也可出现倾倒综合征的症状，但通常较为短暂。

术后可立即使用电子喉进行发音康复[21]。一些患者可在一定程度上学习食管发音，尽管这是一种次优的发音方式[14]。二次经食管超声穿刺也被证实是胃上提后发音康复的安全和有效方法[21-23]。

参考文献

[1] Wookey H. The surgical treatment of carcinoma of the hypopharynx and the oesophagus. Br J Surg. 1948; 35(139):249–266

[2] Bakamjian VY, Long M, Rigg B. Experience with the medially based deltopectoral flap in reconstructuve surgery of the head and neck. Br J Plast Surg. 1971; 24(2):174–183

[3] Ong GB, Lee TC. Pharyngogastric anastomosis after oesophago-pharyngectomy for carcinoma of the hypopharynx and cervical oesophagus. Br J Surg. 1960; 48:193–200

[4] Le Quesne LP, Ranger D. Pharyngolaryngectomy, with immediate pharyngogastric anastomosis. Br J Surg. 1966; 53(2):105–109

[5] Harrison DF. Surgical repair in hypopharyngeal and cervical esophageal cancer. Analysis of 162 patients. Ann Otol Rhinol Laryngol. 1981; 90(4, pt 1):372–375

[6] Harrison DF. Resection of the manubrium. Br J Surg. 1977; 64(5):374–377

[7] Harrison DF, Thompson AE. Pharyngolaryngoesophagectomy with pharyngogastric anastomosis for cancer of the hypopharynx: review of 101 operations. Head Neck Surg. 1986; 8(6):418–428

[8] Spiro RH, Bains MS, Shah JP, Strong EW. Gastric transposition for head and neck cancer: a critical update. Am J Surg. 1991; 162(4):348–352

[9] Spiro RH, Shah JP, Strong EW, Gerold FP, Bains MS. Gastric transposition in head and neck surgery. Indications, complications, and expectations. Am J Surg. 1983; 146(4):483–487

[10] DePaula AL, Macedo AL, Cernea CR, et al. Reconstruction of upper digestive tract: reducing morbidity by laparoscopic pull-up. Otolaryngol Head Neck Surg. 2006; 135(5):710–713

[11] Patel RS, Goldstein DP, Brown D, Irish J, Gullane PJ, Gilbert RW. Circumferential pharyngeal reconstruction: history, critical analysis of techniques, and current therapeutic recommendations. Head Neck. 2010; 32(1):109–120

[12] Chan YW, Ng RW, Liu LH, Chung HP, Wei WI. Reconstruction of circumferential pharyngeal defects after tumour resection: reference or preference. J Plast Reconstr Aesthet Surg. 2011; 64(8):1022–1028

[13] Wei WI, Lam KH, Choi S, Wong J. Late problems after pharyngolaryngoesophagectomy and pharyngogastric anastomosis for cancer of the larynx and hypopharynx. Am J Surg. 1984; 148(4):509–513

[14] Wei WI, Lam LK, Yuen PW, Wong J. Current status of pharyngolaryngo-esophagectomy and pharyngogastric anastomosis. Head Neck. 1998; 20(3):240–244

[15] Disa JJ, Pusic AL, Hidalgo DA, Cordeiro PG. Microvascular reconstruction of the hypopharynx: defect classification, treatment algorithm, and functional outcome based on 165 consecutive cases. Plast Reconstr Surg. 2003; 111(2):652–660, discussion 661–663

[16] Shah JP, Patel SG, Singh B, et al. Jatin Shah's Head and Neck Surgery and Oncology 4th ed. Philadelphia, PA: Elsevier/ Mosby; 2012

[17] Bains MS, Spiro RH. Pharyngolaryngectomy, total extrathoracic esophagectomy and gastric transposition. Surg Gynecol Obstet. 1979; 149(5):693–696

[18] Lam KH, Wong J, Lim ST, Ong GB. Surgical treatment of carcinoma of the hypopharynx and cervical oesophagus. Ann Acad Med Singapore. 1980; 9(3):317–322

[19] Lam KH, Choi TK, Wei WI, Lau WF, Wong J. Present status of pharyngogastric anastomosis following pharyngolaryngo-oesophagectomy. Br J Surg. 1987; 74(2):122–125

[20] Lam KH, Wong J, Lim ST, Ong GB. Pharyngogastric anastomosis following pharyngolaryngoesophagectomy. Analysis of 157 cases. World J Surg. 1981; 5(4):509–516

[21] Medina JE, Nance A, Burns L, Overton R. Voice restoration after total laryngopharyngectomy and cervical esophagectomy using the duckbill prosthesis. Am J Surg. 1987; 154(4):407–410

[22] Singer MI, Blom ED, Hamaker RC. Voice rehabilitation after total laryngectomy. J Otolaryngol. 1983; 12(5):329–334

[23] Noel D, Fink DS, Kunduk M, Schexnaildre MA, DiLeo M, McWhorter AJ. Secondary tracheoesophageal puncture using transnasal esophagoscopy in gastric pull-up reconstruction after total laryngopharyngoesophagectomy. Head Neck. 2016; 38(3):E61–E63

[24] Butskiy O, Anderson DW, Prisman E. Management algorithm for failed gastric pull up reconstruction of laryngopharyngectomy defects: case report and review of the literature. J Otolaryngol Head Neck Surg. 2016; 45(1):41

32

早期原发性肿瘤伴晚期颈部疾病
Early Primary Tumor with Advanced Neck Disease

Matthew E. Spector, Jayne R. Stevens, Carol R. Bradford
李 群 沈志森 译

摘 要

从小的原发性肿瘤发展成为颈部淋巴结晚期转移是喉鳞状细胞癌中的一类罕见疾病类型，需行特殊治疗方法。该类型的声门上型喉癌比声门型喉癌更为常见，几乎所有此类患者均有明确吸烟史。根据国家癌症综合网络指南（NCCN），治疗方案应基于原发肿瘤的病程、预期功能性结果以及患者偏好。治疗方案包括原发灶和颈部手术，而后为定向辅助治疗、原发同步放化疗或化疗方案（新辅助化疗），最后为对有反应者行同步放化疗和对无反应者进行手术。以上所有3种治疗方案的肿瘤学疗效相似。虽然首次外科治疗方式提供了更精确的分期和预后信息，但晚期淋巴结转移排除了保守方法，无论有无化疗，所有患者可能仍需放疗。因此，接受同步放化疗或化疗治疗选项的患者其功能预后可能更佳，这是此类患者群体的首选治疗方法。密切监测颈部对于确保治疗效果显得尤为重要，挽救性颈淋巴清扫术适用于颈部持续性肿瘤转移患者。

关 键 词

喉癌，晚期淋巴结转移，早期原发肿瘤，保留喉功能治疗，功能性结果，化疗选择

32.1 简 介

喉鳞状细胞癌（LSCC）是头颈部肿瘤的常见类型，然而，过去40年间其生存率无显著提高[1]。多数喉癌患者为男性，有吸烟和饮酒病史，诊断时为晚期癌症[1-3]。LSCC分期基于美国TNM癌症联合委员会第八版（肿瘤大小，淋巴结累及和转移情况）分期系统[4]。晚期指具有高级别T分类（T3～T4）或N分类（N1～N3）并需多种方式治疗以获得最佳治愈机会的患者。

有趣的是，因喉部功能通常较强大，而肿瘤体积小且未侵入喉部重要结构，患有早期原发肿瘤并伴有晚期淋巴结转移的患者均属Ⅲ/Ⅳ期。故原发肿瘤可以接受保留喉功能治疗，包括喉部分切除术或放射治疗。在本章中，我们介绍1例临床病例，并讨论早期原发肿瘤和晚期颈部淋巴结转移患者的临床表现、检查和治疗方案。

32.2 临床病例

一位55岁男性患者有25包/年的吸烟史。患者声音嘶哑加重病史3个月，无吞咽困难、吞咽疼痛或气促。检查发现舌骨水平左侧可触及颈部淋巴结肿大。喉镜检查显示左侧声门区肿块，累及室带和杓状软骨黏膜，但无声带固定。颈部增强CT检查显示左侧声门区病变累及室带（图32.1a），无明显会厌前间隙或声门旁间隙受累，左侧颈部病变位于舌骨水平（图32.1b）。胸部影像学检查未发现转移。手术活检结果显示鳞状细胞癌阳性，分期为$T_2N_{2b}M_0$ Ⅳ期喉癌。

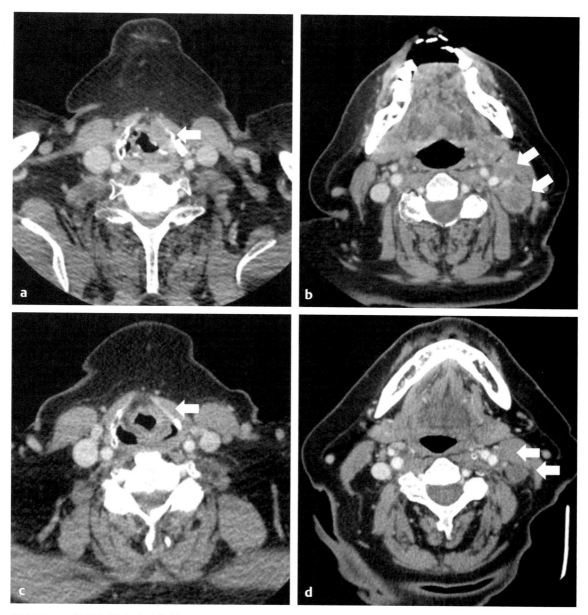

图32.1   一位早期原发癌晚期转移至颈部的患者的轴向CT图像，患者接受了化疗选择并有良好的反应，随后进行同步放化疗。左侧声门癌（a，白色箭头），化疗前累及假声带。左颈部有多个2级淋巴结（b，白色箭头），伴有脂肪组织（N2b）。c. 相同的左侧声门癌（白色箭头）在化疗选择后3周有80%的效果。d. 淋巴结（白色箭头）化疗后有50%的效果

32.3   检查结果

声门型和声门上型喉癌均可表现为早期原发肿瘤伴有晚期颈部淋巴结转移。鉴于会厌前间隙和声门旁间隙的淋巴结易于转移，故声门上型喉癌较声门型喉癌更为常见。声门型喉癌通常不伴有颈部转移，因患者在疾病早期便出现声音嘶哑，但肿瘤生长可累及喉室，随后发生颈淋巴结转移[5]。

对此类患者的评估应包括完整的病史和体格检查，并辅以喉部纤维喉镜检查。全面评估患者的整体功能状态和肺部病变是评估其手术适应证的必要条件。声带活动度、言语和吞咽功能，以及气道情况应有记录。颈部淋巴结肿大患者具有更高的远处转移风险，故影像学检查应包括颈部和胸部，以评估疾病程度和/或合并恶性肿瘤[6]。在手术室行活检检查，对原发肿瘤部位进行仔细检查，并有助于制定外科手术和放疗计划。

32.4　治疗方案

晚期LSCC的治疗方案已有进展，与喉全切除术相比较，保留喉功能治疗方案更受青睐[5，7，8]。早期原发性声门型和声门上型喉癌患者可行保留喉功能手术，但晚期淋巴结转移需要辅助放疗和化疗治疗。根据国家综合癌症网络（NCCN）指南，早期原发性喉癌患者可采取三种治疗方法：手术后直接辅助治疗、同步放化疗或化疗选项[9]。

32.5　手术后直接辅助治疗

手术后进行直接辅助治疗可获得最准确的分期和预后情况，因为病理报告有助于直接辅助治疗。不良组织学特征（例如阳性切缘或淋巴管浸润）存在与否，可从原发部位以及颈部阳性淋巴结的数量和囊外扩散（ECS）情况来确定。此类不良组织学特征被证实可预测生存率，并对指导辅助治疗和就复发风险向患者提供建议显得尤为重要[10]。随着晚期淋巴结病灶的出现，当患者出现Ⅲ期或Ⅳ期转移时，需行多种治疗方法，其中辅助治疗是必要的。因此，外科手术作为一种主要的治疗方式，几乎总是与放疗联合使用，偶尔还会增加化疗。

手术可经口或开放入路进行，前者有利于改善功能性结果，两者的肿瘤控制率相似。Zhang等回顾了205例患者行经口及开放入路联合手术治疗，其3年无瘤生存率和总体生存率分别为71.2%和81%[10]。作者发现，虽然疾病分期可影响预后，但早期原发性喉癌伴晚期颈淋巴结转移患者其生存率与晚期原发性喉癌患者无明显差异（$T_3 \sim T_4$分期）[10]。

术后一个重要考虑因素是辅助治疗的必要性和术后放疗的预期功能疗效。放疗对喉部影响巨大，辅助治疗患者较单独手术患者其发音和吞咽效果更差[11，12]。Lewin等研究了$T_{2 \sim 4}$期肿瘤患者行环状软骨上喉部分切除术的功能性结果，包括1组先前行放射治疗的患者，结果显示，14.8%患者部分依赖胃造瘘管，而3.7%患者完全依赖胃造瘘管[13]。Nakayama等报道，开放式和经口激光手术患者其10年喉功能保存率分别为88.9%和98.5%，开放部分喉切除术组的胃造瘘管依赖率为10%。

32.6　同步放化疗

同步放化疗是早期原发性喉癌和晚期淋巴结转移患者的最常见治疗方法。从肿瘤放射治疗小组（RTOG）91-11的研究报道开始，放化疗成为晚期喉癌的标准治疗[8]。本研究的2年肿瘤局部控制率和总体生存率分别为78%和75%，随访3.8年，其喉功能保留率为84%。其随后研究显示，早期肿瘤预后有所改善，药物毒性更小，表明该人群比已报道者疗效更佳[15]。

2013年报道了RTOG91-11使用同步放化疗的患者检查言语和吞咽功能的长期随访结果[16]。患者进行平均10.8年的随访，发音困难分类为表述一些词语时中度困难，范围为4%～8.5%；吞咽困难被评定为仅能进食软食或液体，分别为17%～24%。胃造瘘管依赖者为3%，作者们已注明数据并非从实验开始即收集，故数据可能并不完整。

32.7　化疗选择

化疗选项为早期原发性喉癌和晚期颈部淋巴转移患者提供了独特的范例。该方法的优点为肿瘤外科专家可识别同步放化疗可能失败和需要挽救手术的患者[17]。患者行顺铂和5-氟尿嘧啶（PF）、或多西紫杉醇、顺铂和5-氟尿嘧啶（TPF）的单周期化疗，并于3周后在手术室评估疗效。缓解率大于50%的患者接受同步放化疗，而缓解率小于50%的患者接受手术治疗，之后行定向辅助治疗[7，18]。该"体内"选择患者的方法允许使用个体化治疗方法。

在同一机构的二期试验中，化疗组产生了较高的存活率，3年总体存活率和疾病特异性存活率分别为85%和87%[18]。此外，3年喉功能保留率为70%。多数因喉癌复发或喉功能障碍而需行喉全切除术的患者均患有$T_{3 \sim 4}$期原发性喉癌，表明即使早期的原发性肿瘤采用化疗选项，其仍可长期保留喉功能，并治愈疾病。

颈部化疗反应也是退伍军人事务部（VA）喉癌研究的一部分[19]。在该项研究中，332例患者中有92例具有晚期淋巴结转移（$N_{2 \sim 3}$），25%的患者有早期原发性喉肿瘤（$T_{1 \sim 2}$）。本研究中化疗选项为3个周期的5-氟尿嘧啶，与手术联合放疗的患者或颈部反应不完全的患者相比较，诱导化疗后颈部反应者其存活率有提高。该研究证实，即使是预后最差的喉癌（$N_{2\sim3}$），患者也可能受益于化疗。

Fung等于2005年发表了进行化疗患者的言语和吞咽功能结果[20]。平均随访40个月，未发现胃造瘘管依赖的患者，多数患者口服进食，无须营养补充（88.9%）。T分期较低的患者其发音相关的生活质量得分显著增高。

32.8　挽救性颈淋巴结清扫术

挽救性颈淋巴清扫术在LSCC治疗中的作用需要特别考虑。有晚期颈淋巴结转移患者需在治疗后进行仔细随访。放疗后8～12周应行影像学检查，而正电子发射断层扫描（PET-CT）是最常用的影像学检查方法[21]。在影像学和临床检查中未发现肿瘤依据的患者，被认为具有完全缓解，在此类研究中，此类人群的局部失败率为0%～7.5%[22, 23]。在最终治疗后持续影像异常的患者，其肿瘤细胞残留率高达20%，根据肿瘤部位、影像学诊断和患者偏好，应考虑密切观察或挽救性颈淋巴清扫术[21, 24]。如果不进行挽救性颈淋巴清扫术，可使用细针穿刺、重复影像学检查或密切临床随访以行监测。

32.9　病例总结

我们根据NCCN指南讨论了患者的治疗选项，患者选择了化疗。其接受了5-氟尿嘧啶单周期诱导，并于3周后在手术室重新进行评估。原发肿瘤应答率为80%（图32.1c），而颈部淋巴结转移应答率约50%（图32.1d）。患者接受了同步放化疗，现无瘤存活3年，自述发音正常，饮食规律，偶有干燥。

参考文献

[1] Siegel RL, Miller KD, Jemal A. Cancer statistics, 2016. CA Cancer J Clin. 2016; 66(1):7–30

[2] Groome PA, O'Sullivan B, Irish JC, et al. Management and outcome differences in supraglottic cancer between Ontario, Canada, and the Surveillance, Epidemiology, and End Results areas of the United States. J Clin Oncol. 2003; 21(3):496–505

[3] Talamini R, Bosetti C, La Vecchia C, et al. Combined effect of tobacco and alcohol on laryngeal cancer risk: a case-control study. Cancer Causes Control. 2002; 13(10):957–964

[4] Amin MB, Edge S, Greene F, et al, eds. AJCC Cancer Staging Manual. 8th ed. New York, NY: Springer; 2017

[5] Sheahan P. Management of advanced laryngeal cancer. Rambam Maimonides Med J. 2014; 5(2):e0015

[6] Birkeland AC, Rosko AJ, Chinn SB, Prince ME, Sun GH, Spector ME. Prevalence and outcomes of head and neck versus non-head and neck second primary malignancies in head and neck squamous cell carcinoma: an analysis of the Surveillance, Epidemiology, and End Results database. ORL J Otorhinolaryngol Relat Spec. 2016; 78(2):61–69

[7] Wolf GT, Fisher SG, Hong WK, et al; Department of Veterans Affairs Laryngeal Cancer Study Group. Induction chemotherapy plus radiation compared with surgery plus radiation in patients with advanced laryngeal cancer. N Engl J Med. 1991; 324(24):1685–1690

[8] Forastiere AA, Goepfert H, Maor M, et al. Concurrent chemotherapy and radiotherapy for organ preservation in advanced laryngeal cancer. N Engl J Med. 2003; 349(22):2091–2098

[9] National Comprehensive Cancer Network. Head and Neck Cancers Version 1.2018. 2018. Available at: https://www.nccn.org/professionals/physician_gls/pdf/head-and-neck.pdf. Accessed April 7, 2018

[10] Zhang SY, Lu ZM, Luo XN, et al. Retrospective analysis of prognostic factors in 205 patients with laryngeal squamous cell carcinoma who underwent surgical treatment. PLoS One. 2013; 8(4):e60157

[11] Cho KJ, Joo YH, Sun DI, Kim MS. Supracricoid laryngectomy: oncologic validity and functional safety. Eur Arch Otorhinolaryngol. 2010; 267(12):1919–1925

[12] Topaloglu I, Köprücü G, Bal M. Analysis of swallowing function after supracricoid laryngectomy with cricohyoidopexy. Otolaryngol Head Neck Surg. 2012; 146(3):412–418

[13] Lewin JS, Hutcheson KA, Barringer DA, et al. Functional analysis of swallowing outcomes after supracricoid partial laryngectomy. Head Neck. 2008; 30(5):559–566

[14] Nakayama M, Okamoto M, Hayakawa K, et al. Clinical outcomes of 849 laryngeal cancers treated in the past 40 years: are we succeeding? Jpn J Clin Oncol. 2014; 44(1):57–64

[15] Machtay M, Moughan J, Trotti A, et al. Factors associated with severe late toxicity after concurrent chemoradiation for locally advanced head and neck cancer: an RTOG analysis. J Clin Oncol. 2008; 26(21):3582–3589

[16] Forastiere AA, Zhang Q, Weber RS, et al. Long-term results of RTOG 91-11: a comparison of three nonsurgical treatment strategies to preserve the larynx in patients with locally advanced larynx cancer. J Clin Oncol. 2013; 31(7):845–852

[17] Vainshtein JM, Wu VF, Spector ME, Bradford CR, Wolf GT, Worden FP. Chemoselection: a paradigm for optimization of organ preservation in locally advanced larynx cancer. Expert Rev Anticancer Ther. 2013; 13(9):1053–1064

[18] Urba S, Wolf G, Eisbruch A, et al. Single-cycle induction chemotherapy selects patients with advanced laryngeal cancer for combined chemoradiation: a new treatment paradigm. J Clin Oncol. 2006; 24(4):593–598

[19] Wolf GT, Fisher SG. Effectiveness of salvage neck dissection for advanced regional metastases when induction chemotherapy and radiation are used for organ preservation. Laryngoscope. 1992; 102(8):934–939

[20] Fung K, Lyden TH, Lee J, et al. Voice and swallowing outcomes of an organ-preservation trial for advanced laryngeal cancer. Int J Radiat Oncol Biol Phys. 2005; 63(5):1395-1399

[21] Hamoir M, Ferlito A, Schmitz S, et al. The role of neck dissection in the setting of chemoradiation therapy for head and neck squamous cell carcinoma with advanced neck disease. Oral Oncol. 2012; 48(3):203-210

[22] Chan AW, Ancukiewicz M, Carballo N, Montgomery W, Wang CC. The role of postradiotherapy neck dissection in supraglottic carcinoma. Int J Radiat Oncol Biol Phys. 2001; 50(2):367-375

[23] Corry J, Peters L, Fisher R, et al. N2-N3 neck nodal control without planned neck dissection for clinical/radiologic complete responders-results of Trans Tasman Radiation Oncology Group Study 98.02. Head Neck. 2008; 30(6):737-742

[24] Strasser MD, Gleich LL, Miller MA, Saavedra HI, Gluckman JL. Management implications of evaluating the N2 and N3 neck after organ preservation therapy. Laryngoscope. 1999; 109(11):1776-1780

33

靶向药物治疗晚期喉鳞状细胞癌
Targeted Therapy for the Treatment of Advanced Squamous Cell Carcinoma of the Larynx

Dan P. Zandberg
周重昌 邓红霞 沈 毅 译

本章将讨论抗表皮生长因子受体和程序性凋亡因子1：程序性凋亡因子1配体通路的靶向全身性药物。重点介绍了导致西妥昔单抗被批准应用于一线和纳武利尤单抗在铂类治疗失效后获得批准的试验研究，并讨论了预测性生物标志物的探索和未来发展方向。

表皮生长因子受体，西妥昔单抗，免疫疗法，PD-1，PD-L1，晚期喉癌

33.1 导 言

对于局部复发不适合手术或放疗的喉鳞状细胞癌伴/不伴已转移的患者，姑息性综合治疗是唯一治疗手段。用于头颈部鳞状细胞癌（HNSCC）的传统细胞毒性化疗药物包括铂类（例如卡铂和顺铂）、紫杉烷（例如紫杉醇和多西紫杉醇）和5-氟尿嘧啶（5FU）。在复发/转移（R/M）情况下，尽管联合用药具有更高的应答率，但不含铂类的联合用药与单一用药相比较，并不能提高非鼻咽来源的头颈鳞癌患者总体生存率[1, 2]。铂类双联用药，例如顺铂联合5FU和顺铂联合紫杉醇，在Ⅲ期试验中发现其疗效无显著差异[3]。仅使用传统化疗方案其疗效仍然较差，生存期中位数为8至9个月[3]。为了改善包括喉鳞状细胞癌在内的复发/转移性头颈部鳞癌患者的预后，肿瘤发生和增殖的分子机制，以及免疫协同信号已被设定为目标。靶向治疗是目前治疗晚期喉癌患者的标准治疗方法，本章将重点讨论表皮生长因子受体（EGFR）和程序性凋亡因子1（PD-1）：程序性凋亡因子1配体（PD-L1）通路。

33.2 案例讨论

一位63岁男性患者，既往有高血压病史，诊断为喉部转移性鳞状细胞癌而前来就诊。活检检查证实声门上型喉鳞状细胞癌，影像学检查显示肺和肝脏转移。患者声音嘶哑，体重稍有减轻，此外还在正常工作中。

33.3 一线治疗中抗表皮生长因子受体肿瘤靶向治疗

EGFR是一种跨膜受体，属于ErbB家族。刺激EGFR导致下游通路激活，包括ras/RAF/丝裂原活化蛋白激酶、磷脂酰肌醇3-激酶/v-Akt鼠胸腺瘤小瓶癌基因同源物和磷脂酶-C-y/蛋白激酶C，从而导致细胞增殖和存活增加[4-6]。约90%的HNSCC患者中EGFR呈过度表达，且与预后不良相关[7-9]。在喉鳞状细胞癌中，单克隆抗体和酪氨酸激酶抑制剂都以EGFR为靶点。

西妥昔单抗是一种免疫球蛋白G1（IgG1）人鼠单克隆抗体，通过不可逆地结合至EGFR受体

的细胞外区域，阻断EGFR信号传导[10]。在包括了喉鳞状细胞癌患者的临床试验中，已对其在复发/转移组的治疗进行评估，包括将其作为单一药物或与化疗联合使用。西妥昔单抗与铂类（顺铂或卡铂）和5-FU在第三阶段临床试验中联合使用，将该方案与在HNSCC研究一线方案中单独使用铂类和5-FU进行比较。实验组患者在接受6个周期的三联疗法后，继续接受西妥昔单抗单独治疗。西妥昔单抗的加入导致应答率显著增加（RR；36% vs. 20%；$P < 0.001$），无进展生存期（PFS；中位数：5.6个月 vs. 3.3个月；进展风险比 [HR] 为0.54；95%置信区间 [CI]：0.43 ～ 0.67；$P < 0.001$）和总体生存率（OS；总体生存中位数：10.1个月 vs. 7.4个月；死亡风险比：0.80；95%CI：0.64 ～ 0.99；$P=0.04$）[11]，致使其于2011年11月被美国食品和药品管理局（FDA）和欧洲医疗机构批准，可与铂类和5-FU联合使用。目前，对于能够耐受三联疗法的患者来说，这是包括喉鳞状细胞癌在内的复发/转移性头颈鳞癌患者的一线治疗方案。

帕尼单抗是一种针对EGFR的全人类IgG2单克隆抗体，在第三阶段试验中也与铂类和5-FU联合使用。虽然与铂类和5-FU单独使用相比较，加入帕尼单抗导致相对风险率和全氟辛烷磺酸显著增加，但这并未转化为显著的总体生存获益（OS中位数：11.1个月 vs. 9.0个月；HR：0.873；95%CI：0.729 ～ 1.046；$P=0.1403$）[12]。与西妥昔单抗相比，帕尼单抗缺乏总体生存获益的一个可能原因为，对照组的总体生存时间更长（中位OS：9个月 vs. 7.4个月），这可能部分源于亚太地区患者的改善结果（对照组中位数OS：11.7个月），此类结果不包括Extreme试验。此外，两种抗体的免疫效果也有所不同。西妥昔单抗是一种IgG1单抗，与IgG2单抗帕尼单抗相反，西妥昔单抗可通过自然杀伤（NK）细胞介导的抗体依赖性细胞毒性（ADCC）诱导先天免疫系统，并额外刺激适应性免疫，特别是通过NK细胞/树突状细胞交叉作用产生EGFR特异性CD8 T细胞[13, 14]。尚未明确这是否导致结果差异的主要原因。

33.4　病例讨论（续）

在Extreme试验基础上，选择顺铂、5FU和西妥昔单抗方案治疗该患者。患者接受6个周期的治疗，部分缓解，而后转为单独使用西妥昔单抗。单独使用西妥昔单抗2个月后复查，显示肿瘤在进展中。患者开始服用纳武利尤单抗。

33.5　铂类化疗失败后的靶向治疗

该患者铂类化疗失败。包括紫杉烷、甲氨蝶呤和吉西他滨在内的传统化疗药物在此情况下，其疗效有限[15]。单用西妥昔单抗的治疗有效率为13%，疾病控制率为46%；但因进展时间仅为70天，对照组的寿命很短[16]。酪氨酸激酶抑制剂阿法替尼是一种不可逆的ErbB家族阻断剂，可抑制EGFR、人表皮生长因子受体2（HER2）、HER3和HER4。在一项针对进行了至少两个周期铂类化疗后失败的复发/转移头颈鳞癌患者的Ⅲ期临床随机试验中，研究人员将其与甲氨蝶呤进行比较。约60%患者已接受过针对EGFR的单克隆抗体治疗，作为试验主要结果，阿法替尼显著提高了PFS（中位数：2.6个月 vs. 1.7个月；HR：0.80；95%CI：0.65 ～ 0.98；$P=0.03$）。然而，阿法替尼和甲氨蝶呤之间RR（10% vs. 6%；$P=0.10$）或OS（中位数：6.8个月 vs. 6个月；HR：0.96；95%CI：0.77 ～ 1.19；$P=0.70$）无差异[17]。

33.5.1　免疫检查点抑制剂

免疫应答包括由信号分子相互作用和细胞因子/趋化因子环境驱动的免疫细胞的复杂相互作用。免疫检查点抑制剂以这些协同信号分子为靶点，阻断PD-1：PD-L1通路已被证明对包括头颈部鳞癌在内的多种实体瘤有效[18-20]。用PD-L1或连接细胞毒性T淋巴细胞上的PD-1肿瘤细胞表达的PD-L2可导致T细胞失能和凋亡，对肿瘤具有保护作用[21-24]。抗PD-1单克隆抗体阻断PD-1与PD-L1和PD-L2的相互作用，而抗PD-L1单克隆抗体阻断PD-L1与PD-1和CD80的相互作用（图33.1）。PD-L1在效应T细胞上连接CD80也会导致免疫抑制[25]。在一项针对铂类化疗失败患者的Ⅲ期临床随机试验中，将一种纯化人类IgG4抗PD-1单克隆抗体（纳武利尤单抗）与研究者选择的治疗方案（多西紫杉醇、西妥昔单克隆抗体或甲氨蝶呤）进行比较。所有患者均纳入而不考虑PD-L1状态。纳武利尤单抗的治疗有效率为13.3%，虽然PFS没有差异，但纳武利尤单抗导致OS显著增加（中位值：7.5个月 vs. 5.1个月；HR：0.70；97.73%*CI*：0.51～0.96；*P*=0.01）[26]。这导致美国和欧洲都批准纳武利尤单抗用于包括喉癌在内的头颈部鳞癌，作为铂类药物治疗后或在铂类药物治疗后发生疾病进展，包括局部晚期肿瘤采用铂类药物化疗后6个月内失败患者的标准治疗方案。另一种抗PD-1单克隆抗体IgG4，即派姆单抗，也在类似的Ⅲ期试验中进行了评估。主要结果是治疗队列的总体生存率，单侧α的疗效界限为0.017 5，对应死亡风险比为0.80。初步结果分析显示，使用派姆单抗治疗的患者中位数OS为8.4个月，而对照组为7.1个月（HR：0.81；95%*CI*：0.66～0.99；*P*=0.020 4），因此派姆单抗对总体生存率的提高无明显统计学意义。有趣的是，Keynote 040的控制组表现优于CheckMate 141（分别为7.1个月和5.1个月），这可能部分由于对照组患者接受后续免疫检查点抑制剂的影响[27]。然而，Keynote 040的生存分析（包括另外11例患者的生存数据）显示，对于

接受派姆单抗治疗的队列，其死亡风险比降低到0.80（0.65～0.98），*P*值为0.016 1。抗PD-IL单抗和抗CTLA4（细胞毒性T淋巴细胞相关抗原4）单抗已在铂类治疗失败患者的Ⅱ期临床试验中进行评估。在一项单组Ⅱ期试验中，纳入了铂类化疗失败且PD-L1高（≥25%肿瘤细胞PD-L1表达）的复发/转移头颈部鳞癌患者，单药度伐单抗治疗导致RR为16.2%，中位数OS为7.1个月（95%*CI*：4.9～9.9）[28]。一项Ⅲ期试验正在对铂类无效情况下，度伐单抗联合派姆单抗与研究者选择的化疗方案进行比较。

抗PD-1或抗PD-L1单克隆抗体的治疗可能与免疫相关不良事件（IrAEs）有关，此类不良事件可影响任何器官系统，包括垂体（垂体炎）、甲状腺（甲状腺功能减退/甲状腺功能亢进）、皮肤（皮疹）、肺（肺炎）、肝（肝炎）和结肠（结肠炎）。重要的是，此类药物在试验中耐受性良好，例如在CheckMate 141中使用纳武单抗时，发生G3/G4治疗相关不良事件的比例较低（13%）。肺炎仅发

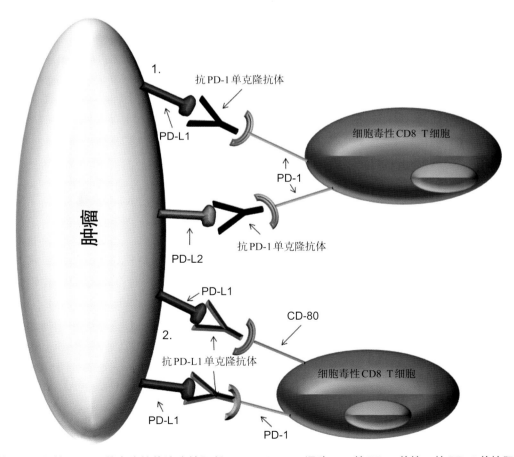

图33.1　抗PD-1和抗PD-L1单克隆抗体治疗性阻断PD-1：PD-L1通路。1. 抗PD-1单抗：抗PD-1单抗阻断PD-1和PD-L1、PD-1和PD-L2的相互作用。2. Anti-PD-L1 mAb：Anti-PD-L1 mAb阻断PD-L1与PD-1、PD-L1与CD80的相互作用

生于2.1%患者中[26]。然而，此类药物可随时发生IrAEs，治疗医师必须保持警惕，因为需要及时使用类固醇药物治疗以防止严重不良事件。

33.6　预测生物标志物

目前，还没有批准的EGFR靶向治疗的预测生物标志物。在极端试验中，通过FISH（荧光原位免疫杂交）和免疫组化检查对西妥昔单抗治疗患者的EGFR复制数和EGFR表达进行回顾性评估，两者均不能预测疗效[29, 30]。KRAS突变（KRAS基因结合位点的种系突变）的存在被发现在局部晚期条件下可以预测，西妥昔单抗联合顺铂放疗的疗效；然而截至目前，尚未在转移/复发患者中对其进行评估[31]。使用阿法替尼的LUX1头颈部Ⅲ期肿瘤试验的亚组分析表明，与甲氨蝶呤相比较，p16阴性和EGFR扩增的患者使用阿法替尼将取得更好的疗效，尤其对于EGFR单克隆抗体初发患者[32]。关于人乳头瘤病毒（HPV）阴性患者进行EGFR靶向治疗是否获益仍存在争议。虽然SPECTRUM试验的亚组分析显示，p16阴性患者在加入帕尼单抗后OS明显延长，但在Extreme试验中，西妥昔单抗的获益与HPV状态无关。[12, 33]

在CheckMate 141研究中，尽管纳武利尤单抗的有效率只有13%，但其显著改善了OS。虽然仅有少数患者对单剂抗PD-1单克隆抗体有效，但有效患者可能持续较长反应时间[26, 34]。这提示了生物标记物对于辨别患者适用于单药治疗还是其他治疗方案具有重大意义。研究最深入的生物标志物是PD-L1，其在多种实体肿瘤类型中均显示出预测价值[35]。具体而言，在头颈部鳞癌患者中，使用CheckMate 141（PD-L1 > 1% vs. > 5%

vs. > 10%）和Keynote 040（PD-L1 > 50%），肿瘤PD-L1表达升高与RR升高相关[26]。就总体生存率而言，CheckMate141中PD-L1阳性（≥1%肿瘤细胞表达）患者使用纳武单抗获益更大（化疗：0.73；95%CI：0.49～1.09）。在总体生存率方面，CheckMate 141中PD-L1阳性（≥1%肿瘤细胞表达）的患者使用纳武单抗获益更大。通过将肿瘤浸润免疫细胞上的PD-L1以及PD-L2表达包括在内，也可增强肿瘤PD-L1表达的预测价值。然而，虽然PD-L1可能具有预测性，但那些PD-L1表达阴性的患者可能仍然受益，故PD-L1作为生物标志物的局限性包括缺乏统一临界点来定义肿瘤微环境中的表达阳性和异质性。将PD-L1在肿瘤浸润免疫细胞上的表达以及PD-L2的表达纳入，也可增强肿瘤PD-L1表达的预测价值[36, 37]。然而，虽然PD-L1具有可预测性，但PD-L1阴性患者仍可能受益，其局限性包括PD-L1作为生物标志物缺乏明确阳性的统一数值，以及在肿瘤微环境中的表达异质性。基于干扰素-γ基因表达评分的高突变负荷和T淋巴细胞表型均与PD-1单克隆抗体治疗的疗效提高相关[38, 39]。目前，纳武单抗被批准用于所有患者，无论PD-L1状态如何，并且其治疗不需要生物标志物检测。

33.7　未来方向

对于晚期喉鳞状细胞癌患者，仍需要具有更好的预后。寻找最新靶向分子通路工作仍需继续进行。单一抗PD-1或抗PD-IL单克隆抗体促进了许多试验的发展，包括在复发/转移性喉鳞状细胞癌的一线治疗，以及在治疗方案中联合放疗。更重要的是，生物标志物的发现和选择策略研究仍在继续开展，并且后续试验将继续着力于改善晚期喉癌的疗效。

参考文献

[1] Jacobs C, Lyman G, Velez-García E, et al. A phase III randomized study comparing cisplatin and fluorouracil as single agents and in combination for advanced squamous cell carcinoma of the head and neck. J Clin Oncol. 1992; 10(2):257–263

[2] Forastiere AA, Metch B, Schuller DE, et al. Randomized comparison of cisplatin plus fluorouracil and carboplatin plus fluorouracil versus methotrexate in advanced squamous-cell carcinoma of the head and neck: a Southwest Oncology Group study. J Clin Oncol. 1992; 10(8):1245–1251

[3] Gibson MK, Li Y, Murphy B, et al; Eastern Cooperative Oncology Group. Randomized phase III evaluation of cisplatin plus fluorouracil versus cisplatin plus paclitaxel in advanced head and neck cancer (E1395): an intergroup trial of the Eastern Cooperative Oncology Group. J Clin Oncol. 2005; 23(15):3562–3567

[4] Sacco AG, Worden FP. Molecularly targeted therapy for the treatment of head and neck cancer: a review of the ErbB family inhibitors. Onco Targets Ther. 2016; 9:1927–1943

[5] Egloff AM, Grandis JR. Targeting epidermal growth factor

receptor and SRC pathways in head and neck cancer. Semin Oncol. 2008; 35(3):286–297

[6] Moreira J, Tobias A, O'Brien MP, Agulnik M. Targeted therapy in head and neck cancer: an update on current clinical developments in epidermal growth factor receptor-targeted therapy and immunotherapies. Drugs. 2017; 77(8):843–857

[7] Santini J, Formento JL, Francoual M, et al. Characterization, quantification, and potential clinical value of the epidermal growth factor receptor in head and neck squamous cell carcinomas. Head Neck. 1991; 13(2):132–139

[8] Rubin Grandis J, Melhem MF, Gooding WE, et al. Levels of TGF-alpha and EGFR protein in head and neck squamous cell carcinoma and patient survival. J Natl Cancer Inst. 1998; 90(11):824–832

[9] Ang KK, Berkey BA, Tu X, et al. Impact of epidermal growth factor receptor expression on survival and pattern of relapse in patients with advanced head and neck carcinoma. Cancer Res. 2002; 62(24):7350–7356

[10] Goldstein NI, Prewett M, Zuklys K, Rockwell P, Mendelsohn J. Biological efficacy of a chimeric antibody to the epidermal growth factor receptor in a human tumor xenograft model. Clin Cancer Res. 1995; 1(11):1311–1318

[11] Vermorken JB, Mesia R, Rivera F, et al. Platinum-based chemotherapy plus cetuximab in head and neck cancer. N Engl J Med. 2008; 359(11):1116–1127

[12] Vermorken JB, Stöhlmacher-Williams J, Davidenko I, et al; SPECTRUM investigators. Cisplatin and fluorouracil with or without panitumumab in patients with recurrent or metastatic squamous-cell carcinoma of the head and neck (SPECTRUM): an open-label phase 3 randomised trial. Lancet Oncol. 2013; 14(8):697–710

[13] Ferris RL, Lenz HJ, Trotta AM, et al. Rationale for combination of therapeutic antibodies targeting tumor cells and immune checkpoint receptors: harnessing innate and adaptive immunity through IgG1 isotype immune effector stimulation. Cancer Treat Rev. 2018; 63:48–60

[14] Srivastava RM, Lee SC, Andrade Filho PA, et al. Cetuximab-activated natural killer and dendritic cells collaborate to trigger tumor antigen-specific T-cell immunity in head and neck cancer patients. Clin Cancer Res. 2013; 19(7):1858–1872

[15] Argiris A, Harrington KJ, Tahara M, et al. Evidence-based treatment options in recurrent and/or metastatic squamous cell carcinoma of the head and neck. Front Oncol. 2017; 7:72

[16] Vermorken JB, Trigo J, Hitt R, et al. Open-label, uncontrolled, multicenter phase II study to evaluate the efficacy and toxicity of cetuximab as a single agent in patients with recurrent and/or metastatic squamous cell carcinoma of the head and neck who failed to respond to platinum-based therapy. J Clin Oncol. 2007; 25(16):2171–2177

[17] Machiels JP, Haddad RI, Fayette J, et al; LUX-H&N 1 investigators. Afatinib versus methotrexate as second-line treatment in patients with recurrent or metastatic squamous-cell carcinoma of the head and neck progressing on or after platinum-based therapy (LUX-Head & Neck 1): an open-label, randomised phase 3 trial. Lancet Oncol. 2015; 16(5):583–594

[18] Motzer RJ, Escudier B, McDermott DF, et al; CheckMate 025 Investigators. Nivolumab versus everolimus in advanced renal-cell carcinoma. N Engl J Med. 2015; 373(19):1803–1813

[19] Borghaei H, Paz-Ares L, Horn L, et al. Nivolumab versus docetaxel in advanced nonsquamous non-small-cell lung cancer. N Engl J Med. 2015; 373(17):1627–1639

[20] Larkin J, Chiarion-Sileni V, Gonzalez R, et al. Combined nivolumab and ipilimumab or monotherapy in untreated melanoma. N Engl J Med. 2015; 373(1):23–34

[21] Wilke CM, Wei S, Wang L, Kryczek I, Kao J, Zou W. Dual biological effects of the cytokines interleukin-10 and interferon-γ. Cancer Immunol Immunother. 2011; 60(11): 1529–1541

[22] Barber DL, Wherry EJ, Masopust D, et al. Restoring function in exhausted CD8 T cells during chronic viral infection. Nature. 2006; 439(7077):682–687

[23] Topalian SL, Drake CG, Pardoll DM. Targeting the PD-1/B7-H1(PD-L1) pathway to activate anti-tumor immunity. Curr Opin Immunol. 2012; 24(2):207–212

[24] Badoual C, Hans S, Merillon N, et al. PD-1-expressing tumor-infiltrating T cells are a favorable prognostic biomarker in HPV-associated head and neck cancer. Cancer Res. 2013; 73(1):128–138

[25] Park JJ, Omiya R, Matsumura Y, et al. B7-H1/CD80 interaction is required for the induction and maintenance of peripheral T-cell tolerance. Blood. 2010; 116(8):1291–1298

[26] Ferris RL, Blumenschein G, Jr, Fayette J, et al. Nivolumab for recurrent squamous-cell carcinoma of the head and neck. N Engl J Med. 2016; 375(19):1856–1867

[27] Cohen EEHK, Le Tourneau C, et al. Pembrolizumab (pembro) vs standard of care (SOC) for recurrent or metastatic head and neck squamous cell carcinoma (R/M HNSCC): Phase 3 KEYNOTE-040 trial. Presented at ESMO 2017 Congress; September 8–12, 2017; Madrid, Spain

[28] Zandberg AA, Jimeno A, Good JS, et al. Durvalumab for recurrent/metastatic (R/M) head and neck squamous cell carcinoma (HNSCC): preliminary results from a single-arm, phase 2 study. Ann Oncol. 2017; 28:v372–v394

[29] Licitra L, Mesia R, Rivera F, et al. Evaluation of EGFR gene copy number as a predictive biomarker for the efficacy of cetuximab in combination with chemotherapy in the first-line treatment of recurrent and/or metastatic squamous cell carcinoma of the head and neck: EXTREME study. Ann Oncol. 2011; 22(5):1078–1087

[30] Licitra L, Störkel S, Kerr KM, et al. Predictive value of epidermal growth factor receptor expression for first-line chemotherapy plus cetuximab in patients with head and neck and colorectal cancer: analysis of data from the EXTREME and CRYSTAL studies. Eur J Cancer. 2013; 49(6):1161–1168

[31] Weidhaas JB, Harris J, Schaue D, et al. The KRAS- variant and cetuximab response in head and neck squamous cell cancer: a secondary analysis of a randomized clinical trial. JAMA Oncol. 2017; 3(4):483–491

[32] Cohen EEW, Licitra LF, Burtness B, et al. Biomarkers predict enhanced clinical outcomes with afatinib versus methotrexate in patients with second-line recurrent and/or metastatic head and neck cancer. Ann Oncol. 2017; 28(10):2526–2532

[33] Vermorken JB, Psyrri A, Mesía R, et al. Impact of tumor HPV status on outcome in patients with recurrent and/or metastatic squamous cell carcinoma of the head and neck receiving chemotherapy with or without cetuximab: retrospective analysis of the phase III EXTREME trial. Ann Oncol. 2014; 25(4):801–807

[34] Seiwert TY, Burtness B, Mehra R, et al. Safety and clinical activity of pembrolizumab for treatment of recurrent or metastatic squamous cell carcinoma of the head and neck (KEYNOTE-012): an open-label, multicentre, phase

1b trial. Lancet Oncol. 2016; 17(7):956–965

[35] Carbognin L, Pilotto S, Milella M, et al. Differential activity of nivolumab, pembrolizumab and MPDL3280A according to the tumor expression of programmed death-ligand-1 (PD-L1): sensitivity analysis of trials in melanoma, lung and genitourinary cancers. PLoS One. 2015; 10(6):e0130142

[36] Yearley JH, Gibson C, Yu N, et al. PD-L2 expression in human tumors: relevance to anti-PD-1 therapy in cancer. Clin Cancer Res. 2017; 23(12):3158–3167

[37] Chow LQM, Haddad R, Gupta S, et al. Antitumor activity of pembrolizumab in biomarker-unselected patients with recurrent and/or metastatic head and neck squamous cell carcinoma: results from the phase Ib KEYNOTE-012 expansion cohort. J Clin Oncol. 2016; 34(32):3838–3845

[38] Ayers M, Lunceford J, Nebozhyn M, et al. IFN-γ-related mRNA profile predicts clinical response to PD-1 blockade. J Clin Invest. 2017; 127(8):2930–2940

[39] Haddad RIST, Chow L, Gupta S, et al. Genomic determinants of response to pembrolizumab in head and neck squamous cell carcinoma (HNSCC). J Clin Oncol. 2017; 35(15):6009

[40] Ferris RL, Blumenschein G, Jr., Fayette J, et al. Nivolumab vs investigator's choice in recurrent or metastatic squamous cell carcinoma of the head and neck: 2-year long-term survival update of CheckMate 141 with analyses by tumor PD-L1 expression. Oral Oncol. 2018; 81:45-51.

34

喉移植
Laryngeal Transplantation

D. Gregory Farwell, Arnaud F. Bewley
周重昌　邓红霞　沈　毅　译

摘　要

　　喉移植是一项令人兴奋的喉功能替代选项。已有3例喉移植手术取得成功的报道。外科手术已取得了很好发展，并且已报道了包括皮肤、食管和咽在内的各类移植手术。器官移植具有一些已知的相关风险和副作用，包括免疫抑制剂相关的恶性肿瘤。这对于非维持生命的器官或组织移植变得尤为重要，尤其在前期患有恶性肿瘤的情况下，例如喉癌。了解此类风险，并将其置于患者生活质量目标背景下显得十分重要。本章将描述该领域现状，并总结之前进行的3次喉移植结果。

关　键　词

喉，气管，咽，食管，甲状腺，移植，免疫抑制，功能，风险，排斥

34.1　病例介绍

　　1例51岁女性病例，有10年依赖气管切开的气管狭窄病史。患者因肾功能衰竭长期住院，住院期间需较长时间插管，并经历多次创伤性拔管，最终导致气管狭窄。患者在喉移植手术4年前，接受了肾脏和胰腺移植，并行他克莫司和来氟米特联合的终生免疫抑制治疗[1]。

　　患者行内镜检查，显示声门融合，气管至喉的管腔完全阻塞。CT气管三维重建显示，从声门水平直至第二气管环以上完全狭窄。患者完全失音，气道重建失败后行气管切开术。

　　经过充分检查和讨论，决定为患者施行喉移植术，并进行了为期2年的准备，包括心理评估、使用猪模型和尸体标本进行技术准备，具有移植支持的团队建设和患者准备[2,3]。移植前，患者行经皮胃造瘘术，双侧颌下腺和腮腺处注射肉毒杆菌毒素（Allergan，Irvine，CA），以减少唾液分泌和潜在误吸。克利夫兰医院紧随其后，在2001年唯一一次全面报道了喉移植手术，并对血管和神经畸形的

治疗方法进行了重大改良[4]。2010年，我们在加州大学戴维斯分校手术室中进行了18小时的喉移植手术，同时进行器官获取和受体喉切除术以及移植前准备。

　　捐献者是一位健康、匹配良好的38岁女性，因缺氧心脏骤停，仅插管3天。移植前评估包括与受体相容的ABO血型。因患者之前进行过移植手术，但对人类白细胞抗原（HLAs）的敏感性较低，故我们对人类白细胞抗原等基因位点也进行了测试。虽然我们避免了受者有供体的HLAs抗体，但我们并没有将供体限制在较小的位点匹配，因为我们优先考虑了供体的解剖和功能性因素。值得注意的是，在其感染指标中检测到巨细胞病毒感染。

　　器官修复包括喉、咽、食管、甲状腺、甲状旁腺以及颈部和纵隔所有供血大血管。用威斯康星大学提供的灌注液灌注后，灌注液同时经过移植受体的肝脏和肾脏。喉移植是通过阻断右侧的主要动脉来准备的，先行第一次血供重建吻合。手术先将食管黏膜剥除，再将食管肌层打开，作为气管膜部的二次血供。然后分离双侧喉上神经、右侧喉返神

及喉返神经的左内收肌支。左内收肌支是从喉返神经中分离出的外展纤维，与喉返神经的残端相连。

喉体切除后，将受体右侧颈横动脉与甲状腺下动脉吻合，而右侧颈内静脉与供体头臂静脉吻合。在缺血时间为 300 min 的情况下，整个喉移植体成功再灌注。受体右侧甲状腺上动脉和供体右侧甲状腺上动脉、受体左侧颈横动脉和供体左侧甲状腺下动脉、受体左侧颈内静脉和受体左侧甲状腺上静脉进行微血管吻合。将供体和受体双侧喉上神经和右侧喉返神经之间进行显微神经吻合。

尝试在左侧进行选择性神经移植，从受体膈神经到供体喉返神经（展肌纤维）和受体颈袢到供体喉返神经内收支进行端端显微吻合。采用 8 个移植气管环重建气管。行咽吻合术，将喉悬吊于舌骨上。围手术期间，患者使用兔抗胸腺细胞球蛋白、甲基强的松龙和霉酚酸酯进行免疫抑制。患者最终维持了他克莫司和来氟米特的肾移植方案。尽管有一些围手术期并发症，例如气管、肺和纵隔的短期感染、黏膜念珠菌病和腹泻，但患者术后恢复良好。

患者喉移植后的效果非常显著，生活质量和社会参与度有了显著提高。虽然患者仍需行气管切开和插管，但其气道通畅，发音也很洪亮。声学分析显示除发音基频较低外，其余参数均正常。尽管在移植后一段时期内进食有延迟，并且需对食管上段狭窄进行数次扩张，但患者仍能正常进食。截至目前，喉移植术后 4 年间，患者未出现任何排斥反应迹象，手术至今已 7 年。

34.2　讨　论

复合血管蒂的同种异体移植领域在过去十年间有了显著发展。喉、手、面部、腹壁和子宫等非重要器官或组织的移植，为重建之前无法治疗的创伤和功能缺陷提供了新选项。使用具有相同组成和解剖形态的组织进行修复，其优势能够达到此类具有挑战性的组织缺损的形态和功能重建目标。多项成功的临床和基础研究案例被报道，对提高患者功能和生活质量具有明显益处[5, 6]。

喉部可认为是人体中最复杂和最协调的器官之一。喉和周围组织主要是管理气道、发音和吞咽功能。临床已开展了许多尝试，用邻近组织和带

蒂游离瓣来重建喉部缺损和功能缺陷，结果不尽相同[7-9]。而当此类选项不适合或失效时，可考虑行喉移植。

迄今为止，已有 3 例成功的喉移植病例报道[1, 4, 10]。此外，一项来自 Colombia Medellin 的系列研究报道了喉移植的相关技术[11]。该报道描述了一组喉移植病例，但不幸的是，未提供关于手术适应证和疗效结果等重要细节。

2001 年，克利夫兰医院描述了 1 例挤压伤患者的首次喉移植手术[12]。移植术后 14 年间，患者获得了良好的发音质量和吞咽功能。当其因慢性排斥而必须接受切除术时，患者要求再次进行喉移植。该病例出现了多次排斥反应，表现为环后区域黏膜损伤和声带水肿。尽管临床上试图治疗排斥反应，但以瘢痕和挛缩为表现的慢性排斥反应导致了误吸。在移植前，对移植的甲状腺进行了碘-123 摄取扫描，结果显示无摄取，证实了整个移植物的排斥反应。

最近报道了 2015 年在波兰进行的喉移植。他是一位 6 年癌症患者，因 T_3N_1 喉鳞状细胞癌接受了挽救性喉全切除术。其手术包括颈前皮肤、喉、气管（长度 8 cm）、咽、食管、甲状腺和 4 个甲状旁腺、舌骨和二腹肌前腹的移植。移植 2 年后，患者无排异反应迹象[10]。

我们在加州大学戴维斯分校的患者，现已移植术后 7.5 年，在发音康复和呼吸道通畅方面情况良好。尽管移植后有一些吞咽困难和喉狭窄需行扩张治疗，但其能吞咽完整的食物。

加州大学戴维斯分校患者和波兰患者均是独一无二的，因为加州大学戴维斯分校患者之前曾行肾脏/胰腺移植，波兰患者曾行肾脏移植。故 2 例患者均已行免疫抑制治疗，故喉移植的额外免疫抑制对其而言不是额外风险。众所周知，免疫抑制剂的短期和后续长时期使用均会给患者带来较大风险，包括非典型真菌感染，可能危及生命，这是免疫抑制的最大风险之一。从长期来看，移植后恶性肿瘤复发是移植人群高发病率和死亡率的重要原因。移植后淋巴增生性疾病和非霍奇金淋巴瘤是最常见的血液恶性肿瘤，可能与免疫监视丧失、免疫抑制剂药物的直接毒性或 EB 病毒相关的致癌特性有关。在移植受者中，实体器官恶性肿瘤的发生率增加了 2 ～ 3 倍[16]。当此类肿瘤发生时，疗效更差，并

且与治疗相关的并发症也更为严重[17]。故多数喉癌手术患者,历来被认为不适合进行喉移植。有趣的是,波兰患者是癌症患者,在移植前6年接受了 T_3N_1 喉鳞状细胞癌的挽救性喉切除术。虽然其情况良好,但即便是长期肿瘤患者,患有其他肿瘤的风险也会增加,尤其是致癌物诱发的肿瘤(例如喉癌)。

对于生活质量和患者接受喉移植以恢复喉功能的研究是令人信服的。几项研究均表明,大量符合条件的患者将接受喉移植,而之前接受过移植手术的患者是最能耐受风险者[13-15]。随着免疫抑制治疗方案的发展,希望喉移植候选病例的数量能有所增加。

34.3　建　议

● 喉移植已在3例病例报道中得到证明,为严重损伤患者或喉全切除术后喉功能替代提供了额外选项。

● 患者手术候选人条件受到对终身免疫抑制风险的重大伦理担忧限制。

● 2/3报道中患者在之前的移植手术中已进行了免疫抑制治疗。对此类患者进行仔细检查,可提供更多机会来推进该治疗方法,并能更好地了解喉移植的局限性和可能性。

● 与专业移植团队的密切合作是成功的关键,因喉移植外科医师可能不具备管理免疫抑制和相关风险的常规知识和技能。

34.4　避免误区

● 因大量文献表明,喉移植患者的实体瘤和血液肿瘤风险增加,尽管喉癌患者是最大的候选患者人群,但在考虑喉癌患者的移植时应格外小心。

● 在一个以疗效为基础的医疗决策时代,必须谨慎考虑,以平衡非重要器官移植的经济成本与已证实的患者愿望和移植后生活质量的改善。

参考文献

[1] Farwell DG, Birchall MA, Macchiarini P, et al. Laryngotracheal transplantation: technical modifications and functional outcomes. Laryngoscope. 2013; 123(10):2502–2508
[2] Birchall MA, Ayling SM, Harley R, et al. Laryngeal transplantation in minipigs: early immunological outcomes. Clin Exp Immunol. 2012; 167(3):556–564
[3] Macchiarini P, Lenot B, de Montpreville V, et al; Paris-Sud University Lung Transplantation Group. Heterotopic pig model for direct revascularization and venous drainage of tracheal allografts. J Thorac Cardiovasc Surg. 1994; 108(6):1066–1075
[4] Strome M, Stein J, Esclamado R, et al. Laryngeal transplantation and 40-month follow-up. N Engl J Med. 2001; 344(22):1676–1679
[5] Aycart MA, Kiwanuka H, Krezdorn N, et al. Quality of life after face transplantation: outcomes, assessment tools, and future directions. Plast Reconstr Surg. 2017; 139(1):194–203
[6] Chełmoński A, Kowal K, Jabłecki J. The physical and psychosocial benefits of upper-limb transplantation: a case series of 5 polish patients. Ann Transplant. 2015; 20:639–648
[7] Cheng OT, Tamaki A, Rezaee RP, Zender CA. Laryngotracheal reconstruction with a prefabricated fasciocutaneous free flap for recurrent papillary thyroid carcinoma. Head Neck. 2016; 38(11):E2512–E2514
[8] Gilbert RW, Goldstein DP, Guillemaud JP, Patel RS, Higgins KM, Enepekides DJ. Vertical partial laryngectomy with temporoparietal free flap reconstruction for recurrent laryngeal squamous cell carcinoma: technique and long-term outcomes. Arch Otolaryngol Head Neck Surg. 2012; 138(5):484–491
[9] Loos E, Meulemans J, Vranckx J, Poorten VV, Delaere P. Tracheal autotransplantation for functional reconstruction of extended hemilaryngectomy defects: a single-center experience in 30 patients. Ann Surg Oncol. 2016; 23(5):1674–1683
[10] Grajek M, Maciejewski A, Giebel S, et al. First complex allotransplantation of neck organs: larynx, trachea, pharynx, esophagus, thyroid, parathyroid glands, and anterior cervical wall: a case report. Ann Surg. 2017; 266(2):e19–e24
[11] Duque E, Duque J, Nieves M, Mejía G, López B, Tintinago L. Management of larynx and trachea donors. Transplant Proc. 2007; 39(7):2076–2078
[12] Lorenz RR, Strome M. Total laryngeal transplant explanted: 14 years of lessons learned. Otolaryngol Head Neck Surg. 2014; 150(4):509–511
[13] Reynolds CC, Martinez SA, Furr A, et al. Risk acceptance in laryngeal transplantation. Laryngoscope. 2006; 116(10):1770–1775
[14] Jo HK, Park JW, Hwang JH, Kim KS, Lee SY, Shin JH. Risk acceptance and expectations of laryngeal allotransplantation. Arch Plast Surg. 2014; 41(5):505–512
[15] Buiret G, Rabilloud M, Combe C, Paliot H, Disant F, Céruse P. Larynx transplantation: laryngectomees' opinion poll. Transplantation. 2007; 84(12):1584–1589
[16] Chapman JR, Webster AC, Wong G. Cold Spring Harb Perspect Med 2018; 3(7). Pii:a015677
[17] Dharnidharka VR. Comprehensive review of post-organ transplant hematologic cancers. Am J Transplant 2018; 18(3):537–549

索　引